Florian Ploberger

# Krank oder Gesund
## Wie man es sieht

# KRANK
## ODER
# GESUND
## WIE MAN ES SIEHT

Herausgeber Florian Ploberger

**BACOPA** VERLAG

Impressum


4521 Schiedlberg | Austria, Waidern 42
e-mail: office@bacopa.at | verlag@bacopa.at
www.bacopa.at | www.bacopa-verlag.at

Lektorat: Margarete Donner
Umschlaggestaltung: Constanze Kukulies
Satz: Kerstin Badic, Mili Badic

Printed in the European Union

ISBN: 9783991140405
1. Auflage, 2023

*„Gesundheit ist kein Zustand,*
*sondern eine Geisteshaltung.“*

Thomas von Aquin (1225-1274)

# INHALT

SYNTHESE

# Vorwort des Herausgebers

Liebe Leserin, lieber Leser,
auch nach jahrelanger Tätigkeit in meiner Ordination gibt es Fragen, die ich nicht ohne weiteres beantworten kann. Erst unlängst wurde ich von einer Patientin – bei ihr war wenige Jahre zuvor eine Krebserkrankung diagnostiziert worden – nach der gut verlaufenen Operation und Chemotherapie mit Fragen konfrontiert, um deren Antwort sie auch selbst rang: Warum ist sie krank geworden? Wie kann sie in ihrem weiteren Leben von den gemachten Erfahrungen profitieren und diese konstruktiv nutzen? Was kann sie unternehmen, um gesund zu bleiben?
Fragen, die auch mich seit Jahren, ja sogar Jahrzehnten beschäftigen.

Gesundheit ist ein Thema, das jeden Menschen betrifft. Aber was bedeutet Gesundheit eigentlich? Seit langem interessiert mich, wie es möglich ist, trotz Krankheit, Alter oder anderen herausfordernden Faktoren liebevoll, freudvoll, mitfühlend und gleichmütig zu sein.
Daher habe ich für dieses Buch Persönlichkeiten, die aufgrund ihres Berufes, ihrer Berufung oder persönlicher Erlebnisse einen starken Bezug zu dem Thema haben, eingeladen, über ihre Erfahrungen zu schreiben. Die Texte lassen uns eintauchen in die tiefere Bedeutung von Gesundheit, Krankheit und Tod, stellen aber auch bewährte Wege für Prävention und Heilung vor.

Die Beiträge der 25 Autor:innen fügen sich zusammen wie die Teile eines Mandalas und zeugen von der Vielfalt der Wege, auf denen man sich den Themen Gesundheit und Krankheit nähern kann. Jeder Text eröffnet neue Blickwinkel, jeder kann dazu beitragen, das Gesamtbild zu vervollständigen. Vom Wissen über – teils sehr alte – Weisheitslehren und Medizinsysteme führt der Weg über persönliche Lebensreisen zu der fürsorglichen

Begleitung von Kranken und Sterbenden, um schließlich in mögliche Synthesen zwischen Krankheit und Gesundheit zu münden.
Ich danke von Herzen allen, die das Buch durch ihre Beiträge bereichern. Es war eine große Freude, gemeinsam an diesem Band arbeiten zu dürfen. Speziell bedanken möchte ich mich bei Mag. Walter Fehlinger vom BACOPA-Verlag, der von Beginn an das nun vorliegenden Werk mit viel Erfahrung begleitet und ermöglicht hat.
Barbara Günther-Seggl hat nach Durchsicht des ersten Manuskriptes wichtige konstruktive Anregungen gegeben.
Als es Zeit war, über die Gestaltung des Buchumschlags nachzudenken, hat Constanze Kukulies mit gekonnter Leichtigkeit und großem ästhetischen Vermögen das Buchcover gestaltet.
Mein besonderer Dank gilt Margarete Donner, die als Lektorin mit Engagement und wunderbarer Klarheit das Entstehen dieses Buches begleitet und bereichert hat. Das Werden des Buches, welches wir nun in Händen halten, ist zu einem großen Anteil ihrem angenehmen, unterstützenden Wirken zu verdanken.
*„Atme und lächle“*, dieses Zitat von Thích Nhât Hanh kommt mir öfter in den Sinn, wenn ich über Gesundheit und natürlich auch Krankheit nachdenke. Der vietnamesische buddhistische Mönch, Schriftsteller und Lyriker wollte uns mit dieser Aussage aufmerksam machen auf den jetzigen Moment. Nun atmen wir. In diesem Moment. Und können selbstverantwortlich entscheiden, wie wir diesen einen Augenblick verbringen möchten. Thích Nhât Hanhs Empfehlung lautet: *„Mit einem Lächeln im Gesicht“*.

Ich wünsche Ihnen viel Freude bei der Lektüre der Texte,
Herzlichst,
*Florian Ploberger*
*Baden bei Wien, im Sommer des Wasser-Hasen-Yin-Jahres 2023*

# Unterwegs – ein Begleitwort

Was für eine Reise, auf die mich Florian Ploberger eingeladen hat. Fast ein Jahr lang unterwegs mit mir unbekannten Menschen, die mir erlauben, ihren Weg ein Stück weit mitzugehen. Mit jedem Beitrag tauche ich ein in eine Welt, ein Leben, einen Wissensschatz und versuche zu verstehen oder zu erfühlen, was dieser Mensch von sich und seinen Erfahrungen teilen möchte.

Kaum ein Text lässt mich unberührt: Passagen, die ich mitnehme in schlaflose Nächte. Fragen, die ich mit meinem Mann und meinen Kindern diskutiere. Gedankenansätze, die mich in meine eigene Vergangenheit katapultieren. Dazwischen wieder Textstellen, die ich stehend bearbeiten muss, weil der schmerzende Rücken es nicht anders toleriert. Oder ein wunderbarer Text über „Burnout-Marker“, den ich mir eigentlich an die Wand pinnen sollte.

Die Konfrontation mit Krankheit und der Wunsch nach Gesundheit sind keine optionalen Themenkreise, solange wir uns in diesem menschlichen Körper befinden. Den Tod kann man nicht vermeiden, aber mit viel Geschick lebenslang verdrängen. Doch vor Schmerzen, Dysfunktionen, Einschränkungen und Verfall ist niemand gefeit. Mag unsere Ernährung noch so vollwertig sein, unser Schlaf gut, unsere Beziehungen gelungen; und wenn wir jeden Tag Bewegung machen, an unseren Traumata arbeiten und zu dem besten aller Ärzte pilgern: Es gibt kein Patent für Wohlbefinden, keine Garantie für Gesundheit.

So mühsam, ermüdend, bedrückend diese Tatsache fallweise wirkt, so tröstlich erscheint der Gedanke, mit anderen Wesen darin verbunden zu sein. Wir alle teilen das Ringen um den Umgang mit Krankheit und die

Sehnsucht nach einem „gesunden" Dasein. Mit diesem Buch geben die Autor:innen einen – teilweise sehr persönlichen – Einblick in die Wellenbewegungen ihres Lebens und die Erfahrungsschätze, die sie dabei gehoben haben.
Einen Einblick, der den Horizont ein wenig verschieben kann, den Blick weiten. Einen Einblick, der meinen Weg bereichert hat. Ein Geschenk. Darum wünsche ich auch Ihnen eine gute Reise mit diesem exzellenten Reiseführer durch die Berg- und Talwanderungen unseres Lebens.

*Margarete Donner*

# WISSEN

Wolf-Dieter Storl

# Das Mysterium des Siechtums

Der Körper ist eine von Naturgesetzen gesteuerte, komplizierte Bio-Maschine, der Arzt ein professioneller Dienstleister, das Krankenhaus ein Reparaturbetrieb. Dank empirisch-analytischer Forschungsmethoden, etwa der randomisierten, Placebo-kontrollierten Doppelblind-Studien, lässt sich das Korn (die physisch wirksamen Medikamente und Behandlungsmethoden) von der quacksalberischen Spreu trennen. Wir erleben einen kontinuierlichen Fortschritt in der Pharmakologie, im Impfwesen, bei den Diagnosetechniken und in der Chirurgie. Noch nie wurde so viel Geld für das Gesundheitswesen ausgegeben wie heutzutage. Jeder Mensch sollte heute dementsprechend kerngesund sein und Krankheiten aller Art ein für alle Mal überwunden.
Schön, wenn es so wäre. Stimmt aber leider nicht. Chronische Erkrankungen nehmen rapide zu, darunter an erster Stelle Herz-Kreislaufleiden, metabolische Syndrome, Diabetes, Krebs und Autoimmunerkrankungen wie Neurodermitis.

Als Völkerkundler oder Kulturanthropologe wird einem bewusst, dass das Alleingültigkeitsdogma der westlichen Medizin seine Lücken hat. Indigene Heilerinnen, echte Schamanen und die abschätzig als „Hexenmediziner" *(witch doctors)* bezeichneten Medizinleute Afrikas haben oft Erfolg, wo unsere Pillen und Spritzen versagen. Es gibt eben viele verschiedenen Arten des Heilens. Unsere naturwissenschaftliche Erkenntnismethode ist möglicherweise zu begrenzt, zu reduktionistisch, um viele Vektoren und Variablen – insbesondere die nichtmateriellen, seelischen Aspekte des Krankheitsgeschehens – zu erfassen.

Das wurde mir etwa bei den Cheyenne-Indianern klar, mit deren Medizinmännern ich befreundet war. In den 70er Jahren etablierte die Regierungsbehörde, *Bureau of Indian Affairs* (BIA), im Reservat der Northern Cheyenne eine Gesundheitsklinik *(Community Health Center)* zur Behandlung von Diabetes, Kreislaufbeschwerden, Krebserkrankungen, Entzündungen, Psychosen, Alkoholismus und anderen gesundheitlichen Leiden, die alle erst auftraten, nachdem diese Prärieindianer in die Reservate gezwungen wurden und ihre traditionelle Lebensweise aufgeben mussten. Auch Familienplanung und die Impfung der Kinder standen auf dem Programm. Die Behandlungsmethoden der Klinik, die Verfahren zur Diagnostik und der Umgang mit den Patienten war den Indianern jedoch völlig fremd und stieß auf Widerstand. *„Die kennen uns nicht persönlich; sie bevormunden uns; sie kennen keine Gebete, Heilrituale und Opfer; sie haben keinen Respekt vor den Ahnen"*, hieß es. Viele Kranke weigerten sich, in die Klinik zu gehen, denn – so sagten sie – *„da sterben die Menschen!"*
Georg Elkshoulder, ein führender Medizinmann des Stammes, erklärte mir: *„Sie können uns nicht heilen, denn sie lieben uns nicht. Im Grunde genommen ist es die Kraft der Liebe, die heilt."* Auch erklärte er, die Kranken müssten sich entscheiden, welche Art Medizin sie wollen. Beide Medizinsysteme zugleich funktionierten nicht, denn sie würden einander ausschließen. Er und andere traditionelle Medizinleute leisteten harten Widerstand und erzwangen schließlich die Schließung der Klinik.
Unsere reduktionistische Sichtweise klammert leider den größten Teil der vielfältigen Faktoren aus, die zum ganzheitlichen Wesen des Menschen gehören: die kulturellen und gesellschaftlichen Zusammenhänge, die Beziehung zur natürlichen Umwelt und zu den metaphysischen Dimensionen des Seins – den Göttern, Geistern und Ahnen. Letztere sind real, egal wie sie in der jeweiligen Kultur symbolisiert, benannt oder dargestellt werden. Wir sind nämlich nicht nur mechanistisch funktionierende, biologische Organismen, sondern beseelte Wesen in einem beseelten Universum.

Die Heiler der Cheyenne, wie auch jene der anderen *Native Americans*, werden übrigens Medizinmänner oder Medizinfrauen genannt. Das übersetzte Wort „Medizin“ bedeutet in diesem Kontext nicht, wie bei uns, ein Wissen um pharmakologische Wirkstoffe, sondern den Besitz von viel spiritueller Energie. Allein die Anwesenheit einer Medizinperson genügt, um Dinge in Ordnung zu bringen, etwa, um einen unguten Geist, der einen Kranken besetzt, zu verjagen. Sie sind keine Schamanen. Das bedeutet aber nicht, dass Medizinleute nicht auch oft schamanisch arbeiten, sich auf andere Bewusstseinsebenen begeben und mit Geistwesen verhandeln. Heilpflanzenkundig sind die meisten; neben den traditionell verwendeten Hausmitteln sind sie in Besitz von Kräuterwissen, das ihnen die Pflanzengeister persönlich in Visionen zukommen ließen.

## Krankheiten als Lehrmeister

Alle Krankheiten, die ich im Leben erdulden, erleiden und ertragen musste, waren schrecklich. Jedes Mal war ich heilfroh und Gott dankbar, wenn sie vorüber waren. Und dennoch würde ich auf keinen Fall auf sie verzichten wollen. Aus jeder Krankheit habe ich etwas gelernt; jede hat mich reifer gemacht, hat mich tiefer in das Mysterium des Seins schauen lassen. Wie ein unerbittlicher Zen-Meister, wie ein strenger Guru wirkte das Kranksein auf mich.

Um ein Beispiel zu nennen: Ich war mal wieder ausgebrannt, hatte Urlaub nötig. Am Meer kann ich mich immer erholen. Meine Wahl fiel auf die Strände in Oaxaca. Am Tag vor dem Flug entzündete sich ein Backenzahn. Der wurde gezogen. Auf meinen Reisen habe ich immer Kamillentee aus unserem Garten mit dabei. Kamille ist – wie die Indianer sagen würden – ein pflanzlicher Freund und Verbündeter für mich. Schon meine Großmutter konnte praktisch alles mit dem wohlriechenden Korbblütler heilen. Er ist also Teil meines „morphogenetischen Feldes des Heilens“. Der Flug nach Mexiko ging gut, ich kaute die ganze Zeit die kleinen wundheilenden, antiseptischen Blüten. Nach einer Woche Ciudad de México musste man den Bus nach Oaxaca nehmen. Auf keinen Fall wollte ich über mehrere Stunden in einem Bus mit Klimaanlage fahren. Nicht nur ist es viel zu kalt, die Fenster sind immer geschlossen, sodass man stundenlang den Atem der anderen Passagiere einatmen muss. Ich wusste, das kann man mit angeschlagener Gesundheit nicht verkraften. Die Fahrkartenverkäuferin versicherte: „Keine Sorge, *aire acondicionado no hay!*" Stimmte leider nicht. Erschöpft und unterkühlt kam ich am Abend an. Ich freute mich schon auf den endlosen Sandstrand und die wunderbar für Wellenreiten geeigneten Wellen in der kleinen von Zapoteken bewohnten Ortschaft.

In der Nacht hatte ich einen luziden Traum. Da saß ein älterer Mann in dem Raum. Er hatte seinen Rücken mir zugedreht. Er sah aus wie Albert Hofmann, mit dem ich befreundet war. Ich ging auf ihn zu, berührte seinen Rücken und sagte „Albert!". Es war aber nicht der alte Baseler Chemiker, sondern ein Ghul, ein Dämon. Aus einem verwesten Gesicht tropfte Eiter und Schleim. Noch ehe ich ihm ausweichen konnte, berührte er mich. Am nächsten Morgen entwickelte ich ein heftiges Fieber, die Glieder und die Lungen schmerzten fürchterlich. Ständig musste ich zähen gelben Schleim abhusten. Warum, verdammt noch mal, warum musste ich wieder einmal so etwas ertragen? Als ich dann doch mal mein Lager verlassen musste, um mir etwas Wasser zu besorgen, sah ich am Wegrand eine große Werbetafel, darauf stand geschrieben: „Schleimiger Auswurf! Gehen sie sofort zum Arzt, es könnte Tuberkulose sein!"

Antibiotika hätten mir wahrscheinlich sofort geholfen. Aber ich bin nicht der Typ, der leichtfertig zum Arzt geht und sich die Symptome wegzaubern lässt. Auch wenn es schwer ist, beobachte ich lieber den Krankheitsverlauf, vertraue auf die *vis medicatrix naturae*, das Selbstheilvermögen des Körpers, und auf die Intuition. Für mich ist Krankheit nicht etwas, das einem zufällig durch Ansteckung oder Kontamination geschieht, sondern

es hat mit dem persönlichen Schicksal zu tun, es gehört zu einem, es ist ein Lehrmeister. Es gibt einem Rätsel auf, die es zu lösen gilt.
Immer wieder konnte ich erleben, was mir auch indigene Heiler gesagt hatten, dass es jenseits der empirischen Symptome so etwas wie Krankheitsgeister gibt, die sich im Traum oder in der Vision kundtun und einen Krankheitsbefall ankündigen. Es sind diese Geister, die die Schamanen sehen, wenn sie sich in Trance oder in einem erweiterten Bewusstseinszustand befinden, und mit denen sie verhandeln können. Auf diese Weise vermögen sie es, Krankheiten abzufangen, ehe sie sich auf der materiellen, physischen Ebene manifestieren. Hätte ich der Berührung „Albert Hofmanns" ausweichen können, wäre ich wahrscheinlich nicht krank geworden. Ich war aber nicht schnell genug oder wach genug, also musste ich die Krankheit durchmachen.
Die Krankheitsgeister, wenn sie dem geistigen Auge erscheinen, sind meistens selbst leidend, verkrüppelt und gestört. Sie machen den meisten menschlichen Seelen Angst und man versucht, ihnen zu entkommen, sie zu bannen, ihnen zu entfliehen. Aber genau das macht einen anfällig. Klüger wäre es, ihnen standzuhalten und sie – wie ein guter Arzt – zu fragen: „Was fehlt euch denn?" Die Antwort darauf wäre, es fehlt die Liebe, das Licht des göttlichen Geistes. In der westlichen Volksheilkunde sagte man, wenn man diesen zombiehaften, siechen Geistern begegnete: „Hier ist kein Platz für euch; zieht weiter nach Osten, geht ins Licht, geht nach Jerusalem!"
Manchmal können die Krankheitsgeister auch bezaubernd „schön" und verführerisch sein. Sie können der männlichen Seele etwa als blasshäutige, junge, rothaarige und dennoch unheimliche Frau erscheinen, als Sukkubus, deren Kuss das Siechtum bewirkt. Oder der Frau als Inkubus, als betörender Liebhaber, der sie mit Krankheit schwängert.
Als ich zufällig nach ungefähr zwei Wochen Leiden und Schmerzen aus dem Fenster schaute, zog ein Baum meine Aufmerksamkeit auf sich.

Es schien als winke er mir zu. Ich kannte doch diese Baumart! War es nicht ein Niem-Baum, ein *Azadirachta indica*, den ich einst in Indien kennengelernt hatte? In Südasien gilt seine Rinde praktisch als Allheilmittel; die Ayurvedische Medizin verwendet sie seit Jahrtausenden als wirksames antivirales und antibiotisches Mittel. Ich kostete einen Zweig. Ja, er schmeckte bitter. Ich kannte den Geschmack, denn im Ganges-Tal hatte ich mir oft die Zähne mit den zerfaserten Zweigen geputzt. Ich nahm einige Zweiglein mit, kaute daran und in kürzester Zeit war mein Leiden vorüber. Mir wurde sogar noch eine Woche geschenkt, in der ich noch Wellenreiten gehen konnte.

Wieder einmal hatte sich ein pflanzlicher Verbündeter bei mir gemeldet, um mir in meiner Not zu helfen. Naturwissenschaftlich geschulten, westlichen Lesern kommt das Gerede von pflanzlichen Verbündeten wahrscheinlich eher wie abgehobene, esoterische Fantasterei vor. Aber bei den Cheyenne und anderen naturnahen Völkern hatte ich gelernt, dass sich das Wesen der Pflanzen weder in ihrer botanischen Bestimmung noch in den in ihnen enthaltenen Wirkstoffen erschöpft. Pflanzen haben nicht nur einen lebenden Körper – sagen die Indianer –, sie haben, wie wir auch, eine (Gruppen-)Seele und einen Geist. Nur ist diese Seele nicht materiell verkörpert; sie befindet sich in einer anderen Dimension und wirkt auf ihren physischen Körper von außen ein. Deswegen muss der Pflanzenkundige die Fähigkeit haben, in diese „metaphysische" Dimension – „in das Tipi des Pflanzenhäuptlings" – mit seiner Seele zu reisen, um sie um Hilfe zu bitten. Auch in Indien gilt, der wahre Pflanzenkundige muss ein Yogi sein.

Erlebnisse dieser Art, wo Krankheiten eine seelische Metamorphose auslösten, hatte ich immer wieder mal. Etwa bei einer schweren Leberentzündung, die mein Leben völlig veränderte.

Obwohl ich sie anderswo ausführlich beschrieben habe,[1] will ich die Geschichte hier noch einmal kurz erzählen. In den frühen 80er Jahren lebten wir in einer einfachen Hütte in einem Dorf am Ganges. Eines Tages wurden meine Augäpfel gelb wie Zitronen, mein Stuhlgang weiß wie Kreide und ich schwitzte Galle aus sämtlichen Poren, sodass sich meine weiße Baumwollkleidung kaffeebraun färbte. Ich hatte absolut keine Energie mehr, legte mich hin und driftete in die Anderswelt, in die Traumzeit. In einem Zustand, der fast sechs Wochen anhielt, hatte ich kaum mehr ein Bewusstsein der „realen" Welt. Meine Frau kümmerte sich während dieser Zeit um mich. Ob ich überhaupt ab und zu Darm und Blase entleerte oder etwas aß oder trank, war mir nicht bewusst. Die Innenwelt war wirklicher: Ich flog über den Ganges, aber meine Flügel waren aus Blei; Totengeister setzten sich auf meinen Rücken und drückten mich hinab ins Wasser. Ich glaubte, ich würde ertrinken und schnappte nach Luft. Drei Mal wurde ich untergetaucht. Einmal, gegen Ende dieser zeitlosen Zeit, in der ich daniederlag, schwebte ein großer giftgrüner Wurm, der einem Skolopender ähnelte, wabernd durch den Raum. Ich stand auf, packte ihn, öffnete die Tür und schob ihn hinaus. Es muss mein Geistleib gewesen sein, der das tat, ich war gar nicht in der Lage, physisch aufzustehen. Aber irgendwie wusste ich, dass ich damit die Krankheit aus meinem Körper hinausbefördert hatte. Als ich das erste Mal die Hütte verließ und zum ersten Mal wieder bewusst Stuhlgang hatte, sah ich mich – oder meine Seele – aus dem Stamm der mächtigen Dattelfeige *(Ficus religiosa)* heraustreten und in meinen Körper hineinschlüpfen. Da war ich – obwohl es noch fast ein halbes Jahr dauerte, bis ich mich wieder erholte – wieder heil, wieder da im Dasein.

Diese Krankheit veränderte mein Leben bis auf den Grund. Rückblickend kann ich sagen, dass ich zuvor eher berechnend und ichbezogen war, eher

[1] Wolf-Dieter Storl. Ich bin ein Teil des Waldes. Stuttgart: Kosmos, 2015 (Seite 53ff).

rücksichtslos verfolgte ich meine Karriere als Ethnologe. Nun aber erkannte ich, dass es eine tiefere Wirklichkeit gibt, eine Art geistige Führung, die weiser ist als all das kluge Ränkeschmieden des um seine Sicherheit und Vorteile bemühten Egos. Dieser geistigen Führung vertraute ich mich an und mein Leben wurde zum Abenteuer. Dank der Krankheit erkannte ich – wie die Buddhisten es sagen würden – mein *Dharma*, meine Lebensaufgabe.
Hätte ich mich, wie es eigentlich ein vernünftiger Mensch tun sollte, der Obhut der medizinischen Fürsorge hingegeben, wäre das nicht geschehen.[2] Aber wir wohnten relativ weitab von der urbanen Zivilisation; außerdem ist die Medizin gegen eine Leberentzündung weitgehend palliativ, es gibt kaum wirkliche Therapie. Somit konnte ich mich ohne Ablenkung dem Geschehnis hingeben. In Hospitälern läuft über dem Krankenhausbett oft der Fernseher, sodass die Reise in die Seelentiefen schwer möglich ist.

## Würmlein klein, ohne Haut und Bein

Noch etwas lernte ich. Ich verstand nun, was mit den wurmförmigen Krankheitsdämonen gemeint ist, von denen unsere keltisch-germanisch-slawischen Vorfahren sprachen und die den Schamanen und Medizinleuten der indigenen Völker ebenfalls bekannt sind – diese „Würmlein klein, ohne Haut und Bein, ohne Corpus und Substanz", wie sie der große Arzt Paracelsus beschrieb, diese „Würmer", die einem über die Leber kriechen, die sogenannten Herzwürmer und Hirnwürmer, diese *Nesso*, wie sie im altdeutschen Wurmsegen genannt werden. Dieser Zauberspruch beschwört die Krankheitswürmer, *Gang ut Nesso mit nigun Nessikilon* (Gehe hinaus Wurm, mit deinen neun Würmlein).

[2] Damit will ich keinesfalls sagen, dass man Krankheiten ignorieren sollte. Der richtige Eingriff zur rechten Zeit kann lebensrettend sein.

Der Heilspruch lockt sie aus dem Mark in die Ader, aus der Ader in die Haut und dann auf einen Pfeil, den der Heiler ins Nirgendwo, ins Nimmerland abschießt. Diese Entsorgungsmethoden sind fast weltweit bekannt. Auch gibt es fast überall bei den indigenen Völkern sogenannte „saugende Schamanen“, die diese Geisterwürmer aus den Patienten heraussaugen.

Wenn Krankheitsgeister einen Krankheitsbefall im Traum ankündigen, dann erscheinen sie meistens als zombieähnliche Gestalten. Aber wenn sie sich einnisten, wie der Holzwurm unter der Rinde des Baumes, dann nimmt der Hellsichtige sie in Wurmgestalt wahr. Der Wurm, der sich da in den finsteren Leibestiefen windet, dreht, Schmerzen verursacht und den Organen ihre Lebenskraft wegsaugt, wird am besten – so die alten vorchristlichen Heiler – mit *Wort und Wurz* bekämpft: Das therapeutische Wort (der Zaubergesang) vermag in die dunklen Räume der Seele einzudringen; und genauso, wie eine Pflanzenwurzel in den dunklen Erdboden eindringen kann, kann sie in die dunklen Körpertiefen mit ihrer Lichtkraft eindringen.

## Einweihungskrankheiten

Eine extreme Form der Persönlichkeitsmetamorphose, die durch eine akute Erkrankung bewirkt werden kann, ist die sogenannte *schamanische Einweihungskrankheit*. Dabei handelt es sich um besonders schwere Erkrankungen, die den Betroffenen, den potentiellen Schamanen – egal ob Mann oder Frau – befallen, ihn aus dem normalen Leben der Gesellschaft hinausschleudern und in metaphysische Dimensionen hineinkatapultieren. Dieser, meistens von den Göttern oder Ahnen berufene, Schamanenkandidat verliert das Bewusstsein, fiebert heftig, schwitzt, zittert, hat Krämpfe und erleidet Blutstürze. Meistens schwebt er zwischen Leben und Tod.

So wenigstens sieht es von außen aus. Innerlich befindet sich seine Seele in der Anderswelt, oft in einem tiefen, dunklen Wald. Dämonen jagen ihn, strecken ihn mit ihren Pfeilen nieder, zerstückeln und kochen ihn im Kessel oder braten ihn. Während sie sein Fleisch fressen, seine Knochen abnagen und achtlos wegwerfen, kann er dem grusigen Geschehen zuschauen, denn die Geister haben seinen abgetrennten Kopf auf einen Stab gespießt, wodurch er einen Überblick auf das Geschehen bekommt. Nachdem eine Zeit vergangen ist und die Dämonen sich verzogen haben, erscheint ein großer weiblicher Vogel. Sie sammelt seine Knochen auf, nimmt diese mit zu ihrem Nest in einen großen Baum – es ist der Weltenbaum –, kleidet seine bleichen Gebeine wieder in Fleisch und zieht den künftigen Schamanen wie eines ihrer Küken auf. Wenn er schließlich flügge wird, verlässt er das Nest seiner „Vogelmutter", fliegt zurück zu seiner menschlichen Gemeinschaft und wacht auf seinem Lager in der Hütte auf. Nun ist er kein einfacher Mensch mehr, sondern er hat Flügel und kann, wenn notwendig, in die Geisterwelt fliegen, kann dort verlorene Seelen wiederfinden und zurückbringen, kann mit den Tier- und Pflanzengeistern sprechen und die Krankheitsdämonen abwehren, noch ehe sie sich auf der materiellen Ebene manifestieren. Über alle Geister, die beim Festschmaus anwesend waren und von seinem Fleisch gegessen haben, wird er Macht haben. Über jene Dämonen, die nicht mit dabei waren, hat er keine Macht. Als Heiler nimmt er sich nur jener Kranken an, die von Geistern angefallen oder besetzt sind, die er kennt. Wenn er die Dämonen nicht kennt, sagt er den Patienten, sie sollen sich einen anderen Schamanen suchen. Es wird also nicht blind herumexperimentiert. Der Schamane weiß, wen er heilen kann und wen nicht. Diese Geschichte einer schamanischen Einweihung verdanken wir dem großen Religionsethnologen Mircea Eliade, der übrigens das tungusische (ewenkische) Wort, *Schamane* in unsere Sprache eingeführt hat.[3]

Schamanentum ist praktisch universal, wobei sich seine klassische Ausprägung vom euro-asiatischen Raum bis in die Neue Welt erstreckt. Es handelt sich dabei um die – kulturanthropologisch gesehen – älteste Art der Therapie und Heilpraxis. Sie lässt sich bis in die Eiszeit zurückverfolgen. Auch in unserem Kulturkreis spielte sie eine Rolle. Der angelsächsische Text *Lacnunga* (10. Jh.) beinhaltet den Zaubergesang eines schamanischen Heilers *(laece)*, der den Angriff von Krankheitsdämonen abwehrt, dann die Geisterpfeile aus dem Körper des Patienten heraussingt und schließlich den Befallenen mit einer Salbe aus in Butter gekochten Kräutern ausheilt. *Laece*, althochdeutsch *Lahhi*, nordisch *Laeknir*, ist die alte Bezeichnung für „schamanische" Heiler dieser Art.[4] Die Kräuterheilkunde spielte im germanischen *Lâchentoum* (angelsächsisch *laecedom*) eine unverzichtbare Rolle. Erst kam das Heilungs- und Seelenreinigungsritual, anschließend wurde der Kranke mit Medizinpflanzen (Salben und Tees) wieder gesund gemacht.[5] *Lächnerinnen*, Frauen, die mit Zaubersprüchen und Kräutern heilten und von staatlichen Behörden und der Ärzteschaft aufs Ärgste bekämpft wurden, gab es in der ländlichen Schweiz noch lange.

## Heilerpersönlichkeiten

Schamanentum gehört nicht nur der Vergangenheit an oder den schriftlosen Völkern. Schamanische Persönlichkeiten mit der Gabe zu heilen gibt es noch heute. Auch in unserem Kulturkreis. Zu erwähnen wäre zum Beispiel Sebastian Kneipp (1821-1897). Der Sohn bettelarmer Weber aus dem Allgäu saß schon als kleiner Junge im feuchten Keller am Webstuhl. (Der Raum musste feucht sein, damit die Wollfasern nicht spröde werden konnten.) Bei einem Feuer verlor die Familie Haus und Habe.

3 Mircea Eliade, Schamanismus und archaische Ekstasetechnik. Zürich: Rascher, 1954.

4 Die moderne Bezeichnung für den Heiler, Doctor geht auf das im 14. Jh. entlehnte lateinische doctor (Lehrer, Führer) zurück und Arzt auf das griechische Iatros.

5 Mehr dazu in Wolf-Dieter Storl, Urmedizin. Aarau: AT-Verlag, 2020.

Und als die Eltern starben, musste er sich als Knecht verdingen. Ein Kaplan erkannte die Begabung des Jungen und ermöglichte ihm den Besuch des Gymnasiums und schließlich der Universität Ulm. Durch die harten Lebensumstände war er jedoch gesundheitlich angeschlagen. Kaum hatte er sein Studium angefangen, begann er Blut zu husten. Offensichtlich Lungenschwindsucht! Zur damaligen Zeit praktisch ein Todesurteil. Er versuchte seinen Zustand zu verheimlichen. Durch Zufall entdeckte er – oder war es die „geistige Führung"? – in der Bibliothek ein Buch, *Unterricht von Krafft und Würkung des frischen Wassers in die Leiber der Menschen...*, geschrieben von einem Johann Siegmund Hahn (1696-1773). Er folgte dem Rat, badete daraufhin, auch im eiskalten Winter, in der Donau und genas nach einigen Monaten. Trotz vieler Widerstände der kirchlichen Behörden wurde er zum berühmten Heiler. Nicht nur für seine Güsse aus der Gießkanne wurde er bekannt, sondern auch für sein Heilkräuterwissen. Keine biotopfremden Klosterkräuter waren das, sondern ganz ordinäre, einheimische Wildkräuter, Unkräuter sozusagen. Er entdeckte die Heilkraft alter, vergessener Heilpflanzen wieder, wie etwa den Ackerschachtelhalm oder den Giersch, den er „Baumtropf" nannte. In seiner Biografie (1890) gab er zu: „Jahrelang habe ich ausschließlich mit Kräutern und weniger mit Wasser kuriert und dabei die schönsten Erfolge erzielt."

Eine weitere „schamanische" Persönlichkeit ist Maria Treben (1907-1991). Sie ist wohl die bekannteste Kräuterfrau unserer Zeit. Sie wurde in der Hopfenstadt Saaz im Egerland geboren, arbeitete als junge Frau in der Redaktion des *Prager Tagblattes*, heiratete, bekam einen Sohn – ein ganz normales Leben also. Aber nach dem Krieg, als alle deutschsprachigen Bewohner Böhmens vertrieben wurden, wurde sie, getrennt von ihrem Mann, durch verschiedene bayrische Flüchtlingslager geschleust. In einem Sammellager erkrankte die erschöpfte Frau 1947 an Bauchtyphus *(Typhus abdominalis)*. Als eine Delegation des Roten Kreuzes das Lager inspizierte,

hörte sie, wie sich der Chefarzt über ihren Zustand äußerte; dieser sei so gravierend, dass es keinen Sinn machen würde, die wenigen Medikamente, die zur Verfügung stünden, an ihr zu verschwenden.
Eine anwesende Krankenschwester fragte dennoch, ob es nicht irgendetwas gäbe, was der Typhus-Kranken helfen könnte? Ja, antwortete der Arzt, er hätte gehört, dass der Saft von Schöllkraut eventuell helfen könne; aber wo solle man das finden? Da machten sich die Krankenschwestern– Gott segne sie! – auf, sammelten das Kraut und gaben ihr den ausgepressten, gallebitter schmeckenden, gelben Saft zu trinken, und zwar in Mengen, die einen gesunden Menschen wohl umgebracht hätten. Tatsächlich fing es an, ihr besser zu gehen. Als sie später von einer alten Frau noch ein Fläschchen Schwedenbitter bekam, wurde sie wieder hergestellt.
Auch hier war eine schwere Erkrankung das Schlüsselerlebnis. Solch ein lebensbedrohlicher Zustand bringt den Menschen an die Grenzen seiner Kraft; man ist sozusagen mit seinem Latein am Ende. Die Seele kann sich nun öffnen und Inspirationen aus den Tiefen des Seins empfangen. Oft wird das als Gnade Gottes erlebt. Maria Treben glaubte, es sei die Mutter Gottes, die sie führte und zu einer begnadeten Kräuterheilerin machte. Später schrieb sie für das Pfarrblatt der Kirchengemeinde Grieskirchen (Oberösterreich) jeden Monat ein Portrait einer Heilpflanze. Eigentlich hatte sie nie im Sinn gehabt, ein Buch zu schreiben, aber ihre Beiträge im Kirchenblatt wurden zusammengeheftet und ein kleiner, relativ unbekannter Verlag (Ennsthaler) brachte das Büchlein *Gesundheit aus der Apotheke Gottes* heraus. Es wurde in 27 Sprachen übersetzt und über neun Millionen Mal verkauft.

## Krankheit als Verzauberung

Die meisten von uns kennen die Kelten aus den *Asterix-und-Obelix*-Cartoons, in denen der Druide Miraculix seine Zaubergebräue mixt. Oder, wenn wir zu lange die Schulbank drückten, kennen wir die Kelten aus den *Gallischen Kriegen* von Julius Caesar, den wir mit einiger Mühe übersetzen mussten. Das Weltbild dieser in weiten Teilen Europas indigenen Bevölkerungsgruppe war tatsächlich ein magisches. Man erklärte Krankheiten und Siechtum weniger als das Ergebnis organischer Fehlfunktionen und schon gar nicht als Befall durch irgendwelche Mikroorganismen, sondern vor allem als eine Verzauberung. Ein negativer Zauber oder Blendwerk, ausgehend von Feinden, bösartig gesinnten Hexen und Hexern, aber auch von Feen oder Elfen, die in einer Parallelwelt leben, galten als Krankheitsursachen.

Das englische Wort *Spell* kommt diesem Gedanken der Täuschung am nächsten. *Spell* ist verwandt mit dem deutschen Wort Spiel. Ein Spielmann kann mit seiner Stimme oder seiner Fiedel seine Zuhörer, selbst den König, in seinen Bann ziehen, kann sie zum Lachen bringen oder zum Weinen. Im Gegensatz zu den Tieren, die von Trieben und Instinkten geleitet werden, leben Menschen in einem Universum der Sprache und Symbole. Sie sind offen für Suggestionen. Das fängt schon bei den Kindern an. Ihr Spiel mit den jeweiligen Rollen, die sie annehmen, ist für sie ganz real, es verzaubert sie. Sie sind völlig in ihren Imaginationen *(make-believe)* befangen, bis das Spiel aus ist.

Krankheit ist in diesem Sinn eine Verzauberung, eine Verhexung, eine eingefleischte Einbildung, eine fatale Faszination (lat. *fascinare* = behexen). Eine solch negative magische Verblendung muss „gut gewoben“ oder geflochten sein oder, wie es im Englischen heißt, *the spell must be well woven.*

Das Opfer wird von der Verblendung mental gefesselt *(spell bound)*, es steht unter deren Bann. Es ist von dem jeweiligen Siechtum, von dem es befallen ist, felsenfest überzeugt. Es glaubt daran.
Wie lange hält ein derartiger *Spell* an? Es kommt darauf an, wie stark die Suggestion ist, wie fest sie „gewoben“ wurde. Er kann einige Tage, einige Monate, sieben Jahre, zwölf Jahre oder noch länger andauern, oder, bis der Bann „gebrochen“ ist *(till the spell is broken)*.
Heilung ist – im Sinne der Kelten – nur möglich durch einen Gegenzauber, der stärker ist als der Fluch oder der Schadzauber. Der Heiler muss im Besitz magischer Kräfte sein, um den Fluch zu lösen. Dazu gehört das Meistern magischer Techniken, wie das wiederholte Singen *(chanting)* und das im Zauberton Aufsagen von magischen Sprüchen; dazu gehört die rituelle Anwendung der Urelemente, Feuer und Wasser, auch das Räuchern; dazu gehört Pantomime und das Schauspielern. Wichtig ist vor allem auch die Anwendung von Heilpflanzen, denn diese sind – wie mir ebenfalls indianische, mongolische und nepalesische Schamanen zeigten – mächtige Geistwesen, die im Zustand des erweiterten Bewusstseins ansprechbar sind.
Dem modernen Zeitgenossen kommt all das sicherlich recht abgehoben und esoterisch vor. Es wird als unseriös abgelehnt. Aber da ist die für hartgesottene, naturwissenschaftlich geschulte Mediziner eher peinliche Angelegenheit mit den *Placebos*, mit Scheinmedikamenten, die bei Patienten Wirkungen erzielen, obwohl sie keine wirklichen Wirkstoffe enthalten. Zum Beispiel belegen Statistiken, dass 40 Prozent der Kopfschmerzpatienten positiv auf ein Placebo ansprechen. Die Hälfte der Patienten mit Colitis fühlen sich nach einer Placebo-Behandlung besser als zuvor. Bekannt sind ja auch die chirurgischen Scheinoperationen an arthritischen Kniegelenken, wobei die Resultate genauso befriedigend sind, wie bei tatsächlichen Eingriffen.[6]

[6] Lissa Rankin, Warum Gedanken stärker sind als Medizin. München. Penguin Verlag, 2014 (Seite 36 ff).

Als Anthropologie-Student in Ohio faszinierte mich die im Jahr 1942 im *American Journal of Public Health* publizierte Studie über den psychosomatischen Tod *(Voodoo Death)*, der bei indigenen Völkern durch Suggestion hervorgerufen werden kann. Der Autor, der Harvard Ethnomediziner Walter B. Cannon, beschreibt darin das Ritual des *bone pointing*, das von den Stammesältesten durchgeführt wird, um einen uneinsichtigen Übeltäter zu töten. Die Zauberer richten dabei einen mit Flüchen beladenen Emu-Knochen auf den Delinquenten. Bei dem Opfer dieses Rituals fängt das vegetative Nervensystem an, verrückt zu spielen. Das Herz schlägt wie wild, Adrenalin und andere Stresshormone werden ausgeschüttet, es kommt zu Blutdruckabfall; der Verfluchte kann weder essen noch schlafen. Tatsächlich stirbt er innerhalb von ein bis höchstens drei Wochen. Als weiteres Beispiel beschreibt Prof. Cannon den Tod einer Maori-Frau, die, nachdem sie aus Versehen eine tabuisierte Speise gegessen hatte, innerhalb von 24 Stunden verstarb. *Tabu* ist ein Zentralbegriff der polynesischen Kultur und bezieht sich auf bedingungslose Verhaltensverbote.

Kein Gift oder physische Gewaltanwendung führten in diesen dokumentierten Fällen zum Tod, sondern allein die Vorstellung. Daher würde man hier nicht von einer Placebo-Reaktion sprechen, sondern von einem Nocebo-Effekt.

Diese Beispiele zeugen von der Kraft der Suggestion. Das ist auch bei uns in der westlichen Welt im positiven wie auch im negativen Sinn nicht viel anders. Unsere Ärzte heilen nicht nur durch empirisch-wissenschaftlich getestete Verfahren und Medikamente. Der Arzt selbst wirkt auf den Patienten als Placebo. Seine im Medizinstudium angeeignete griechisch-lateinische Fachsprache ist die Sakralsprache eines Priesters; die Röntgenbilder und Tomographien lassen ihn wie einen Hellseher ins Körperinnere blicken; sein weißer Kittel, die Instrumente, die Spritzen[7] und die Diplome an der Wand, sein Habitus und seine Gebärdensprache machen ihn zu einem der „Götter in Weiß". Schon, dass er im Ritual der Diagnose einen komplizierten, für den Laien fast unaussprechlichen Namen für die jeweiligen Beschwerden findet, weist ihn als jemand aus, in den man Vertrauen haben kann. Indem er die Krankheit bei Namen nennen kann, scheint er sie in den Griff bekommen zu können.

Andrew Weil, ein Harvard Absolvent und Medizinprofessor an der University of Arizona, ist wohl der bekannteste Arzt in den USA. In einem Symposium in München sagte er, dass die meisten seiner Kollegen sich nicht dessen bewusst seien, dass sie für das einfache Volk eine priesterliche Rolle spielten. Ihr Wort würde todernst genommen, es habe die Qualität eines Orakels. Indem sie eine Diagnose stellten und diese dem Patienten mitteilten, könnten sie – ohne es zu beabsichtigen – ihre Patienten regelrecht verhexen *(„Doctors hex their patients.")*. Die Mediziner stellen etwas fest und verdinglichen es: Diabetes, Krebs, Alzheimer, usw. Und die Patienten glauben fest daran. Wohlmöglich schauen die Verängstigten in einem medizinischen Nachschlagewerk, etwa dem *Pschyrembel*, nach. Darin sehen sie die gruseligen Bilder und prägen (bilden) sich die Symptome ein. Das wirkt wie eine starke Suggestion. Der Schreck bohrt sich dann wirklich tief in Leib und Glieder ein. Allein schon die Diagnose Krebs kann wie ein Todesurteil wirken. Der Arzt, so Andrew Weil, sollte vorsichtig sein: Eine Krankheit sei schließlich kein fixer Gegenstand, sondern ein fließender, wandelhafter Prozess, bei dem seelische und soziale Faktoren eine wichtige Rolle spielten; Spontanheilungen würden häufiger geschehen als allgemein geglaubt.[8]

[7] Ein katholischer Missionar, der im Kongo tätig war, erzählte mir, seine stärkste Waffe gegen die indigenen Nganga (Hexendoktoren) sei die Injektionsnadel gewesen. Nicht wegen der tatsächlichen Wirkstoffe, die gespritzt wurden, sondern allein dadurch, dass sie etwas Magisches, Voodoohaftes an sich hatte.

[8] Weil, Andrew. Spontanheilung – Heilung kommt von Innen. Rottenburg: Kopp, 2014.

## Ansteckung

Wie oben erwähnt glaubte man einst, dass Krankheiten auf Verfluchungen oder böse Dämonen zurückgehen. Heutzutage sind wir dagegen überzeugt, dass es pathogene Mikroorganismen sind, die unsere Abwehrkräfte überwinden und uns infizieren können. Man hat also endlich die – auf empirische Beobachtungen begründete – Erklärung für die Übertragungen von Infektionen gefunden und kann auf übersinnliche Erklärungen verzichten. Das stimmt zwar, aber die Anwendung des Begriffs Ansteckung kann weiter gefasst werden. Auch Bilder und Suggestion können ansteckend wirken. Studenten, die ein Medizinstudium anfangen, entwickeln oft selbst Symptome der Krankheiten, mit denen sie sich gerade in ihrem Studium befassen. Man nennt das die sogenannte *„Medizinstudenten-itis"*. Auch hier haben wir es mit der Kraft der Einbildung zu tun.

So etwas ähnliches konnte ich als *Freshman* im ersten Semester an der Ohio State University erfahren. Ein Studienkamerad entwickelte, wahrscheinlich wegen des Stresses im Studium, plötzlich eine schmerzhafte Parodontose. Das Zahnfleisch zog sich zurück und setzte bei ihm die Zahnhälse frei. In der Studentenklinik konnte er sich kostenlos behandeln lassen, und zwar als Versuchskaninchen für eine neue Therapiemethode. Diese bestand darin, dass man ihm Gewebe aus dem Gaumen schnitt und mit ausgeklügelter Mikrochirurgie über die entblößten Zahnhälse nähte. Er ließ mich in seinen Mund schauen. Was ich sah, war dermaßen schrecklich, dass es auf mich übergriff. Über Nacht zog sich auch bei mir das Zahnfleisch in meinem Mund zurück und legte die Zahnhälse frei. Erst Wochen später wurde mein Zustand wieder normal.

Diese Art von Übertragung ist ein seelischer Vorgang, der häufiger vorkommt als allgemein angenommen. Bei Kindern, deren Ich-Persönlichkeit noch nicht gefestigt ist, geschehen solche Übertragungen häufiger als bei Erwachsenen. Wenn so etwas geschah, sprach man früher von „Berufung" oder „Beschreiung“. Oft war ein neidischer, „böser Blick“ Auslöser der Verhexung. Die Großmütter oder die Kräuterfrauen, die sich in seelischen Angelegenheiten gut auskannten, setzten sogenannte Berufkräuter oder Beschreikräuter dagegen ein. Diese Kräuter wurden zu Sud gekocht, dem Badewasser zugefügt, dann das Wasser samt der Verzauberung – meistens unter dem Hofholunder – weggeschüttet. Auch Schwangere, hieß es, seien für solch destruktive Einbildungen eher zugänglich, denn ihre Seele befände sich weniger im Hier und Jetzt, da sie dem Kindlein, das auf dem Weg zur Verkörperung ist, entgegenträumten. Aus diesem Grund wird in fast allen Kulturen darauf geachtet, was die Schwangere isst oder was sie sich anschaut. Bei den Slawen heißt es etwa, sie sollte keine Erdbeeren Essen, damit das Kind kein rotes Muttermal bekomme, oder keinen Fisch essen, damit es nicht eine schuppige Haut bekomme. Das sind natürlich recht krasse Beispiele, dennoch stecken in solchen Tabus, auf einer tieferen Ebene, einige richtige Ansätze, was Ansteckung und Übertragung betrifft. Auch für Therapeuten und insbesondere schamanisch arbeitende Heiler ist die Frage der Übertragung von Bedeutung. Schamanen und ländliche Volksmediziner gehen oft in Resonanz mit ihren kranken Patienten, um deren Leiden zu verstehen. Sie reisen sozusagen in die Körper und in die Seelen ihrer Klienten hinein. Sie müssen aber wissen, wie man sich von der Einstimmung wieder löst, damit sie nicht selbst „angesteckt“ werden. Ein mir bekannter Allgäuer Heiler gibt die Krankheit, die er aufgenommen hat, dann an den „Herrgott“ ab. Andere waschen sich die Hände oder beräuchern sich. Cheyenne Medizinleute unterbrechen die Krankenbehandlung, indem sie wiederholt den Erdboden berühren und dann die Handfläche zur Sonne hinhalten. Damit leiten sie die negativen Schwingungen ab. Zuletzt beräuchern sie sich mit dem Rauch des getrockneten Steppenbeifußes *(Artemisia spp.)*, um sich zu reinigen. Moderne Mediziner haben meistens dank ihrer „objektiven“ Angangsweise weniger Probleme mit der Übertragung oder dem Aufnehmen von Krankheiten.

Sie haben gelernt, den Patienten und seine Symptome gegenständlich zu betrachten. Und noch etwas nebenbei: Hundefreunde haben öfters bemerkt, dass ihre vierbeinigen Gefährten sich dermaßen auf die Familienmitglieder oder auf Frauchen/Herrchen einstimmen, dass sie deren Krankheiten aufnehmen, dass sie sich dabei manchmal selbst opfern und das Leiden somit entsorgen.

## Schlussworte

Krankheit, Siechtum oder Pandemien, welche die Menschen befallen können, sind und bleiben, trotz Aufklärung und naturwissenschaftlichen Untersuchungen, ein Mysterium. Wissen wir wirklich alles über ihre Ursachen und ihren Sinn? Kann man ihnen überhaupt einen Sinn zuschreiben? Oder geschehen sie zufällig? Ist es die Strafe Gottes oder die „Ursünde", wie die Christen einst glaubten? Oder der Zorn vernachlässigter Ahnengeister, wie man es in China oder auch in den afrikanischen Kulturen annimmt?

Und was ist mit *Karma*? Unsere gegenwärtige westliche Philosophie mag getrost den *Karma*-Begriff als eine Fiktion, als eine kulturelle Konstruktion abtun. Aber für die Ostasiaten, für Hindus und Buddhisten, wie auch für viele sogenannte Naturvölker und ebenso für die vorchristlichen, indigenen Europäer war es keine Frage, dass jeder Mensch (auch jedes Tier) mit den Folgen seiner Taten aus früheren Leben konfrontiert wird.

Alles, was wir tun, sprechen, denken und wünschen, hat eine Wirkung, und diese kommt irgendwann auf uns zurück. So kann man vermuten, dass die Ursachen vieler Krankheiten in vergangenen Leben zu suchen sind. Auch die äußeren Umstände, in die ein Mensch hineingeboren wird und welche auch die empirische Ätiologie als krankmachend anerkennt – gesellschaftliche und psychische Probleme, unsauberes Wasser, Hygiene, Ernährung, elektromagnetische oder radioaktive Bestrahlung, Toxine,

Erbfaktoren, usw. – , haben nach dieser Sichtweise karmische Wurzeln. Der Karma-Begriff beruht nicht unbedingt auf Glauben, auf unbegründetem Wähnen. Er lässt sich zwar nicht mit der naturwissenschaftlichen Methode erklären, wird aber untermauert durch ausgefeilte Versenkungsmethoden (Meditationspraktiken), die viele Jahrtausende alt sind und die innere Welt in ihren Tiefen erforschen. Diese Art der Ursachenerkundung habe ich auch bei naturnahen Völkern, etwa den Cheyenne, erleben können. Es würde den Rahmen dieser Abhandlung sprengen, diese Ansätze weiter zu verfolgen. Dazu nur noch eine Aussage eines anthroposophischen Arztes, über die es sich lohnen könnte nachzudenken: „Der Arzt sollte nicht nur versuchen, den Körper zu heilen, sondern vor allem auf den Ätherleib der nächsten Wiederverkörperung günstig hinwirken."

Heute schwebt den globalen Gesundheitsbehörden die Idee der absoluten Gesundheit vor. Diese soll möglich werden durch die atemberaubenden wissenschaftlichen Fortschritte, wie etwa die Fähigkeit, mittels einer „Gen-Schere" (CRISPR/Cas9) die DNS-Bausteine zu zerschneiden, neu zusammenzusetzen und zu verändern. Erbgutdefekte könnten so eliminiert und Designer-Babys geschaffen werden. Auch Nano-Technologie – winzige Roboter (Nanobots), die als „Putzkolonie" in den Blutbahnen aktiv sind, Krebszellen aufspüren und töten sowie Medikamente an Zielorte bringen – ist im Gespräch. Hinzu kommt eine anvisierte Totalüberwachung sämtlicher Körperfunktion eines jeden Bürgers mittels implantierten, mit Datenbanken verbundenen Chips. Ebenso wird die Idee einer Verschmelzung der Technologie mit dem menschlichen Organismus propagiert, wobei abgenutzte Organe durch implantierte künstliche Prothesen ersetzt werden können. Schließlich, so der Traum der Technokraten, werden wir sogar den Tod besiegen.

Für mich sind diese materialistischen, transhumanistischen „Visionen" nicht nur schrecklich, sie verkennen die Tiefen des Seins. Sie sind aus Angst geboren. Daher das Verlangen nach absoluter Kontrolle.

Es handelt sich dabei um totalitäre Visionen, denen die wahre Natur des Menschen und des Universums fremd sind. Es sind Visionen, die schließlich zum Scheitern verurteilt sind.

Roland Urban

# Wege der Balance

*„Von den frühesten Generationen bis zu uns, die wir heute leben, haben unsere Vorfahren ein Wissen weitergegeben, das uns Orientierung bietet und anweist, uns regelmäßig zu versammeln, um zu singen, zu tanzen, zu beten und all unsere negativen Gefühle und Gedanken abzulegen. Uns wurde gesagt, wir sollen dieses uralte Rezept befolgen, um so unserem Volk und unserem Land Glück zu bringen und gute Medizin an die Kranken, Schwachen und Alten weiterzugeben. Es ist ein Prozess, der unser eigenes Leben wieder ins Gleichgewicht bringen wird. Wir sind aufgefordert, diesen Anweisungen Jahr für Jahr zu folgen."*

Julian Lang[9]
Geschichtenerzähler, Poet, Künstler, Grafikdesigner und Autor
des Karuk/Wiyot Volkes, Kalifornien, USA

Es ist erstaunlich und faszinierend, was die moderne Medizin zu leisten imstande ist. Es ist beruhigend zu wissen, dass man, wenn ein Notfall eintritt, in Intensivstationen oder mittels chirurgischer Interventionen am Leben erhalten werden kann. Und doch, die Sorge um unsere materielle Substanz – unseren Körper – ist nur eine Seite der Medaille. Das gesamte Leben betrachtend – das wissen wir letztlich alle – geht es um mehr.
Seit Jahrzehntausenden, über zahllose Kulturen auf allen Kontinenten hinweg, gilt als gesichert, dass es neben unserer physikalischen Wirklichkeit, in der wir den Großteil unseres Alltagslebens verbringen, eine geistige gibt.

[9] Lang, Julian (2019: 254), Übers. RU.

Diese kann durch konventionell wissenschaftliche Instrumentarien (noch?) nicht sichtbar gemacht oder quantitativ nachgewiesen werden.[10]
Sie ist aber ebenso real wie die alltägliche Wirklichkeit und in bestimmten, veränderten Bewusstseinszuständen zugänglich. Ihre Existenz ist über die Zeit hinweg, transkulturell, durch direkte Erfahrung überprüft.[11] In dieser „nicht-alltäglichen Wirklichkeit“[12] stehen zusätzliche Erkenntnisquellen zur Verfügung: Ressourcen, die wir nutzen können, um das Überleben unserer Gemeinschaften zu unterstützen und unser eigenes Dasein gelingender zu gestalten. Dies galt für die Menschen der Steinzeit, so wie es für uns Menschen im 21. Jahrhundert gilt.

## Core Schamanismus – eine moderne Übersetzung klassischer Prinzipien

In Europa – wie andernorts in der sogenannten „Westlichen Welt“ – haben wir den Zugang zu diesen Dimensionen des Seins großflächig verloren. Mit den Entwicklungen der Moderne, die uns (relativ gesehen) Sicherheit, Demokratie und Wohlstand ermöglicht haben, dem Christentum, der Wissenschaft und Technologie sowie der Säkularisierung und Globalisierung als dominante gesellschaftliche Strömungen seit der industriellen Revolution haben wir in den letzten knapp 250 Jahren einen Verlust spirituellen Wissens erlitten. Insbesondere seit Ende des 19. / Anfang des 20. Jahrhunderts – wesentlich angefeuert durch zwei Weltkriege und enorme technologische Fortschritte – ist ein substanzieller Teil schamanisch rele-

[10] Ähnliches gilt auch für andere Konzepte. Siehe dazu etwa die Diskussion um das Bewusstsein (z.B. Eckoldt 2014; Kaku 2015, Kap. 2; Seth 2021, Kap. 1): Trotz aller Anstrengungen ist bis heute die Frage ungeklärt, was Bewusstsein eigentlich ist; eine einheitliche „Theorie des Bewusstseins“ fehlt.

[11] Harner (1990: xviii).

[12] Die Begrifflichkeiten „alltägliche“ bzw. „nicht-alltägliche Wirklichkeit“ wurden von Carlos Castaneda (1990: 206f.) eingeführt.

vanter Traditionslinien[13] verschwunden. Vereinzelte Praktiken sind nach wie vor vorhanden, werden aber oft dekontextualisiert, als „Brauchtum" bezeichnet und hauptsächlich zu folkloristischen und/oder touristischen Zwecken „dargeboten". Über die genuin spirituellen Hintergründe (etwa welche Wesen mit bestimmten Praktiken in Verbindung stehen) wissen wir nur mehr wenig bis gar nichts. Was bleibt, sind bloße Abläufe, Hüllen ohne Essenz, ohne Seele.

Parallel dazu hat ein gesamtgesellschaftlicher Prozess stattgefunden, der (unter anderem) in zunehmendem Habitat- und Artenverlust, Umweltverschmutzung und -zerstörung sowie insgesamt ökologischen Transformationen epochalen Ausmaßes mündete.

In einem derartigen Klima scheint der Core-Schamanismus[14] als moderne „Übersetzung" des klassischen Schamanismus prädestiniert dazu, eine Wiederbelebung schamanischer Arbeit vor allem in „westlichen Kulturen" zu ermöglichen. Von dem U.S.-amerikanischen Anthropologen Michael Harner in der zweiten Hälfte des 20. Jahrhunderts wesensmäßig herausgearbeitet und auf transkulturellen Studien sowie universalen Prinzipien des Schamanismus beruhend, zielt der Core-Schamanismus darauf ab, Menschen in unmittelbaren Kontakt mit ihren eigenen spirituellen Helfer:innen zu bringen. Dies ist der wesentliche Schritt im Schamanismus. Die Grundlage dafür ist die direkte Erfahrung, weswegen (Core-)Schamanismus kein Weg des Glaubens, sondern ein Weg des Wissens ist.[15]

[13] Inwiefern man – abgesehen von den Sami im hohen Norden – in Europa von Spuren schamanischer Kulturen sprechen kann, ist nicht einfach zu beantworten. Zum einen existieren mannigfaltige archäologische Funde (z.B. in Süddeutschland, dem Alpenraum, in Südfrankreich oder Nordspanien) sowie Traditionslinien, die einen Rückschluss auf genuin schamanische Praxis zulassen; zum anderen sehen wir eine Überlagerung bis Verdrängung lokaler oder regionaler Spiritualität durch eine Mehrheitsreligion, das Christentum, die eine Rückverfolgung schwierig machen.

[14] Siehe Harner (1990; 2013).

[15] „Shamanism is a path of knowledge, not of faith; [...]." (Harner 1999: 8).

Aufgrund seiner kulturunabhängigen Konzeption ist der Core-Schamanismus gerade für jene Menschen geeignet, die Gefahr laufen, ihre schamanischen Traditionen zu verlieren oder diese bereits verloren haben. Mittels einer sicheren, kohärenten und effektiven Methodologie können Praktizierende ihre spirituellen Quellen und Ressourcen eigenständig und selbstbestimmt erschließen, ohne andere Kulturen imitieren oder gar Gurus folgen zu müssen. Damit repräsentiert der Core-Schamanismus einen Weg der Ermächtigung (Empowerment[16]), basierend auf den Prinzipien des Schamanismus, des Humanismus, der westlichen Kulturgeschichte und der Demokratie.[17]

## Das Weltbild: Alles, was ist, ist lebendig

„Die Natur besteht für die Tyva nicht aus gesetzmäßigen Naturkräften, sondern aus einer Vielzahl von intelligenten Wesen, die über einen freien und starken Willen verfügen.“[18]

Die Grunderfahrung im Schamanismus lautet: *Alles, was ist, ist lebendig.* Dies trifft auf Menschen in gleichem Maße zu wie auf Tiere, Pflanzen, Steine, Orte, Landschaften oder die Erde.[19]

*Alles, was lebendig ist, hat Seele oder Geist.*[20] Ausgangspunkt ist nicht zwingend die Materie, sondern der Geist – die immaterielle Essenz, die vitale Kraft, die einer Lebensform innewohnt und sie zu dem/der macht, die er oder sie ist.[21]

[16] Empowerment stellt in diesem Zusammenhang ein „Vermögen dar, die Unwägbarkeiten des Alltags aus eigener Kraft zu bewältigen.“ (Herriger 2020: 15).

[17] Core-Schamanismus wird institutionell durch die Foundation for Shamanic Studies repräsentiert und überwiegend im Rahmen von Seminaren weitergegeben. Die Foundation for Shamanic Studies ist der Erhaltung, Erforschung und Weitergabe schamanischen Wissens verpflichtet. In Europa wird dies durch eine internationale, multikulturelle und multilinguale Fakultät gewährleistet.
Siehe dazu https://www.shamanism.eu/de (Zugriff am 03.01.2023).

[18] Oelschlägel (2004: 29).

Geister sind per definitionem „metaphysische Entitäten“[22], also wesenhaft und im Sinne von *Gestalten* wahrgenommene „Einheiten“ geistiger Substanz. Geister können, müssen aber nicht mit Materie in Verbindung stehen. Wo dies der Fall ist, bilden Körper und Geist für die Dauer des irdischen Lebens eine komplementäre Einheit. Mit dem physischen Tod vergeht der Körper, während der Geist weiter existiert. Dies bedeutet: Auch wir Menschen sind „Geister“ und führen unser Leben selbst dann fort, wenn unsere Körper bereits „das Zeitliche gesegnet haben“.

*Alles, was lebendig und beseelt ist, ist miteinander verbunden – und letztlich Eins.* Ähnlich wie in der Ökologie ist es nicht möglich oder sinnhaft, Wesen vereinzelt und separiert (im Sinne des Individualismus) zu betrachten. Vielmehr ist alles miteinander verbunden und interdependent. Entsprechend ist die Frage, welche Spezies „dominant“ oder „überlegen“ sei, obsolet und geradezu töricht. Wesentlich ist vielmehr, wie wir die Beziehungen zwischen den Arten bestmöglich und zum Nutzen aller gestalten können.

[19] Die Bezeichnung „anorganisches Material“ spiegelt einen Euphemismus für die entwertende und rein anthropozentrische Perspektive der europäischen Moderne wider. Diese alleinig auf Materie fokussierte Weltsicht stellt einen entseelten und zum Schamanismus diametral entgegengesetzten Standpunkt dar. Es scheint für positivistisch und/oder christlich sozialisierte Menschen schwierig, die Natur als beseelt wahrzunehmen. In diesem Zusammenhang mag es helfen, nicht dem alleinigen Gedanken anzuhängen, dass etwa eine industriell produzierte Flugdrone an sich Geist besitzt, sondern dass die Ausgangsmaterialien, in der Regel natürlich vorkommende (Roh-)Stoffe, mit geistiger Essenz in Verbindung stehen. Das heißt, mit dem Endprodukt sind gewisse Geister assoziiert. Ähnlich werden natürliche Landschaften als beseelt wahrgenommen, weil bestimmte Geister in ihnen wohnen. Ein sehr schönes Beispiel dafür sind etwa die sogenannten Herrengeister der Tywa (siehe Oelschlägel 2016): Sie stehen mit spezifischen Plätzen oder Gegenden in Verbindung, sind für diese zuständig und verantwortlich. Die Herrengeister „wachen“ über diese Orte und verlangen den anderen Wesen, darunter den Menschen, die Einhaltung gewisser Verhaltensregeln zur Aufrechterhaltung des Gleichgewichts ab (man könnte von ökologischen Geboten sprechen).

[20] Eine trennscharfe Differenzierung zwischen Geist und Seele würde den Rahmen dieses Beitrags sprengen. Kurz gefasst kann „Seele“ als personifizierter Ausdruck für die geistige Essenz eines Wesens verstanden werden.

[21] Damit soll nicht das Leib-Seele-Problem der modernen Psychologie auf einen einfachen Nenner (nämlich auf die Seele) reduziert werden. Vielmehr hat dieses Dilemma aus schamanischer Sicht keine Relevanz, da Körper und Geist während des irdischen Lebens eine komplementäre Einheit bilden, die nicht zu trennen ist. Eine Abwägung, welcher Aspekt – der körperliche oder der geistige – von größerer Bedeutung sei, wäre absurd.

[22] Harvey (2003: 9).

Denn – und das müssen wir in Zeiten des Klimawandels auf bereits dramatische Art und Weise erkennen – das Ökosystem Erde funktioniert nur, wenn die Verhältnisse ausgewogen sind, wenn Reziprozität gelebt und die Balance aufrechterhalten wird.

*Die Welt besteht aus alltäglicher und nicht-alltäglicher Wirklichkeit. Wir können beide wahrnehmen und nutzen.*

Die alltägliche Wirklichkeit ist stark von der Materialität der Dinge dominiert. Die nicht-alltägliche ist die Sphäre des Immateriell-Geistigen. Die nicht-alltägliche Wirklichkeit liegt parallel zur alltäglichen; die beiden verhalten sich komplementär zueinander, wie zwei Seiten der gleichen Medaille. Die alltägliche Wirklichkeit ist in den uns bekannten Bewusstseinszuständen wahrnehmbar, die nicht-alltägliche in spezifischen, veränderten Bewusstseinszuständen. Alltägliche wie nicht-alltägliche Wirklichkeit sind integraler Teil der natürlichen Welt.

Transkulturell betrachtet scheint eine Dreiteilung des Kosmos zu existieren, bestehend aus sogenannter Unterer, Mittlerer und Oberer Welt.[23] Obere und Untere Welt liegen jenseits der Mittleren Welt, beschreiben transzendentale und rein immaterielle Bereiche. Die Mittlere Welt zeichnet sich durch das Zusammenwirken von alltäglicher und nicht-alltäglicher Wirklichkeit aus.

Der gesamte Kosmos wird als belebt und bewohnt erfahren. Dies gilt für das physikalische Universum genauso wie für die gesamte Mittlere, Untere und Obere Welt. Geister sind omnipräsent, in Unterer und Oberer Welt als rein immaterielle Wesen, in der Mittleren Welt zu einem großen Teil in einem Körper wohnend beziehungsweise mit einem solchen assoziiert. Sie können, so die schamanische Erfahrung, intentional und zielgerichtet kontaktiert, konsultiert und um Unterstützung gebeten werden.

[23] Vgl. Harner (2013: 68). Die Terminologie in diesem Beitrag basiert auf dem Core-Schamanismus. Im kulturellen Schamanismus sind oftmals andersgeartete Begrifflichkeiten zu finden; dies schränkt die Gültigkeit der allgemeinen Konzeption einer Dreiteilung des Kosmos jedoch nicht ein.

Ihr Wissen und ihre Kraft können genutzt werden. Die partnerschaftliche Kooperation mit allem, was ist, der gesamten belebten Natur, ist der zentrale Ansatzpunkt im Schamanismus.

## Mehr als Therapie

Folgerichtig geht es im Schamanismus nicht nur um Therapie. Dies wäre zu kurz gegriffen. Der Schamanismus repräsentiert vielmehr eine simple, gleichzeitig elegante und ausdifferenzierte Beschreibung des Natürlichen – ein *Narrativ der Natur* an sich.[24] Er handelt vom Zusammenspiel aller Lebensformen. Die Aufgabe der Schamanen und Schamaninnen liegt dabei darin, was mit dem Wort *therapeía* (griech.) ursprünglich ausgedrückt wurde: dem Dienen.

Schamanen und Schamaninnen dienen nicht nur den „Hilfsbedürftigen". Sie haben das Wohl des Einzelnen genauso im Fokus wie jenes des größeren Ganzen, der Gemeinschaft, der sie angehören.[25] Ihre Bemühungen zielen – übrigens ganz in Einklang mit der Definition von Gesundheit der WHO[26] – nicht nur auf Funktionalität oder das bloße Fehlen von Krankheit ab, sondern auf die Förderung und Unterstützung individueller, sozialer und ökologischer Balance. Schamanen und Schamaninnen sind „seekers of balance"[27], der Schamanismus ist in der Essenz eine Praxis der Gesundheitsförderung.[28]

[24] Urban (2020: 22).

[25] Der Begriff der Gemeinschaft ist im Zusammenhang (post-)moderner Gesellschaften anders zu definieren als in traditionellen Kulturen oder den europäischen Kulturen Ende des 19. / Anfang des 20. Jahrhunderts. Siehe dazu Urban (2021: 378).

[26] WHO (2023).

[27] Gonçalves Louro (2020).

[28] Zur Gesundheitsförderung siehe etwa die Gesundheitschartas der WHO von 1986 bzw. 1997 oder Naidoo, Wills (2019).

Schamaninnen und Schamanen wollen natürliches Gleichgewicht aufrechterhalten oder wiederherstellen. Sie wissen, dass Gleichgewicht kein statischer, sondern ein dynamischer Zustand ist, der ständigen Veränderungen unterworfen ist – so wie das Leben an sich von fortlaufenden Transformationen gekennzeichnet ist, entlang derer die schamanische Arbeit geleistet wird. Natürliche Prozesse sollen dabei nicht manipuliert oder behindert, sondern bestenfalls gefördert werden.[29] Das heißt, Schamaninnen und Schamanen agieren nicht interventionistisch, sondern wie Geburtshelfer:innen: Sie unterstützen natürliche Abläufe und greifen nur dann ein, wenn es nötig ist.

Der Mensch wird dabei nicht als bio-psycho-soziale Einheit gesehen, deren Teile fragmentiert behandelt gehören, sondern als bio-psycho-sozio-spiritueller Organismus. Schamanische Arbeit setzt am spirituellen Aspekt des Lebens an. Gleichzeitig wäre eine Versorgung ausschließlich des geistigen Anteils nicht hinreichend, weswegen Schamanismus genuin interdisziplinär beziehungsweise komplementär konstituiert ist: Eine Kooperation mit Medizin, Psychologie / Psychotherapie, Sozialer Arbeit sowie allen anderen Gesundheitsdisziplinen ist aus Sicht des Schamanismus nicht nur sinnvoll, sondern notwendig. Die Verantwortung für Gesundheit – oder Krankheit – ist eine gemeinsame.

Das Ziel schamanischer Intervention beim Menschen ist dessen seelische Integrität und Komplettheit. Dieser Zustand – im Vollbesitz seiner seelischen Kraft zu sein – wird Gesundheit genannt. Er birgt Resilienz und relative Resistenz in sich. Ist man mit destruktiven Einflüssen konfrontiert, kann Kraft verloren gehen und Vulnerabilität entstehen; ist die Seele substanziell verletzt, kann sich Krankheit ausbreiten.

[29] Das Wissen über die „natürlichen Prozesse“ beziehen Schamanen und Schamaninnen folgerichtig aus der Beobachtung der Natur, in alltäglicher und nicht-alltäglicher Wirklichkeit.

Krankheit ist ein natürlicher Teil des Lebens, ein Übergangssyndrom, einer Transformation gleichend, die Notwendigkeit progressiver Entwicklungsschritte anzeigend.[30] Der finale Schritt im irdischen Leben, der physische Tod, repräsentiert die endgültige Überwindung von Krankheit und eine Art der Heimkehr in die Gemeinschaft der Ahn:innen. Das Leben ist damit nicht zu Ende, der „Aggregatzustand" verändert sich jedoch maßgeblich, man tritt in eine andere Seins*qualität* ein.

## Diener und Dienerinnen der Gemeinschaft

So wie die schamanische Praxis nicht auf kurative Aspekte reduziert werden kann, ist auch das Spektrum der Aufgaben von Schamanen und Schamaninnen nicht auf die „therapeutischen" einzuschränken.

Schamanen und Schamaninnen gehen ihren Tätigkeiten im Dienst der Gemeinschaft nicht zum Selbstzweck nach, sondern erbringen wichtige soziale, ökonomische und ökologische Leistungen: Sie finden Antworten auf drängende, teils (über-)lebenswichtige Fragen und identifizieren Lösungsansätze für existierende Herausforderungen (Aspekt der Divination); führen Heilarbeit für Individuen, Gemeinschaft und Land durch; fungieren als Begleiter:innen der Seelen Verstorbener (klassische Psychopompos-Arbeit); manifestieren mittels kultureller und künstlerischer Aktivitäten spirituelle Kraft; und gestalten Übergänge sowie transformatorische Prozesse.[31]

Schamanen und Schamaninnen sind spirituelle Praktiker:innen, die durch langjährige Ausbildung und lebenslanges Lernen spezifische Kenntnisse und Kompetenzen erwerben, die ihre Expertise charakterisieren und sie von anderen Gesundheitsdisziplinen unterscheidbar machen:

Sie können bewusst, kontrolliert und je nach Intention ihren Bewusstseinszustand verändern, um in die nicht-alltägliche Wirklichkeit einzutre-

[30] Vgl. das Konzept der Plus-Heilung nach Kraft (1995: 254).

[31] Vgl. Hoppál (2011: 14).

ten – eine Fähigkeit, die bis Mitte / Ende des 20. Jahrhunderts missinterpretiert, skeptisch beäugt oder als pathologisch eingestuft wurde[32], heute aber als menschheitsimmanent anerkannt ist.[33]
Schamanen und Schamaninnen sind Expert:innen der Navigation durch die nicht-alltägliche Wirklichkeit. Sie verfügen über differenzierte Kenntnisse hinsichtlich Topographie und Beschaffenheit dieser Parallelrealität, bewegen sich sicher und zielgerichtet in dieser beziehungsweise durch diese. Sie besitzen Wissen um die Existenz von Geistern, sind in der Lage, diese aufzusuchen und mit ihnen zu kommunizieren. Sie unterhalten Kontakte zu spezifischen Geistern, mit denen sie vertrauensvoll und zuverlässig kooperieren (sogenannte Verbündete der Schaman:innen) und von denen sie Unterstützung für ihre Klient:innen und die Gemeinschaft gewinnen können.
Schamanen und Schamaninnen entwickeln im Zuge ihrer Tätigkeit differenzierte Kenntnisse über die Natur und das Leben, die weit über das alltägliche Maß hinausgehen: Sie erhalten Einblick in das Sein vor der Geburt sowie nach dem physischen Tod, erkennen Wechselwirkungen oder Beziehungen zwischen den Lebensformen und dadurch profunde ökologische Zusammenhänge.
Auf diese Weise transzendieren Schaman:innen konventionelle Gesundheitskonzepte und agieren im Sinne einer spirituellen Ökologie.[34]
Schamanen und Schamaninnen sind Vermittler:innen – zwischen verschiedenen Gruppen, Professionen und Konfessionen, zwischen Men-

[32] Siehe dazu etwa Scharfetter (1983).

[33] Siehe dazu auch die klassische Studie von Erika Bourguignon (1973), nach der 90% der 488 von ihr auf Basis relevanter ethnografischer Literatur analysierten Kulturen institutionalisierte (d.h. sozial akzeptierte und gebräuchliche) Formen der Arbeit in veränderten Bewusstseinszuständen aufwiesen. Weitere bedeutende Arbeiten legte Christian Scharfetter seit den 1970er Jahren vor (u.a. 1976, 1997): Als einer der ersten Wissenschaftler beschrieb er ein umfassendes und ausdifferenziertes Modell eines Bewusstseinskontinuums, mit dem er den genuin gesunden Charakter veränderter Bewusstseinszustände („Außer-Alltags-Bewusstsein") konzeptionell absicherte.

[34] Vgl. Urban, Huguelit (2018).

schen und anderen Lebensformen, inklusive der Geister, zwischen alltäglicher und nicht-alltäglicher Wirklichkeit: „Als Vermittler ist der Schamane ein Wiederhersteller des Gleichgewichts. Mit anderen Worten, er hält ein schamanisches Äquilibrium im Wechselspiel der Kräfte innerhalb seiner Gemeinschaft und in der Außenwelt aufrecht.“[35]

## Spirituelle Kraft – das zentrale Agens im Schamanismus

Wie wird das Gleichgewicht, wie wird Gesundheit durch schamanische Arbeit nun konkret hergestellt beziehungsweise aufrechterhalten? Zur Beantwortung dieser Frage, muss zuerst geklärt werden, was das zentrale Agens im Schamanismus ist, nämlich spirituelle Kraft.

„Kraft ist für das Wohlergehen des Menschen bedeutsam; hat er keine, wird er krank. [...] Am besten zeigt sich Kraft in der Verbindung mit Dingen und Personen – analog der physikalischen Erfahrung, dass Kraft etwas ist, das zwischen Körpern wirkt.“[36]

Spirituelle Kraft kann – in Analogie zur Kraft in der Physik – als gerichtete Größe (Vektor) und Ursache von Bewegungs- oder Formveränderungen eines Körpers verstanden werden. Vor simpler Gleichsetzung sei jedoch gewarnt: Spirituelle Kraft ist etwas anderes als „Masse mal Beschleunigung“, schlicht deswegen, weil sie nicht an Materie gebunden ist. Die Analogie zur Physik hilft dennoch, um die fundamentalen Qualitäten der Geschwindigkeits- beziehungsweise Richtungsänderung, des Impulses sowie der Dynamik und des Wirkprinzips spiritueller Kraft zu verdeutlichen.[37]

Spirituelle meint geistige Kraft. Diese wird aus der nicht-alltäglichen Wirklichkeit bezogen, mittels bewusster, intentionaler und kontrollierter Kooperation mit geistigen Verbündeten.

[35] Hoppál (2011: 140), Übers. RU.
[36] Uccusic (2001: 76).
[37] Vgl. z.B. Böge, Eichler (2005).

Die Schamanen und Schamaninnen übermitteln diese Kraft und – dies ist das Entscheidende – setzen damit einen Impuls, der Wirksamkeit entfaltet. Das heißt, es wird über die auf die Empfänger:innen einwirkende Kraft eine Bewegungs- oder Formveränderung initiiert (analog wie wenn physikalische Kraft auf uns einwirken würde). Der weitere Verlauf kann seriös nicht prognostiziert werden. Die Integration dieser Kraft – und damit die Beantwortung der Frage, ob sich tatsächliche Gesundung beziehungsweise Gesundheit im Sinne eines nachhaltigen Geschehens einstellt – obliegt letztlich den Klient:innen.[38] Anders ausgedrückt: Die Arbeit der Schamaninnen und Schamanen endet mit der Manifestation spiritueller Kraft. Folgerichtig gelten Schamanen und Schamaninnen in erster Linie als Expert:innen der Arbeit mit spiritueller Kraft.

*„Without power you cannot do anything out of the ordinary. With power you can do anything.“*[39]

## Die schamanische Vorgangsweise – ein Prozessmodell[40]

Ausgangspunkt jeglicher core-schamanischen Arbeit ist ein Auftrag, erteilt von einzelnen Klient:innen oder der Gemeinschaft. Dieser basiert auf einem konkreten und aktuellen Anliegen und kann sämtliche Aspekte des Lebens betreffen – (lebens-)wichtige Fragen ebenso wie manifeste Krankheiten, Konfliktsituationen oder allgemeine sozio-ökologische Imbalancen. Nach Auftragserteilung versetzt sich der/die Schamane/in in einen veränderten Bewusstseinszustand. Hierin besteht einer der maßgeblichen

[38] Dies gilt letztlich für alle Heilverfahren, inklusive der modernen. Soziale und materielle Faktoren spielen natürlich eine Rolle und können den Prozess der Integration von Kraft befördern oder hemmen.

[39] De Angulo (1926: 354).

[40] Die nachfolgenden Ausführungen basieren auf Urban (2020a). Aus Gründen der Einfachheit ist das Prozessmodell beispielhaft auf den Menschen reduziert. Gleichzeitig sei hinzugefügt, dass Schamanen und Schamaninnen naturgemäß auch für andere Lebensformen arbeiten (können).

methodischen Schritte, die es zu beherrschen gilt. Veränderte Bewusstseinszustände kennen wir alle, sie sind Teil des gesunden und normalen Lebens. Erfahrene schamanisch Praktizierende können ihren Bewusstseinszustand jedoch im Sinne eines strukturierten Geschehens aktiv steuern: Schamanen und Schamaninnen arbeiten – entgegen weitverbreiteter Mythen – in der Regel in kontrollierbaren Zuständen.

Die Art und Weise, wie Schaman:innen den veränderten Bewusstseinszustand herbeiführen, ist kulturell determiniert und vielfältig: von Fasten, exzessiver körperlicher Bewegung oder spezifischen Atemtechniken über die Einnahme psychoaktiver Substanzen bis hin zu Gebeten und Anrufungen. Die (auch bei uns) am häufigsten eingesetzten Mittel sind diejenigen, die uns Menschen unmittelbar und seit sehr langer Zeit oder schon immer zur Verfügung stehen, nämlich Trommeln, Rasseln, Gesänge und Tänze.

Mit der Veränderung des Bewusstseinszustandes treten die Schaman:innen in die nicht-alltägliche Wirklichkeit ein. Das wichtigste erkenntnisrelevante Moment entfaltet sich an diesem Punkt, in der nicht-alltäglichen Wirklichkeit, im unmittelbaren Kontakt mit den spirituellen Verbündeten: die Aufnahme jener Information beziehungsweise Kraft, die für die Beantwortung des Anliegens wesentlich scheint.

Dies erfolgt im Rahmen zweier prinzipieller Zugangsweisen, zweier zentraler „Bewegungen“: Entweder manövrieren die Schaman:innen im Rahmen einer *schamanischen Reise*[41] intentional und zielgerichtet durch die nicht-alltägliche Wirklichkeit, kommen so mit den relevanten Geistern in Kontakt und kehren, ausgestattet mit Information und/oder Kraft, in die alltägliche Wirklichkeit zurück. Sie sind also orientiert, wissen, welche ihrer Verbündeten sie aktiv aufsuchen und konsultieren müssen und wie sie den Rückweg strukturiert bewerkstelligen können. Oder sie rufen ihre spirituellen Helfer:innen zu sich herbei, um deren Kraft in der Mittleren

[41] Für detaillierte und praxisrelevante Beschreibungen der schamanischen Reise siehe Harner (2013: App. A&B).

Welt zur Verfügung zu haben.
Beide Handlungsstrategien können sowohl für die Wiederherstellung von Gesundheit im Sinne klassischer Heilarbeit (kurativer Aspekt der schamanischen Arbeit) als auch für die Aufrechterhaltung, also die Prophylaxe (präventiver Aspekt) angewandt werden. Dies bedeutet, dass es in erster Linie nicht die Methode ist, die die Richtung des Effekts bestimmt, sondern die *Intention*, welche per Auftrag durch den/die Klient:in definiert wird. Spirituelle Kraft kann erst dann Wirksamkeit entfalten, wenn diese in der alltäglichen Wirklichkeit für die Klient:innen verfügbar wird, das heißt, nachdem der eigentliche Impuls gesetzt wurde. Dies erfolgt im letzten Schritt der schamanischen Arbeit, der Manifestation von Kraft.

## Wege der Balance

Die kontrollierte Veränderung des Bewusstseinszustandes, die absichtsvolle und aktiv gestaltete Kooperation mit den Geistern sowie die gezielte Arbeit mit und die Transmission von Information sowie spiritueller Kraft zählen zu den Kernkompetenzen von Schaman:innen.
Die konkreten Modalitäten, wie Schamanen und Schamaninnen mit spiritueller Kraft arbeiten und diese für die Klient:innen oder die Gemeinschaft verfügbar machen, sind mannigfaltig und auf den konkreten natürlichen wie kulturellen Gegebenheiten basierend. Zugrundeliegend können drei Ansatzpunkte oder Ebenen ausgemacht werden, die durch unterschiedliche Zielrichtungen definiert sind. Diese drei Wege der Balance repräsentieren Methodologien der Arbeit mit spiritueller Kraft, die letztlich der gleichen Absicht dienen: drängende Fragen zu beantworten und dafür zu sorgen, dass genügend Kraft für die Lebensbewältigung bereitsteht und jene unterstützt werden, die in Not sind. Sie sollen Leid mindern, Gesundheit fördern, darüber hinaus die Entwicklung von Perspektiven, Stärke, Kompetenzen und Zuversicht zulassen.[42]

*Divination*

Die Divination (von lat. *divinatio*: weissagen, wahrsagen, voraussagen) ist das „Ein-mal-Eins des Schamanismus". Sie betrifft fundamentale Fähigkeiten, die jede:r Schamane/in beherrschen muss: eine sichere und effektive Kommunikation mit den Geistern und damit die Fähigkeit, Antworten auf bestehende Fragen und Lösungen zu existenten Problemen oder Herausforderungen zu identifizieren.

Es gibt eine Unzahl divinatorischer Techniken. Eine der wichtigsten – und ein distinktives Merkmal des Schamanismus per se – ist die schamanische Reise durch die nicht-alltägliche Wirklichkeit. Wesentlich erscheint: „Jede Art von Wahrsagen wurde [und wird; *Anm. d. Verf.*], ganz gleich welche Methode man auch anwandte, mit dem Einfluss der Geister in Verbindung gebracht."[43]

*Schamanische Heilarbeit*

„Zu heilen – das ist eine der wesentlichsten Funktionen des Schamanen."[44] Das schamanische Modell von Gesundheit und Krankheit[45] mutet einfach an. Ziel ist es, ein dynamisches Gleichgewicht aufrechtzuerhalten. Dieses kann aus unterschiedlichen Gründen gestört werden: Entweder ist man mit destruktiver Kraft konfrontiert (das heißt, Kraft, die nicht zu einem gehört beziehungsweise nicht mit dem eigenen System kompatibel ist, wirkt auf einen ein); oder man erleidet substanziellen Kraftverlust.

Im ersten Fall muss die destruktive Kraft entfernt werden, etwa mittels der sogenannten Extraktion oder im Rahmen von Psychopompos-Arbeit, dem Seelengeleit. Im zweiten Fall ist die verloren gegangene Kraft zu restituieren – entweder mittels Krafttierrückholung (Krafttiere sind wichtige

[42] Siehe dazu etwa Uccusic (2001: Kap.5-9), Vitebsky (2001: 96-125), Hoppál (2002: 17-39), Urban (2014: 211-216).

[43] Solov'eva (2009: 85).

[44] Uccusic (2001: 81).

[45] Für eine kurze Abhandlung über Core-Schamanismus und Heilung siehe Harner (2013: App. D).

Verbündete in Tiergestalt und Quellen der Kraft) oder mittels Seelenrückholung: Durch die Reintegration verloren gegangener Seelenteile wird ein Vervollständigungsprozess (sprich Gesundungsprozess) eingeleitet, man wird wieder kompletter.

Neben diesen fundamentalen Methoden gibt es – ähnlich wie bei der Divination – eine nicht überschaubare Anzahl weiterer Verfahren.[46] Es wird mit Pflanzen und Kräutern gearbeitet; genauso wie mit Bädern, Waschungen und Reinigungen, Diäten und Fastenkuren; mit Verbänden, Wickeln, Massagen und anderen Körperverfahren; mit Zeichnungen, Bildern und Geschichten; mit speziell angefertigten Teppichen, Decken und Holzfiguren; mit heiligen Liedern und Tänzen oder Visionssuchen.[47]

Schamaninnen und Schamanen schöpfen aus dem Vollen. Das Repertoire ist nicht enden wollend. Der ausschlaggebende Punkt ist jedoch nicht die Applikation eines bestimmten Verfahrens. Die verschiedenen methodischen Zugänge sollen vielmehr gewährleisten, dass die Kooperation zwischen Geistern und Schaman:innen möglichst effektiv abläuft und die Kraft ungehindert bei den Klient:innen ankommt.

Was wann anzuwenden ist, darüber konsultieren die Schaman:innen mit den Geistern. Die Entscheidung darüber, was der/die jeweilige Klient:in benötigt, gründet also in erster Linie nicht auf der persönlichen Erfahrung der Schaman:innen, sondern auf den Empfehlungen der Geister.

Diese verfügen über eine andersgeartete Perspektive auf die Konstitution der Seele des betroffenen Menschen und werden daher als die zentralen Instanzen im Schamanismus[48] wahrgenommen. Die Aufgabe der Schaman:innen ist es, das Wissen der Geister verfügbar zu machen, Kraft zu transferieren und Heilungsprozesse in beiden Wirklichkeiten zu gestalten.

[46] Für eine kompakte Übersicht von Techniken der Heilung siehe Hultkrantz, Ripinsky-Naxon, Lindberg (2002: 18-23).

[47] Urban (2014: 214).

[48] Vgl. Harner (1988: 5).

Sie sind spirituelle Praktiker:innen im besten Sinne des Wortes.
Hinzugefügt sei, dass die beschriebenen Zugänge und Verfahren nicht fragmentiert und losgelöst durchgeführt werden, sondern in schamanische Sitzungen oder Zeremonien eingebettet sind. Diese repräsentieren „Prototypen von Problemlösungs- und Heilungszyklen“[49] und haben im besten Fall initiatorischen Charakter sowie transformative Wirkung: Ziel ist der nachhaltige Übergang in einen neuen – möglichst gesunden – Systemzustand.
In der alltäglichen Praxis des westlichen Systemkontexts könnte dies etwa so aussehen[50]:
Ein Klient kommt in die Praxis einer schamanisch Praktizierenden. Gemeinsam wird das Anliegen herausgearbeitet. Daraufhin legt sich der Klient hin, die schamanisch Praktizierende beginnt zu rasseln und zu singen. Sie ruft die Geister und baut Kraft auf. Anschließend nimmt sie ihre Trommel zur Hand und begibt sich auf die schamanische Reise, um relevante Informationen in Erfahrung bringen. Von der Reise zurückgekehrt, kommuniziert sie diese in konziser Form dem Klienten. Letztlich gibt sie Auskunft, dass etwa eine Seelenrückholung anstünde. Der Klient willigt ein, diese durchführen zu lassen, die schamanisch Praktizierende legt sich neben den Klienten hin, um im Rahmen einer weiteren Reise den verloren gegangenen Seelenteil zu suchen. Diesen gefunden, umfasst sie ihn, kehrt zurück und übermittelt den Seelenteil, indem sie ihn in den Klienten einhaucht. Die Aufgabe der schamanisch Praktizierenden war es, den Seelenteil – die verlorene Kraft – zu finden, die Brücke zur alltäglichen Wirklichkeit zu bilden, und dem Klienten den Seelenteil wieder zurückzugeben, sodass dieser ihn integrieren kann.

[49] Kraft (1995: 254).
[50] Siehe Urban (2020: 18).

*Prophylaxe*

Heilarbeit, die Wiederherstellung von Balance, ist nur ein Teil der schamanischen Arbeit. Mindestens ebenso wichtig ist die pro-aktive Aufrechterhaltung und Förderung von Gesundheit. Folgende Strategien bilden die Essenz schamanischer Prophylaxe:

*Divination* ist nicht nur im Sinne der Beantwortung wichtiger Fragen von fundamentaler Bedeutung, sondern auch, um Wissen zu vermehren beziehungsweise als klassische Prävention durch Information.

Wenn sich entlang des Lebensverlaufes oder aufgrund von krisenhaften Szenarien notwendige Weiterentwicklungen und Transformationen anbahnen, können diese durch gezielte *Suche, Identifikation und Generierung von neuer Kraft* forciert werden.[51]

*Füllt man sich fortlaufend mit spiritueller Kraft auf,* erhöht dies die Resistenz und Resilienz auf signifikante und nachhaltige Weise. Praktisch gesprochen, kann dies durch einen kontinuierlichen Kontakt zu den eigenen spirituellen Helfer:innen (z.B. im Rahmen der schamanischen Reise oder anderer Techniken) erfolgen.

Letzterer Aspekt führt zurück zum Ausgangspunkt – nämlich zu der Erkenntnis und dem spezifischen Bewusstsein, dass die gesamte Natur belebt und beseelt ist, dass alles zusammenhängt. Es geht daher nicht nur darum, sich selbst mit Kraft aufzuladen, sondern auch darauf zu achten, dass die Dinge um einen herum in Balance sind. Die Folge ist eine hohe sozioökologische Sensibilität und Achtsamkeit, die mit der Antizipation oder einem frühzeitigen Erkennen von Imbalancen und entsprechend rascher Reaktion einhergehen.

[51] Vgl. Harner (2015).

## Manifestationen der Kraft

Die Arbeit an der Gesundheit überschreitet die individuelle Ebene bei weitem. Sie betrifft die Gemeinschaft und letztlich alles darüber hinaus. Der Schamanismus beschreibt keine „Methode", er durchzieht das gesamte Leben. Die folgenden Beispiele sollen dies veranschaulichen:

*Narrative des Heiligen*[52]

„Sie glauben, dass vor langer, langer Zeit Äłquntäm, die oberste Gottheit, die ersten Vorfahren in seinem Haus, Nusmät-a, schuf und sie hinabsandte, um das Tal des Bella Coola zu besiedeln. Diese ersten Menschen kamen in Gruppen von zweien oder dreien, als Brüder und Schwestern oder vereinzelt als Ehemann und Ehefrau. Jede Gruppe stieg, oftmals in Tierform, zu einem bestimmten Berg hinab, um ihr Heim am Fuße desselbigen zu finden. Sie brachten Tiere und Fische mit sich, Werkzeuge und Häuser, wie auch das Wissen über die zeremoniellen Tänze."[53]

Schamanisches Wissen wird im indigenen Kontext oftmals als „oral history" – in Form von Schöpfungsmythen, von Geschichten, von heiligen Gesängen und Tänzen – weitergegeben. Diese enthalten Kraft und Wissen der Ahn:innenreihen, der Kultur, und werden in die jeweils aktuelle Zeit übertragen und übersetzt.

Schamanen und Schamaninnen sind Hüter:innen dieser Traditionen. Sie sind es, die für deren Erhaltung und Weitergabe mitverantwortlich zeichnen. Werden die Geschichten durch die nachfolgenden Generationen weiter erzählt, die Lieder weiter gesungen und die Tänze getanzt, dann bleiben die Traditionen erhalten. Wenn nicht, gehen sie – und die damit assoziierte Kraft – verloren.[54]

[52] „Heilig" bedeutet im Schamanismus, wenn die Kraft der Geister präsent ist bzw. einwirkt.
[53] McIlwraith (1948; 1992: 4); Übers. RU.
[54] Vgl. Urban (2022: 20).

*Rituale und Zeremonien*

Rituale und Zeremonien stellen äußerst komplexe und vielschichtige Geschehen dar, die darauf abzielen, individuell oder gemeinschaftlich wichtige Ereignisse, Prozesse oder Übergänge sichtbar zu machen und zu gestalten. Sie können wenige Stunden, aber auch mehrere Tage dauern.

Sie sind gekennzeichnet durch sorgfältige, teils lange Vorbereitungen, eine Aufeinanderfolge unterschiedlicher ritueller Handlungen sowie das Feiern des erfolgten Übergangs, welches der Anerkennung des neu erworbenen Status dient. In der Regel partizipiert die gesamte Gemeinschaft.

Rituale und Zeremonien sind verbunden mit der Tradition und Mythologie. Sie reflektieren den natürlichen Kosmos und die Beziehungen zwischen den Lebensformen, erinnern die Anwesenden an die der Kultur zugrundeliegenden Werte und dienen der Herstellung eines Gleichgewichts der Kräfte.[55]

„Für die Älteren bedeutet die Zeremonie Heilung. Erwachsene erhalten dadurch die Kraft, für die eigene Familie und für andere zu sorgen. Für Kinder ist sie ein Segen. Für die Erde ist sie Liebe.“[56]

*Arbeit mit dem Land*

„Im Denken der Siedler war das Land gleichbedeutend mit Eigentum, Grundbesitz, Kapital oder natürlichen Ressourcen. Aber für unser Volk war es alles: Identität, die Verbindung zu unseren Vorfahren, die Heimat unserer nicht-menschlichen Verwandten, unsere Apotheke, unsere Bibliothek, die Quelle all dessen, was uns Kraft gegeben hat. Unser Land war heiliger Boden, der Ort, an dem wir unsere Verantwortung gegenüber der Welt wahrgenommen haben.“[57]

[55] Für ein besonders schönes Beispiel siehe die sieben Heiligen Rituale der Oglala Sioux (Black Elk, Brown 1953).

[56] Lang (2019: 256) ); Übers. RU.

[57] Wall Kimmerer (2020: 17) ); Übers. RU.

Die Arbeit mit dem Land ist ein integraler und essenzieller Teil schamanischer Arbeit.

Die Kogi der Sierra Nevada de Santa Marta in Kolumbien etwa sprechen von einem goldenen Faden, der alles miteinander verbindet. Im Bemühen, diese Beziehungen sichtbar zu machen und intakt zu halten, legen sie einen goldenen Faden durch das Land.[58] Ähnliche Sichtweisen und Praktiken im Umgang mit dem Land kennen wir aus anderen Gegenden der Erde, selbst im Zentrum Europas. Die sogenannten „Alten Gläubigen" Sloweniens, eine Gruppe von Gemeinschaften im Umkreis des Soča-Tales, die bis Anfang des 20. Jahrhunderts sehr zurückgezogen und naturnah lebten, wussten um „Dreiecke der Kraft" Bescheid. Diese durchzogen das gesamte Land und konnten von spezialisierten Seher:innen wahrgenommen werden. Um das Gleichgewicht aufrechtzuerhalten, wurden spezifische Steine (kleine wie große) – sogenannte „Schlangenköpfe" – auf Bergkuppen oder anderen markanten Punkten platziert. Gestalteten sich die Zustände innerhalb dieser Dreieckskonstellation, eines *tročan* ausgeglichen, lag Balance vor; war dem nicht der Fall, mussten die Seher:innen intervenieren, indem sie bestehende Schlangenköpfe veränderten, entfernten oder neue aufsetzten. Sie arbeiteten aktiv mit dem und für das Land, im Dienste ihrer Gemeinschaft.[59]

Es ist dieser Zugang zur Welt, zu den Lebensformen der Natur und letztlich auch zum Menschen, der den Schamanismus so besonders macht. Lässt man sich auf die Geschichten, auf die Lieder und Tänze, auf die Kraft und Schönheit der „materiellen Artefakte", auf die Rituale und Zeremonien oder die Arbeit mit dem Land ein, so wird man auf eine tiefe Art berührt, die ich persönlich in großen Teilen der westlichen Welt arg vermisse. Man wird daran erinnert, was es bedeutet, Teil der Natur und Mensch zu sein.

58 Ereira (1995, 2012).

59 Medvešček (2016, 2019).

## Wer sorgt für Gesundheit?

Angesichts der methodischen Variabilität und der Vielzahl an Mitwirkenden bei schamanischer Arbeit, stellt sich die Frage, wer eigentlich für Gesundheit sorgt? Wie bei allen „Heilkünsten“ sind es mehrere Akteurinnen und Akteure, die ihren jeweiligen Beitrag zum Gelingen leisten müssen. Ein zentraler Unterschied zum herkömmlichen „westlichen Duktus“ besteht darin, dass die Verantwortung für Krankheit – und damit auch für Gesundheit – nicht beim Individuum allein verortet wird. Vielmehr ist es die Aufgabe der Gemeinschaft, ihre jeweiligen Mitglieder in deren Kraft zu begleiten. Das heißt, die Gemeinschaft hat dafür Sorge zu tragen, dass jeder und jede Einzelne sein/ihr inhärentes Potenzial entfalten und einbringen kann. Erkrankt ein Individuum, so hat die Gemeinschaft – pointiert ausgedrückt – an diesem Punkt versagt. Folgerichtig muss sich auch die gesamte Gemeinschaft darum kümmern, dass die Gesundheit des betroffenen Individuums wiederhergestellt wird.

Vor diesem Hintergrund verwundert es nicht, dass das prototypische Heilgeschehen im kulturellen beziehungsweise indigenen Schamanismus die Gruppenbehandlung ist: Meist im Beisein der gesamten Familie, Nachbarschaft oder Dorfgemeinschaft wird kollektiv für den/die Kranke:n gearbeitet. Jede/r hat dabei entsprechend der persönlichen Kraft, Fähigkeiten und sozialen Rolle bestimmte Aufgaben zu erledigen. Dies geschieht nicht aus einem verklärten Romantizismus heraus, sondern aus Pragmatismus. Aus schamanischer Perspektive (und insbesondere im Kontext traditioneller Gemeinschaften, die essenziell den natürlichen Bedingungen unterworfen waren) ist das oberste Ziel nicht zwingend das Überleben des/der Einzelnen, sondern jenes der Gemeinschaft. Grundlegend dafür sind die Anerkennung und Nutzung der Einzigartigkeit und des Potenzials jedes Mitglieds. Gesundheit ist in diesem Kontext also ein kollaboratives Ge-

schehen, geprägt von Interpendenz und Reziprozität.[60]
Die Geister sind organischer Teil der Gemeinschaft. Auch sie übernehmen ihre Rolle. Ist eine schamanische Arbeit angezeigt, werden die Geister hinzugerufen. Die Formen dieser Anrufungen sind vielfältig: Sie reichen von einfachen Gebeten über klassische Heilbehandlungen bis zu komplexen, aufwändigen, teils tage- oder nächtelangen Ritualen und Zeremonien. Letztlich sind, wie die Lakota es ausdrücken, alle heiligen Riten Gebete an Wakan-Tanka, das große Mysterium.[61]
Schamanen und Schamaninnen sind die Expert:innen in der Arbeit mit den Geistern. Sie unterstützen durch ihr Tun individuelle wie gemeinschaftliche Entwicklungs-, Heilungs-, Veränderungs-, und Übergangsprozesse, fungieren als Gesundheitsarbeiter:innen im besten Sinne des Wortes und als „Agents of Change and Transformation".[62]
Bleibt die Frage, was die Rolle der Klient:innen ist. Sie haben die vermeintlich einfachste, gleichzeitig jedoch schwierigste Aufgabe: Während der schamanischen Arbeit im engeren Sinne haben sie in der Regel nichts anderes zu tun, als sich für etwaige Impulse zu öffnen. Mitunter werden sie auch aufgefordert, rituelle Handlungen selbst durchzuführen.
Sie sind diejenigen, die die Last des Ungleichgewichts tragen, artikulieren, um Unterstützung bitten und letztlich die notwendigen Veränderungen im Alltag integrieren müssen. Jede Heilarbeit repräsentiert eine mikrokosmische Intervention. Die Aufgabe der Klient:innen ist es, die empfangene spirituelle Kraft umzusetzen und somit nicht nur die eigene Gesundheit zu fördern, sondern dadurch einen kleinen Beitrag zum Gleichgewicht im größeren Ganzen zu leisten.[63]

[60] Vgl. dazu Weber (2018).
[61] Black Elk, Brown (1995: 46).
[62] Urban (2020b).
[63] Im übertragenen Sinn kann man diese Prinzipien auch in anderen als den menschlichen Systemen beobachten. So scheinen etwa auch Bienen stets dem größeren Ganzen – dem Bienenstock – zu dienen und das Gesamtgefüge nur durch eine ökologische Homöostase den Gesamtorganismus (sic!) gut überleben zu können. Vgl. etwa Hainbuch (2019: 33-59).

Nachhaltigkeit entsteht schließlich, wenn Heilarbeit als gemeinsame Gestaltung gelingt – auch bei uns:
So führen wir beispielsweise im Rahmen des Seminars „Kraft der Berge“ der Foundation for Shamanic Studies Europe eine Arbeit durch, die einer Nachtwache gleicht. Ein Camp wird aufgebaut, ein Feuer vorbereitet. Aus dem Kreis der Gruppe wird ein Klient/eine Klientin ausgewählt, die Arbeit begonnen. In der alltäglichen Wirklichkeit ist es die primäre Aufgabe der schamanisch Praktizierenden (in diesem Fall aller in der Gruppe), in Kleingruppen und in vereinbarten Schichten das Feuer am Lodern zu halten und die Geister darum zu ersuchen, dass der/die Klient:in gesunden möge. Die Bitten werden mittels Trommeln, Rasseln, Singen oder durch Worte formuliert. Das Wesentliche jedoch ist, dass das Feuer brennt.
Der/die Klientin zieht sich nach Beginn der Arbeit in sein/ihr Zimmer zurück und begibt sich zu Bett. Seine/ihre einzige Aufgabe ist es, um Unterstützung zu bitten. Am nächsten Morgen versammelt sich der Kreis, die Arbeit wird abgeschlossen.
In der Essenz – und dies entspricht der langjährigen Erfahrung – sind es zwei Aspekte, die bei dieser Arbeit maßgeblichen Effekt zeitigen: Die Tatsache, dass sich eine gesamte Gruppe von 30-40 Menschen in den Dienst eines Individuums stellt, Aufwand betreibt und Mühen auf sich nimmt, berührt die Klient:innen tief. Dadurch, so scheint es, wird ein erster Impuls auf einer alltäglichen, zwischenmenschlichen Ebene gesetzt. Die Klient:innen beschreiben angesichts des empfangenen Mitgefühls ein Gefühl der Überwältigung, des Getragen-Werdens und Eingebettet-Seins, eine Erinnerung an den Urzustand. Die „Einsamkeit der Kranken“ wird überwunden, weder Krankheit noch Gesundheit sind dem Einzelschicksal überlassen; sie werden zu einem gemeinsamen Anliegen, wie das sonstige Leben auch.
Zum anderen wird durch die stundenlange Anrufung der Geister und die Arbeit mit dem Feuer spirituelle Kraft für die Klient:innen mobilisiert.

Sie berichten in der Regel von langsamen, tendenziell subtilen, aber nachhaltigen Veränderungsprozessen, die oftmals nicht nur sie selbst, sondern auch ihr Umfeld betreffen.

## Epilog: Das Leben, ein Kreislauf

Als natürliche Wesen leben wir Menschen nicht „in" der Natur oder „von" der Natur – wir sind Natur. Entsprechend unterliegen auch wir den strukturellen und prozessualen Determinanten des Natürlichen, dem Kreislauf des Lebens. Schamanisch betrachtet vollziehen wir mit der Empfängnis – und in weiterer Folge der Geburt – den Übergang aus den transzendentalen, rein spirituellen Bereichen der nicht-alltäglichen Wirklichkeit in die alltägliche Wirklichkeit hinein. In Einheit von Geist und Körper bestreiten wir unser irdisches Dasein. Wir durchlaufen einen chronologischen Prozess, den wir Altern nennen. Dieser vollzieht sich entlang eines Zeitkontinuums und umfasst unterschiedliche Phasen – Kindheit, Jugend, Erwachsensein, Alter. Mit dem physischen Tod wird das Ende der Körperlichkeit markiert. Die Seele, unsere vitale Essenz und Lebenskraft, existiert weiter und setzt ihren Weg fort: Sie tritt über in jene Bereiche der nicht-alltäglichen Wirklichkeit, in denen Zeit, so wie wir sie kennen, keine Rolle spielt.[64] Sie wird Teil der „Außerzeitlichkeit".[65] Der Kreis schließt sich. Wie danach der weitere Weg im Einzelfall aussieht, wissen wir nicht.

Transformation ist eines der fundamentalen Prinzipien des Natürlichen. Alles kommt, lebt, entwickelt sich, stirbt und geht in etwas anderes über: der Körper in die elementare, physische Natur, die Seele in andere Bereiche der nicht-alltäglichen Wirklichkeit.

[64] Dies ist zumindest der Regelfall. Es kann aus unterschiedlichen Gründen vorkommen, dass Seelen von Verstorbenen nicht transzendieren. In solchen Fällen kann – muss aber nicht – schamanische Intervention angezeigt sein.

[65] Angelehnt an den Ausdruck „outside of time" von Wladimir G. Bogoras; vgl. Harner (2013: 70f.).

Geburt und Tod bilden die beiden Klammern, die wichtigsten Übergänge unserer irdischen Existenz. Das Leben an sich scheint das Irdische zu transzendieren, entwickelt sich nicht entlang eines linearen Kontinuums mit Anfang und Ende, sondern als Zyklus. Die konkreten Erscheinungsformen variieren, unsere Essenz – unsere Seele – bleibt als immerwährender Teil eines größeren Ganzen fort erhalten.

Die Endlichkeit des physischen Seins soll uns an den Wert unseres irdischen Lebens erinnern. Das Leben auf Erden – die Körperlichkeit, die Emotionen, die Fülle an Erfahrungen und Genüssen, aber auch die mit der Leiblichkeit verbundenen Mühen, Schmerzen, Konflikte und Krankheiten – ist einzigartig und nicht wiederholbar. Jeder einzelne Moment, jede einzelne Erfahrung ist, wenngleich eingebunden in die Zeit, zeitlos. Die Bewusstheit des physischen Todes kommt einem Plädoyer für das Leben gleich.

Das Gesamtbild ist ein tröstliches: Wir kommen von zuhause, leben unser Leben auf Erden und kehren nach Hause zurück, zu unseren Ahnen und Ahninnen, zur großen Gemeinschaft. Auf diesem Weg gibt es keine Bruchstellen, keine finalen Abschiede und Trennungen, „nur" substanzielle Transformationen, die es für alle Beteiligten möglichst gelingend zu gestalten gilt. Schamanen und Schamaninnen sehen ihre Aufgabe darin, diese Übergänge zu begleiten. Sie sind es, die Verantwortung dafür tragen, dass Kraft da ist – und Wege gefunden werden, die vielversprechend in die Zukunft weisen.

# Literatur

Black Elk, Brown, Joseph E. (1953; 1995): The sacred pipe: Black Elk's account of the seven rites of the Oglala Sioux. Norman: University of Oklahoma Press.

Bourguignon, Erika (1973): Introduction: A Framework for the Comparative Study of Altered States of Consciousness. In: Bourguignon, Erika (Ed.): Religion, Altered States of Consciousness and Social Change. Columbus: Ohio State University Press. S. 3-35.

Böge, Alfred, Eichler, Jürgen (2005): Physik: Grundlagen, Versuche, Aufgaben, Lösungen. 10., überarb. u. erw. Aufl. Wiesbaden: Vieweg.

Castaneda, Carlos (1968; 1990): The teachings of Don Juan: A Yaqui way of knowledge. Repr. New York: Arkana.

de Angulo, Jaime (1926): The Background of Religious Feeling in a Primitive Tribe. American Anthropologist. Vol. 28, No. 2. S. 352-60.

Ereira, Alan (1995): Die großen Brüder: Die Botschaft der Hüter des Lebens. Reinbek bei Hamburg 1995.

Ereira, Alan (2012): Aluna. U.K., Kolumbien: Sunstone Films.

Gonçalves Louro, Luís (2020): Seekers of Balance. In: Urban, Roland (ed.) (2020): Shamanism and Digitalisation. https://issuu.com/fsse/docs/tagungsbuch_2020_en/s/10688597 (Zugriff am 15.01.2023).

Hainbuch, Friedrich (2019): Bienen. Was Mensch und Biene einander bedeuten. Stuttgart: Franckh-Kosmos.

Harner, Michael (1980; 1990): The Way of the Shaman. 3rd ed. New York: Harper One.

Harner, Michael (1988): Shamanic Counseling. Newsletter of the Foundation for Shamanic Studies. Vol. 1, No. 1. S. 1-6.

Harner, Michael (1999): Science, Spirits and Core Shamanism. Shamanism. A semi-annual journal of the Foundation for Shamanic Studies. Vol. 12, No.1. S. 5-8.

Harner, Michael (2010): A Core Shamanic Theory of Dreams. Shamanism Annual. Issue 23. S. 2-4.

Harner, Michael (2013): Cave and Cosmos: Shamanic Encounters with Another Reality. Berkeley: North Atlantic Books.

Harner, Michael (2015): persönliche Mitteilung.

Harvey, Graham (2003): General Introduction. In: HARVEY, Graham (ed.): Shamanism: A Reader. London, New York: Routledge.

Herriger, Norbert (2020): Empowerment in der Sozialen Arbeit. Eine Einführung. 6., erw. u. akt. Aufl. Stuttgart: Kohlhammer.

Hoppál, Mihaly (2002): Das Buch der Schamanen: Europa und Asien. München: Econ Ullstein List.

Hoppál, Mihály (2011): Shamans and Traditions. Budapest: Akadémiai Kiadó.

Hultkrantz, Åke, Ripinsky-Naxon, Michael, Lindberg, Christer (2002): Das Buch der Schamanen: Nord- und Südamerika. München: Econ Ullstein List.

Kenin-Lopsan, Mongusch Borachowitsch (2013): Schamanengesänge aus Tuwa. Herausgegeben von Paul Uccusic. Göttingen: Lamuv.

Kraft, Hartmut (1995): Über innere Grenzen: Initiation in Schamanismus, Kunst, Religion und Psychoanalyse. München: Diederichs.

Lang, Julian (2019): Being of the Same Mind. In: Lara-Cooper, Kishan, Lara, Walter J. Sr.: Ka´m-t´em: A Journey Toward Healing. Pechanga, Californi.a: Great Oak Press. 352-256.

McIlwraith, Thomas F. (1948; 1992): The Bella Coola Indians. Vol. 1. Toronto, Buffalo, London: Toronto University Press.

Medveščekk, Pavel (2016): Iz nevidne strani neba: razkrite skrivnosti staroverstva. Ljubljana: Založba ZRC, ZRC SAZU.

Medveščekk, Pavel (2019): persönliche Mitteilung.

Naidoo, Jennie, Wills, Jane (2019): Lehrbuch Gesundheitsförderung. 3., akt. Aufl. Bern: Hogrefe.

Oelschlägel, Anett C. (2004): Der Weiße Weg. Naturreligion und Divination bei den West-Tyva im Süden Sibiriens. Leipzig: Leipziger Universitätsverlag.

Oelschlägel, Anett C. (2016): Lebendige Natur. Geister und Umwelt bei den Südsibirischen Tyva. In: Urban, Roland, Hirsch, Andreas (Hrsg.): Schamanismus und Wissenschaft. Shamanism and Science. Wartberg ob der Aist: FSSE.

Scharfetter, Christian (1976): Allgemeine Psychopathologie: Eine Einführung. Stuttgart, New York: Thieme Verlag.

Scharfetter, Christian (1983): Schamanismus und Psychotherapie. http://www.schamanismus-information.de/schamanismus/psychtherapie.htm (Zugriff am 15.01.2023).

Scharfetter, Christian (1991): Der spirituelle Weg und seine Gefahren: Spiritualität, Begriff, Typen, Bewusstseinsbereiche, Induktoren und Inhalte, Meditation, spirituelle Krise, Sekten und totalitäre Kulte; eine Übersicht für Berater und Therapeuten. Stuttgart: Enke.

Solov´eva, K. Ju. (2009): Die Schamanenzeremonie – Kamlanie. In: Kasten, Erich (Hrsg.): Schamanen Sibiriens: Magier, Mittler, Heiler. Berlin, Stuttgart: Reimer. S. 83-95.

Seth, Anil (2021): Being You. A New Science of Consciousness. London: Faber & Faber.

Uccusic, Paul (2001): Der Schamane in uns: Schamanismus als neue Selbsterfahrung, Hilfe und Heilung. 4. Aufl. Kreuzlingen/München: Hugendubel.

Urban, Roland (2014): „Über Kraft." In: Picard, Winfried, Wohlfarter, Sylvia (Hrsg.): Schamanismus heute. Aktuelle Berichte aus Forschung und Praxis. Ahlerstedt: Param. 193-220.

Urban, Roland (2020a): Ein System der Gesundheitsförderung: Schamanismus – Gestaltung ganzheitlicher Transformationsprozesse. CoMed – Fachmagazin für Komplementärmedizin. August 2020. 16-19.

Urban, Roland (2020b): Shamans – Agents of Change and Transformation. Shamanism Annual. Issue 33. S. 25-29.

Urban, Roland (2021): For The Times They Are A-Changin´. Von Übergängen, Gemeinschaft und Kulturen des Gelingens. soziales_kapital. Wissenschaftliches Journal österreichischer Fachhochschul-Studiengänge Soziale Arbeit, Nr. 25 (2021). https://sozialeskapital.at/index.php/sozialeskapital/article/view/727/1330 (Zugriff am 04.01.2023). S. 372-384.

Urban, Roland (2021): Let the Wheel of Change Turn: The Core Shamanic One-Year Online Training Program. Shamanism Annual. Issue 34. S. 21-27.

Urban, Roland, Huguelit, Laurent (eds.) (2018): Schamanismus und Ökologie. Chamanisme et Écologie. Wartberg ob der Aist: FSSE.

Vitebsky, Piers (1995; 2001): Shamanism. Norman: University of Oklahoma Press.

Wall Kimmerer, Robin (2020): Braiding Sweetgrass. Indigenous Wisdom, Scientific Knowledge and the Teaching of Plants. London: Penguin.

Weber, Andreas (2018): Indigenialität. Berlin: Nicolai Publishing & Intelligence.

WHO (1986): Ottawa-Charta zur Gesundheitsförderung. http://www.euro.who.int/__data/assets/pdf_file/0006/129534/Ottawa_Charter_G.pdf (Zugriff am 15.01.2023).

WHO (1997): Die Jakarta Erklärung zur Gesundheitsförderung für das 21. Jahrhundert. http://www.who.int/healthpromotion/conferences/previous/jakarta/en/hpr_jakarta_declaration_german.pdf (Zugriff am 15.01.2023).

WHO – World Health Organization (2023): Constitution. https://www.who.int/about/governance/constitution (Zugriff am 15.01.2023).

Sarah Moritz

# Heilende Verbundenheit

## Eine Reise in das Amazonasbecken

Als ich mich während meines Ingenieurstudiums monatelang auf Forschungsreise in das Amazonastiefland begab, ahnte ich nicht, wie sehr sich mein Weltbild ändern würde. Zu erleben, wie unmittelbar und eng die Menschen sich mit der Natur und geistigen Dimensionen verwoben fühlten, sicher aufgehoben und behütet, reich versorgt mit Heilkraft – das beeindruckte mich zutiefst und beeinflusst mein Denken und Empfinden bis heute.

Die empirische Grundlage meiner Ausführungen ist eine dreimonatige Feldstudie im peruanischen und kolumbianischen Amazonasgebiet, die ich im Zuge meiner Diplomarbeit in den Jahren 2005/2006 durchführte. Ich lebte in der Familie eines traditionellen peruanischen *‚curandero‘* (Heiler, Schamane) und konnte so die lokale Heiltradition miterleben, die für die Gesundheitsversorgung vor Ort eine bedeutende Rolle spielt. In zahlreichen Alltagssituationen des Dorflebens widerspiegelte sich das allgemeine sowie medizinische Weltbild. Neben dieser Form der teilnehmenden Beobachtung führte ich im Dorf selbst sowie in den benachbarten kleinen Dörfern (alle Dörfer liegen circa 15-20 Flusskilometer aufwärts von Iquitos, Peru) viele Gespräche. Später war ich im kolumbianischen Amazonasgebiet unterwegs und sprach auch dort mit vielen Menschen über die Themen Krankheit, Gesundheit, Heilung und die Pflanzenwelt.[66]

Im Zuge der Gespräche legte ich damals im schwül-warmen Regenwald

[66] Pfeiffer, Sarah (2007): Der Geist der Pflanze heilt. Indigene Sichtweisen auf ‚Krankheit‘, ‚Heilung‘ und die Pflanzenwelt im peruanischen und kolumbianischen Amazonasgebiet. Diplomarbeit, TU München, Wissenschaftszentrum Weihenstephan.

Schritt für Schritt mein wissenschaftliches Denken ab. Meine Absicht war es, die Menschen und ihre Ansichten besser zu verstehen. Ich erfasste, dass das Lebensgefühl der Menschen eine geistige Grundlage hatte: unter anderem das Bewusstsein dafür, dass jede Pflanzenart ihren eigenen *‚espíritu'* innehat und auch der einzelne Mensch mit seinem *‚espíritu'* in das unendliche Netzwerk der geistigen Dimensionen eingebunden ist.

## Welt- und Menschenbild

Dass die Menschen auf eine andere Art über die Welt dachten, offenbarte sich mir schon kurz nach der Anreise. Ich kaufte an einem Marktstand eine Kerze, um in den entlegenen Ortschaften auch ohne Strom etwas Licht zu haben. Sofort kam die selbstverständliche Frage: „Eine blaue Kerze für den beruflichen Erfolg, eine rote für Glück in der Liebe oder eine gelbe für allgemeines Glück?" Ich war perplex und wählte die gelbe Kerze. Ab diesem Erlebnis wurde mein Eindruck, dass die Menschen in einer Welt voller Symbolik, Bedeutungen und unsichtbaren Verbindungen lebten, unzählige Male bestätigt. Tatsächlich musste mein rationales Weltbild ein Stück verblassen, damit ich mich innerlich überhaupt öffnete und nachvollziehen konnte, was die Menschen mir erzählten, zum Beispiel wenn es um Krankheitsursachen ging.

Viele Dorfbewohner zeigten mir voller Begeisterung ihre Heilpflanzen, die sie am Haus kultivierten. Meine Frage, „gegen welche Krankheit" die bestimmte Pflanze denn sei, gewöhnte ich mir schnell ab, da das zu Irritationen führte. Zwar waren einige meiner Gesprächspartner sichtlich stolz, auch ein paar Krankheiten zu kennen: Denguefieber, Malaria, Hepatitis wurden dann meist aufgezählt. Ohne meine störende Zwischenfrage erzählten sie jedoch einfach von Befindlichkeiten und Symptomen – Schmerzen in bestimmten Körperregionen, gelber Gesichtsfarbe und gelben Augäpfeln, zu viel Hitze im Kopf, Schmerzen im unteren Rücken usw. Der Begriff Krankheit (‚*enfermedad*‘) kam gar nicht vor, sondern es blieb bei den positiven, hoffnungsfrohen Schilderungen darüber, wie genau die einzelnen Pflanzen bei den jeweiligen Beschwerden verarbeitet und eingesetzt würden. Der Glaube daran, dass „Mutter Natur“ (‚*madre naturaleza*‘) für wirklich alle gesundheitlichen Probleme mindestens eine Pflanze bereitstellt, war sehr überzeugend.

Immer wieder hieß es: *„Ach, Sarita, weißt du, wenn es einem nicht gut geht, dann wendest du dich einfach an die passende Pflanze. Du gehst zu ihr – bei manchen, besonders mächtigen muss man auch ein Geschenk mitbringen, wie zum Beispiel Tabak. Du gehst also zu dieser Pflanze und redest mit dem Pflanzengeist (‚espíritu‘) und bittest ihn um Heilung. Natürlich machst du dann auch die erforderlichen Zubereitungen, trinkst zum Beispiel die Auskochung, und du wirst sehen, wie es dir weiterhilft. Die Pflanzengeister sind sehr mächtige Wesen.“* [67]

Wenn ich das Gespräch darauf brachte, dass in Deutschland, wo ich herkäme, die Menschen eher glaubten, die Inhaltsstoffe seien für die Heilwirkung einer Pflanze verantwortlich, lachten die Menschen. Sie meinten, dies sei ein Scherz. Für sie war selbstverständlich für jegliche Heilung der ‚*espíritu*‘ der Pflanze, gewissermaßen die Kraft „hinter“ der Pflanze, verantwortlich. Diese Begebenheit wiederholte sich sowohl in diesem Dorf als auch auf meiner weiteren Reise im peruanischen und kolumbianischen Amazonasgebiet. Völlig unverständlich schien es, dass wir Deutschen mit all unseren Errungenschaften einem derart beschränkten Weltbild anhängen würden. Meist wurde schnell das Thema gewechselt. Ähnliches passierte auch, wenn ich das Gespräch auf „unheilbare Krankheiten“ brachte. Meist wurde erst mal nachgefragt, wie dies denn zu verstehen sei. Dann ergab sich ein Gespräch darüber, dass es doch für alle, aber auch wirklich alle gesundheitlichen Belange mindestens eine Heilpflanze gäbe.

[67] Ebd., Aussage in einem Interview, Februar 2006.

Der Gebrauch von Heilpflanzen zur Behandlung von Leiden und zur Prophylaxe war alltäglich und selbstverständlich. In den 27 Interviews wurden insgesamt 171 verschiedene Heilpflanzen genannt und deren Ernte, Zubereitung und Anwendungsmöglichkeiten beschrieben. Auch war der Gang zum Kräuterheiler (‚*herbalista*') oder schließlich zum traditionellen Heiler (‚*curandero*', Schamane) eine Option – je nach vorhandener Symptomatik. Angst vor unheilbarer Krankheit oder vor dem Tod waren in keiner Weise wahrzunehmen. Diese andere Weltsicht und das starke Vertrauen in die Pflanzen als geistige Wesen beeindruckten mich zutiefst: Spürte ich doch, wie sehr diese Sichtweise der Ausdruck eines Lebensgefühls war, das in geistigen Dimensionen verankert ist. Das Leiden und das Sterben schienen kulturell komplett anders eingebettet zu sein, als ich es aus Deutschland kannte.

## Ursache gestörter Befindlichkeiten

Im Zuge der leitfadengestützten Interviews, die ich schließlich zur Anfertigung meiner Diplomarbeit führte, stellte sich heraus, welche Vorstellungen von den Ursachen für gestörtes Wohlbefinden im Befragungsraum vorliegen: Kein Befragter erwähnte etwa Bakterien, Viren, Pilze oder interne Faktoren wie die Genetik oder entartete Zellen. Einige Befragte sprachen von Parasiten, dies allerdings im Zuge des Gesprächs über reinigende/abführende Pflanzen (Purgativa). Mehrmals wurde erwähnt, dass Kriege, Gase, Umweltverschmutzung und Krankheiten in anderen Erdteilen für die vor Ort zu beobachtende Zunahme der Krankheiten verantwortlich seien.
In den Gesprächen machten viele Menschen den Eindruck, als hätten sie sich bislang kaum mit den Ursachen für gestörte Befindlichkeit auseinandergesetzt. Ihr Interessensschwerpunkt lag darauf, wie man sich gesund halten konnte und welche Pflanzen bei Beschwerden heilend wirkten. Bei

konkret vorliegenden gestörten Befindlichkeiten waren für die Mehrheit der Befragten fast alle Ursachen in geistigen Aspekten zu finden beziehungsweise standen in Bezug zum eigenen *‚espíritu'* sowie in Ausnahmefällen zur eigenen körperlichen Verfassung.

Es galt daher die Abwehrkräfte als Unterdrücker innewohnender Krankheiten und Beschützer vor äußeren Einflüssen aufrechtzuerhalten. Durch bestimmte Schutzrituale, etwa monatliche Bäder mit schützenden Pflanzen, konnte der Schutz gestärkt werden. Hier verschmilzt meines Erachtens Wissen über das Immunsystem mit bestimmten magisch-mythischen Vorstellungen und Schutzpraktiken.

Die schlechten Energien als Verunreinigungen des persönlichen *‚espíritu'* waren verschiedenen Ursprungs und drückten sich in schlechter Befindlichkeit des Körpers aus. Dazu zählten diverse „Übel der Natur" genauso wie *‚mal aire'*, *‚mal dar'*, *‚susto'*, *‚manchari'*, *‚hechicería'*, *‚brujería'*, *‚la macumba'*.[68]

Alles in allem glaubten fast alle Befragten, dass die schlechten Energien den ‚espíritu' des Menschen in seiner Reinheit beeinträchtigen würden, wodurch es dann auch zu körperlichen Symptomen käme.

*Gibt es auch Krankheiten, die nicht von so was herrühren?*

*„Was [ungeduldig bis genervt]? Alles kommt vom ‚mal espíritu'."*

Es gibt also die „Übel der Natur", aber ebenso die Möglichkeit, dass einem Menschen zielgerichtet schlechte Energien angehext wurden (*‚mal dar'*, *‚hechicería'*, *‚brujería'*, *‚la macumba'*). Als Hexer (*‚brujo'*) kommen andere Menschen und manchmal auch ein verärgertes Wesen aus der Natur in Frage. *‚Susto'* und *‚manchari'* kann zum Beispiel passieren, wenn man sich erschrickt oder einen Schock erleidet.

68 Vgl. Rösing, Ina (1991): Die Schließung des Kreises: Von der schwarzen Heilung über Grau zum Weiß. Nächtliche Heilungsrituale in den Hochanden Boliviens. Reihe Mundo Ankari, Bd. 4. 2001, Frankfurt/Main [u.a.]. & Knipper, M. (2001): Mal aire und die medizinische Praxis der Naporuna am Unteren Río Napo im Amazonastiefland von Ecuador. Medizinische Fakultät, Rheinische Friedrich-Wilhelms-Universität, Bonn.

Die Ursache für *‚mal aire'* wird in der Regel in Geistwesen der Natur gesehen oder in Ahnengeistern, die manchmal als Windhauch zu spüren sein sollen.[69] Speziell die schamanisch arbeitenden traditionellen *‚curanderos'* können dank ihrer starken Verbindung zu den verschiedensten Pflanzen-*‚espíritus'* und durch die Möglichkeit, mit dem ‚espíritu' des Betroffenen zu kommunizieren, als Heiler derartiger Phänomene weiterhelfen.
Die Aussage, dass Symptome im Körper auf Verunreinigungen im Geist zurückzuführen sind, berührte mich damals zutiefst. Rund zwei Jahre zuvor hatte ich von meinem Gastroenterologen die Diagnose eines stark entzündeten Dick- und Dünndarms bekommen (eosinophile Colitis). Sein Behandlungsvorschlag bestand aus einer hochdosierten Cortison-Kur drei- bis viermal im Jahr. Nach einmaligem Versuch entschied ich, dass dies aufgrund der so deutlich zu spürenden Nebenwirkungen für mich nicht die zielführende Vorgehensweise sein konnte. Mit strikter Vermeidung einiger Lebensmittel und der konsequenten Ausrichtung meines studentischen Alltags danach hatte ich die Entzündung sowie Symptome wie starke Schmerzen, Schwäche und Durchfälle einigermaßen im Griff. Das Thema, relativ hilflos einer Diagnose ausgesetzt zu sein und die Krankheitsursachen auf den verschiedensten Ebenen zu erforschen, war also zum damaligen Zeitpunkt mein Wegbegleiter. Umso interessanter war für mich das Kennenlernen neuer Aspekte, die sich um die Themen „Krankheit" und „Heilung" drehten.
Das Erleben im Dorf rüttelte also an meinem Weltbild und veränderte meine Einstellung zur Pflanzenwahrnehmung: Ich hatte verstanden, dass die einzelne Pflanze gewissermaßen das „Kind" einer viel größeren Energie, eines Pflanzen-*‚espíritu'*, sei, der mit all seinen „Kindern" verbunden sei, und es pro Art einen speziellen *‚espíritu'* mit spezifischen Kräften gäbe.

[69] Die Wissenschaftlerin Ina Rösing hat sich intensiv mit der Heiltradition in Bolivien befasst, hier existieren ähnliche Krankheitsursachen, die sie unter anderem mittels Auswertung unzähliger Tonbandaufnahmen versucht hat, näher zu kategorisieren.

## Ein Ausflug in die Medizinethnologie

Erweitert wurde meine Weltsicht auch in Bezug auf medizinische Aspekte. Wie konnte es sein, dass Menschen weltweit so verschiedenem Denken und Wahrnehmen bezüglich der Krankheitsursachen anhängen konnten? Natürlich war mir bekannt, dass gerade in der Medizin ein Pluralismus aus Konzepten herrscht und in Mitteleuropa viele Menschen neben der klassischen Biomedizin auf Komplementär- und Alternativmedizin zurückgreifen. Doch nun „erlebte" ich hautnah, wie sehr wir Menschen von der ersten Sekunde unseres Daseins an komplett kulturell geprägt sind.

Das gilt gleichermaßen für alle medizinischen Systeme weltweit, auch wenn dies oft außer Acht gelassen wird. „(J)ede Kultur und jede Gesellschaft [besitzt] eine ihre jeweils eigene Form der Deutung und Behandlung von Krankheit (...), die ihren Gültigkeitsbereich ebenso wie ihre Grenzen kennt. Es gilt noch hinzuzufügen, dass jede Epoche, jede Kultur und jede Gesellschaft, in der ihr jeweils eigenen Form der Auseinandersetzung mit der sie umgebenden Natur die ihr spezifischen Formen von Krankheit produziert."[70] Das Gebiet der Medizinethnologie (auch Ethnomedizin oder Medizinanthropologie) befasst sich nicht nur mit Therapieformen und Heilbehandlungen, sondern ebenso mit Sichtweisen und allen „Aspekte(n), die zu Krankheit, Kranksein, Heilen, Gesundheit und Wohlbefinden dazugehören".[71]

Und so war es eine wissenschaftliche Tatsache, dass es in vielen Kulturen die Kategorisierungen von Krankheit nicht gab – für mich äußerst spannend! Manche Wissenschaftler sprechen sogar vom Phänomen der „Ontologisierung" von Krankheiten. Dies bedeutet, dass Krankheiten kulturell ein festgelegtes, unauflösliches Wesen oder Eigenleben zugeschrieben be-

70 Pfleiderer, B., Greifeld, K. & Bichmann, W. (1995): Ritual und Heilung. Eine Einführung in die Ethnomedizin. Dietrich Reimer Verlag, Berlin.

71 Ebd.

kommen und man Angst vor ihnen haben kann, ohne sie selbst erlebt zu haben. Die kulturelle Konstruktion von Krankheit und die Unterschiede zwischen den Vorstellungen und Ideen zu Körper, Geburt, Heranwachsen, Befinden, Gebrechen, Altwerden und Tod wurden mir jedenfalls sehr bewusst. Im Hinblick auf das Erlebte in Südamerika zweifelte ich daran, ob man überhaupt jemals etwa Krankheitsursachen, die in anderen Zivilisationen real für die Menschen existieren, in aller Tiefe nachvollziehen kann (vor allem in Kulturen, in denen es wenig Schriftliches gibt). Gar zu eng scheint das Thema der Krankheit und Vergänglichkeit mit dem Menschenbild und spirituellen Weltbild verwoben.

## Materialismus und magisches Denken in Mitteleuropa

Wenn aber die kulturelle Prägung so eine entscheidende Rolle spielt, wie und wann war dann in der heimischen Lebensform, in die ich hineingeboren wurde, die Wahrnehmung der Themenfelder Befindlichkeit, Krankheit und Heilung so materialistisch geworden? Wann war der Versuch gestartet worden, den Körper und seine Gebrechen in ein rationales Konstrukt hineinzupressen, das anscheinend von Erklärbarkeit, Kontrollierbarkeit und Reparierbarkeit gekrönt war?
Diese meine Suche begleitete mich einige Jahre. Sie war geleitet durch die Pflanzen. Denn ich wollte gerne wissen, wie und wann in der hiesigen Kultur das Denken über Natur und Pflanzen so materialistisch geworden war.[72] Wann und wie genau war es dazu gekommen, dass man Themen wie Symbolgehalte von Pflanzen bestenfalls im Handwörterbuch des deutschen Aberglaubens[73] nachlesen kann?

[72] Moritz, Sarah (2012): Alchemie und zeitgenössische Spagyrik. Eine historische, medizin- und sozialwissenschaftliche Untersuchung. Universität Witten/Herdecke, Medizinische Fakultät, Dissertation.

[73] Bächtold-Stäubli, H. (1927-1942): Handwörterbuch des deutschen Aberglaubens. 10 Bd. Unter Mitw. von Eduard Hoffmann-Krayer. Berlin und Leipzig. Unveränd. photomechan. Nachdruck der 1927-1942 erschienenen Ausgabe. Weltbild Verlag, Augsburg.

Und doch: Hatten nicht große Wissenschaftler wie Agrippa von Nettesheim, Swedenborg, Newton, Kepler, Paracelsus, Goethe und viele mehr versucht, eine Brücke zwischen der sogenannten ‚*Magia naturalis*' und der Naturwissenschaft zu schlagen?

Natürlich sah ich auch die Erfolge der Rationalisierung: Der Mensch muss nicht unbedingt in Angst verfallen, nur weil eine schwarze Katze seinen Weg kreuzt, oder sich eine Zwiebel oder Knoblauch an die Haustür nageln als Schutz vor negativen Energien. Und dennoch wollte ich Hintergrund und Symbolgehalt im sogenannten Aberglauben zutiefst verstehen. Auch wollte ich herausfinden, ob man als Mensch verschiedenen „Richtungen" anhängen kann: Könnte man etwa eine gute Wissenschaftlerin sein und trotzdem die Existenz geistiger Dimensionen für wahr befinden?

Manch ein:e Leser:in wird das vielleicht für übertrieben oder abwegig halten, doch als ich mit 19 Jahren an die Universität kam, hatte ich tatsächlich gedacht, ich würde nun etwas über die Welt lernen – etwas, das wirklich wahr sei. Und nun – nur wenige Jahre später – war ich wieder an dem Punkt angekommen, dass das persönliche Empfinden der Welt(en) anscheinend etwas völlig Subjektives ist. Antworten auf meine Fragen lieferten mir zum einen die schnöde Wissenschaftstheorie und zum anderen die hochkomplexen historischen Betrachtungen des Religionswissenschaftlers Kocku van Stuckrad.[74]

[74] Siehe z. B. Stuckrad, K. v. (2003): Geschichte der Astrologie. Von den Anfängen bis zur Gegenwart. Verlag C. H. Beck, München. Und Stuckrad, K. v. (2004): Was ist Esoterik? Kleine Geschichte des geheimen Wissens. Verlag C. H. Beck, München.

## Die „Ermächtigung" der Subjektivität

Meine Auseinandersetzung mit der Frage nach objektiver Wahrheit führte mich unter anderem zu meiner Promotion im Fach Medizinwissenschaften über Alchemie und Spagyrik. Mich freute zu entdecken, dass das Entsprechungsdenken und diverse Traditionsstränge, die von den Mysterien der Natur beziehungsweise einer *‚Magia naturalis'*[75] ausgingen, sich wie dicke rote Fäden durch unsere Kulturgeschichte ziehen. Auch wenn davon im schulischen Geschichtsunterricht kaum die Rede ist: Das moderne rationale Denken ist in unserer Geschichte noch nicht so lange verankert, wie viele Menschen meinen. Erst vor wenigen Jahrhunderten wurden „ganzheitliche" Erklärungsmodelle in der hiesigen Kultur sowohl aus der materialistischen, rationalen Wissenschaft als auch aus der kirchlichen Religiosität ausgegrenzt.

Was ich aus dieser Zeit meines Lebens mitnahm? Ich freundete mich mit der Möglichkeit einer Koexistenz von rationalem Denken und darunterliegendem magischen Gewebe in unserer Kultur an. Man könnte es die „Ermächtigung" der inneren Wahrheiten nennen. Anders ausgedrückt erkannte ich, wie wertvoll es trotz aller Wissenschaftlichkeit ist, dass wir alle – jede:r auf seine Art und Weise – subjektiv sind und wahrnehmen. Denn daraus entspringt die Kraft innerer Bilderwelten und die Fähigkeit zur Intuition oder zum Glauben.

Viel Gutes in der Welt entspringt aus meiner Sicht als kleines Samenkorn im Inneren. Ich erkannte, dass meine Lebensqualität ganz stark von meinem Innenleben abhängt und die Suche im Außen nicht zielführend ist. Genauer gesagt hörte ich auf, nach einer äußeren Instanz zu suchen, die

[75] Gemäß der ‚Magia naturalis' ist der ganze Kosmos von einer Kraft durchströmt, die der Natur selbst angehört und in deren energetisches Netzwerk auch der Mensch fest eingebunden ist. Durch diese Vernetzung ist auch Erkenntnis möglich. Siehe z.B. Stuckrad, K. v. (2003): Geschichte der Astrologie. Von den Anfängen bis zur Gegenwart. Verlag C. H. Beck, München. & Stuckrad, K. v. (2004): Was ist Esoterik? Kleine Geschichte des geheimen Wissens. Verlag C. H. Beck, München.

mein persönliches Weltbild „absegnet“. Mein völlig subjektives Empfinden reichte mir aus, wodurch ich allerdings auch der universitären Wissenschaft gewissermaßen den Rücken zukehrte.

## Die Beschaffenheit der heilen Welt

In Studentenzeiten hatte ich mit einem WG-Mitbewohner regelmäßig darüber gescherzt, wie viel einfacher mein Leben wäre, wenn ich doch aktuell bitte in einer indigenen Volksgruppe leben könnte, allerdings einige Jahrhunderte zurück in der Zeitrechnung. Er sah das ähnlich. Heute sehe ich das anders. Ich sehe das Leben in indigenen Stämmen nicht mehr mit romantisch verklärten Augen. Seit der flächendeckenden Einführung von Smartphones in den entlegensten Winkeln der Welt ist es aus meiner Sicht noch schwieriger geworden, dort eine „heile Welt“ vorzufinden. Für mich ist dadurch offensichtlich geworden, dass die Suche im Außen oft obsolet ist. Das beantwortet auch die Frage, die mir häufig gestellt wird, ob man im Amazonasgebiet die Natur intensiver wahrnehmen könne. Wenngleich ich froh bin, dass die meisten meiner Reisen vor dieser Verwestlichung des Alltags stattfanden und ich viel aus dieser Zeit mitnehmen durfte, so liegt meiner Ansicht nach der Kernpunkt jeder heilen Welt im persönlichen Innenleben. Sie ist hochgradig subjektiv und beeinflussbar durch das eigene Bewusstsein.

Meine heile Welt hat ganz viel damit zu tun, ob und in welchem Maße ich mich verbunden fühle: mit anderen Menschen, einer einzelnen Pflanze, dem Wasser in einem Bachlauf oder vielleicht sogar dem Wasser in meiner Dusche, dem Wohnort oder der Natur hier vor Ort. Um diese Verbundenheit oder auch Begegnungen wahrzunehmen, brauche ich als Voraussetzung die Verbindung zu mir selbst, mein Spüren. Hilfreich sind für mich dabei meine eigenen Sinne, die mich ins Hier und Jetzt bringen.

Das ist in Wahrheit der Grund, warum ich so gerne gärtnere. Hier kom-

men einige positive Wirkkräfte zusammen: der Geist befasst mit positiven Themen, der Körper ein bisschen in Bewegung, die Sinne aktiv; dazu die vitale, lebensbejahende Atmosphäre des Gartens, eng verbunden mit der Qualität der Jahreszeit… Und wenn der Kürbis dann zubereitet auf dem Tisch steht, kann er als Verkörperung ethnobotanischer Inhalte meine Gedanken eventuell nach Mittel- und Südamerika tragen. Es liegt an meiner Geisteshaltung. Selbst wenn im Familienalltag nicht immer Zeit für große geistige Eskapaden bleibt: Es ist für mich eher ein Grundgefühl, eine Betrachtungsweise, die mich verbunden und eingebettet fühlen lässt in mein eigenes Sein, Mutter Natur und die geistigen Dimensionen – so wie die Menschen im Amazonasgebiet es mir spürbar vorlebten. Ich musste dafür vom Streben nach objektiver Wahrheit und Begründbarkeit erstmal wieder bei mir selbst in meiner Subjektivität ankommen.
Vielleicht ist es auch deshalb so wohltuend, sich verbunden zu fühlen, weil ich als einzelner Mensch mit meiner Geisteshaltung die Möglichkeit habe, positiv in das Gesamte hineinzuwirken. Sei es mit einem Gebet oder einer ehrenvollen, dankbaren inneren Haltung. Sowohl das persönliche Gefühl der Sinnhaftigkeit als auch der Selbstwirksamkeit werden dadurch sicherlich erhöht. Wenn es einen Unterschied macht für das „große Ganze“, wie ich als einzelner Mensch fühle, denke und handle, gibt mir das Bedeutung, Sinn und Anteil.

## Innere Ressourcen anstelle von Perfektionsstreben

Sehr angenehm erlebe ich, dass es hier nicht um Perfektionsstreben geht. Es kommt mehr auf das Gefühl der Verbundenheit an als auf äußere Perfektion. Das Konzept der Salutogenese zeigt interessanterweise auch, dass es für „Gesundheit“ nicht auf einen komplett gesunden Körper oder die perfekte Ausgangsbasis ankommt. In den 1970er Jahren stellte der israe-

lisch-amerikanische Medizinsoziologe Aaron Antonovsky (1923-1994) dieses Konzept vor, das sich mit den individuellen Entstehungs- und Erhaltungsprozessen von „Gesundheit“ befasst. Wie entstehen Gesundheit und Wohlbefinden?
Ein wichtiger Bestandteil ist hier das sogenannte Kohärenzgefühl, das auf folgenden drei Säulen aufbaut: Verstehbarkeit, Handhabbarkeit, Sinnhaftigkeit.
Mir scheint, dass die Menschen, die ich im Amazonasgebiet traf, durch ihre Lebenseinstellung und ihr spirituelles wie medizinisches Weltbild in diesen drei Säulen gut verankert waren und somit zahlreiche innerliche „Schutzfaktoren“ und Ressourcen hatten. Allein dadurch war ein vertrauensvollerer und weniger perfektionistischer Blick auf den eigenen Körper und die eigene Lebenssituation vorhanden. Selbst habe ich schon oft erlebt, wie Verstehbarkeit, Sinnhaftigkeit und Handhabbarkeit etwaigen Krankheitsdiagnosen die Schärfe nehmen. Innerliches Wachstum, demütige Reifeprozesse und ein wertfreieres Bewusstsein wurden in meinem persönlichen Werdegang teils auch durch erlebte Krankheiten und anscheinend unlösbare Beschwerden angeregt. Manchmal bin ich erstaunt, wie individuell-subjektiv doch die menschlichen Wege und inneren Prozesse sind und wie groß andererseits doch das gesellschaftliche Streben nach objektivem Wissen und Wahrheit ist.
Von mir selbst kann ich zumindest sagen, dass mich das eigene Erleben demütiger werden ließ. Ab dem Moment des Erkennens der Sinnhaftigkeit von Beschwerden und dem erwachenden Gefühl der Handlungsfähigkeit wurde es leichter. In diesem Sinne sehe ich die inneren Bilderwelten und das innere Lebensgefühl als eine der größten Freiheiten des Menschen – trotz misslicher Lagen. Für mich beginnt die heile Welt im Inneren.

Sylvia Wetzel

# Gesundheit als Mythos und Krankheit als Weg

## Gehört Leiden zum Leben oder können wir es abschaffen?

Völlige Gesundheit bis ins hohe Alter scheint ein unzerstörbarer Menschheitswunsch zu sein, und er behauptet sich besonders seit der Aufklärung und in Moderne und Postmoderne. Hat uns der Erfolg moderner Technik und leistungsfähiger Industrie zum Glauben verführt, wir könnten unser Leben völlig in den Griff bekommen? Und könnte er uns vielleicht sogar ein gesundes, seliges und ewiges Leben im Diesseits bescheren, wie einige digitale Propheten im Silicon-Valley hoffen? Warum verfallen wir so leicht dem Jugend- und Gesundheitswahn unserer Zeit?

Meine Vermutung ist, dass unsere „metaphysische Obdachlosigkeit", der Verlust der Geborgenheit im Großen Ganzen, zu einer überstarken Fixierung auf das Diesseits und damit auf Gesundheit, Leistungsfähigkeit und Wellness beiträgt. Ob wir das Große Ganze, in dem und von dem wir uns getragen fühlen könnten, Gott oder das Göttliche, Großer Geist oder Brahman, Buddha-Natur, Universelles Bewusstsein oder Reines Gewahrsein nennen, ist nicht so wichtig. Dass es uns auch dann trägt, wenn wir davon nichts wissen oder nicht daran glauben, ist die Grundthese und Essenz des Christentums und des Buddhismus und aller Religionen, die ich kenne.

Die große Frage ist, ob wir Menschen von heute lernen können, mit Würde und Zuversicht zu leben, auch dann, wenn wir krank oder gebrechlich sind oder wenig Anerkennung und Status genießen? Das ist nicht einfach, aber möglich. Ich möchte das Umgehen mit Krankheit und Gesundheit vor allem aus buddhistischer Perspektive beleuchten, mit Überlegungen und Übungen, die mir seit über 45 Jahren helfen, mit Krankheit und un-

angenehmen Erfahrungen einigermaßen gut umzugehen.
Zwei große *Hindernisse* blockierten seit jeher diese Möglichkeit und sie tun es auch heute noch. Vormoderne Menschen interpretierten Krankheit häufig als *Strafe* Gottes oder indisch-buddhistisch formuliert als schlechtes *Karma*. Das kann im besten Fall zu einem ethischen Leben inspirieren, in der Hoffnung, dann mit mehr Gesundheit und Wohlbefinden belohnt zu werden. Diese Haltung zu Krankheit entspricht einer *kindlichen* Mentalität.
Als Reaktion darauf entstand dann die große Falle der Neuzeit: die *Utopie* der völligen Gesundheit und damit der Illusion, alle Krankheiten heilen zu müssen und zu können. Die Einsicht, dass beide Ansichten bestenfalls inspirierende Arbeitshypothesen sein können, kann zu einem konstruktiven Umgehen mit Krankheit anregen. Und darum geht es mir in diesem Beitrag. Eine zentrale Rolle spielen dabei gute und tragende Beziehungen in unterschiedlichen Bereichen und ein religiöser oder spiritueller Horizont, der uns hilft zu leben.

## Vier buddhistische Wahrheiten über das Leiden, seine Ursachen und sein Ende

Der Buddha sprach vor etwa zweieinhalbtausend Jahren in seiner ersten Rede im nordindischen Sarnath, nach seinem Erwachen in Bodhgaya mit Mitte dreißig, von Vier Edlen Wahrheiten oder in den Worten von Stephen Batchelor, von vier Tatsachen, die wahr sind für edle Menschen: dem Leiden, seinen Ursachen, seinem Ende und dem Weg dahin. Der Buddha hat sie in Anlehnung an die indische Medizin formuliert und man kann sie daher auch als Beschreibung von Symptomen, Diagnose, Prognose und Therapie verstehen. Daraus leiten sich vier entsprechende *Aufgaben* ab:

1. Es gibt *Leiden*, und zwar natürliches und zusätzliches Leiden. Das müssen wir unterscheiden lernen, spüren und annehmen. Dabei unterstützt uns die zweite Aussage des Buddha.

2. Die *Ursache* des *natürlichen* Leidens ist das Leben, das sich ständig wandelt und nie völlig zu kontrollieren ist, und die Ursachen des *zusätzlichen* Leidens sind Gier, Hass und Verblendung in ihren 84 000 Varianten. Das natürliche Leiden müssen wir annehmen und klug damit umgehen. Das zusätzliche Leiden können wir verringern, wenn wir Gier, Hass und Verblendung bemerken und abbauen. Dabei unterstützen uns die nächsten beiden Aussagen.
3. Das *Ende* des Leidens entdecken wir, wenn wir die drei Daseinsmerkmale – Leiden, Unbeständigkeit und Unkontrollierbarkeit – erkennen und annehmen und durch das Verringern von Gier, Hass und Verblendung immer weniger damit hadern.
4. Das lernen wir auf dem *Achtfachen Pfad* mit seinen drei Schwerpunkten Einsicht, Ethik und Sammlung – *prajna, sila, samadhi.*

   Die Beschreibung der Vier Edlen Wahrheiten als Aufgaben und die entsprechenden praktischen Übungen leuchteten mir schnell ein, und ich verstand mein ganzes bisheriges Leben besser. Ich stelle sie am Ende des Beitrags einzeln vor.

## Natürliches und zusätzliches Leiden

Die Unterscheidung zwischen natürlichem und zusätzlichem Leiden scheint zur Alltagsweisheit vieler Menschen zu gehören. Und seit vielen Jahren unterscheiden Psychologen und Ärztinnen zwischen natürlichem *Schmerz* und zusätzlichem *Leiden*, das durch ein ungeschicktes oder unangemessenes Umgehen damit entsteht.

Dass Krankheit zwar unangenehm ist, aber zum Leben gehört, wusste ich bereits als Kind. Hausmittel und eine angemessene Nahrung, frische Luft und gute Medizin können sie lindern oder beenden. In meiner badischen Großfamilie und in unserer Kleinstadt mit Kreiskrankenhaus und vielen Arztpraxen begegnete ich immer wieder kranken Menschen, und das fand ich normal. Meine Großmutter hatte ein „schlimmes Bein" und meine Mutter und ihre jüngere Schwester litten immer wieder unter Krampfadern und Ischias-Anfällen. Bei mir wurde in der Pubertät ein Rheumafaktor im Blut diagnostiziert, und mit achtzehn Jahren, kurz vor dem Abitur, erwischte auch mich der Ischias.

Bis Ende vierzig plagten mich ein, zwei Ischias-Anfälle pro Jahr. Es gab wirksame Spritzen, die den Schmerz schnell zum Abklingen brachten, aber dieser Schmerz gehörte zu meinem Leben, und ich war nie sicher vor einem neuen Anfall. Unterstützt von tibetischer Medizin, „tibetischer Rückenschule" – genannt Niederwerfungen – und Homöopathie konnte ich kurz vor meinem 50. Geburtstag dieser Krankheit Adieu sagen.

Nach meiner Rückkehr aus Indien im Herbst 1979 wurde ein halbes Jahr nach meinem 30. Geburtstag eine Schilddrüsen-Überfunktion diagnostiziert. Ich glaube immer noch, dass meine intensive Meditationspraxis die Symptome zwei Jahre abgeschwächt und hinausgezögert hatte. Schon nach einem Jahr waren meine medizinischen Werte wieder im Normalbereich, und sie sind es bis heute geblieben. Kurz nach dieser Diagnose gründete ich mit anderen zusammen ein kleines tibetisch-buddhistisches Seminarhaus in Bayern, in dem ich acht Jahre lang lebte. Ich glaube, dass dreierlei zu meinem relativ entspannten Umgehen mit Krankheit beigetragen hat, gute Medikamente, regelmäßige Meditation und vermutlich auch meine Haltung: Ja mei. Krankheit kommt vor und gehört zum Leben.

## Gier, Hass und Verblendung oder „Ich will es anders haben, als es ist"

*Wer Leiden, Unbeständigkeit und Unkontrollierbarkeit annimmt,*
*lebt im Frieden des Nirvana. Wer sie ablehnt und bekämpft,*
*lebt im Kreislauf des Leidens, in Samsara.*
Shohaku Okumura. Jap. Zen, 21. Jh.

Natürliches Leiden gehört für den Buddha zum Leben dazu. Damit klug umzugehen, erfordert allerdings mindestens zweierlei: Die *Unterscheidung* zwischen natürlichem und zusätzlichem Leiden sowie die Akzeptanz des natürlichen Leidens *und* einigermaßen stabile *Beziehungen* mit Menschen, die uns in schweren Zeiten beistehen, uns unterstützen und hoffentlich auch ab und zu auf überzogene Erwartungen aufmerksam machen. Buddha rät dazu, das natürliche Leiden zu bemerken, zu spüren und anzunehmen. Natürlich können wir auf diesem Weg alles tun, was medizinisch und sozial vertretbar ist, um unsere Gesundheit und die unserer Lieben zu fördern und Krankheiten zu lindern.

Aus Sicht des Buddha leiden wir viel mehr als nötig. Er beschreibt acht Kategorien von *natürlichem* Leiden: Geburt, Alter, Krankheit und Tod bzw. Sterben; verlieren, was man liebt; nicht bekommen, was man will; bekommen oder erleben, was man nicht will; und schließlich nie sicher sein vor Leiden, egal wie gut unser Leben gerade ist. Wie schon betont, gehören diese Leiden zum Leben, weil alle Erfahrungen und Bedingungen unbeständig und so komplex sind, dass wir unser Leben nie völlig in den Griff bekommen. Wer schon ein bisschen Lebenserfahrung hat, weiß das eigentlich.

Wir schaffen uns *zusätzliches* Leiden, weil wir das nicht wahrhaben wollen. Wir lehnen unangenehme Erfahrungen ab und wollen es dann anders haben, als es ist. Das ist die kürzeste Formulierung der Wahrheit von den Ursachen des Leidens: Es soll anders sein, als es ist, nämlich besser, schöner, perfekter. Wir wollen klüger oder pragmatischer sein, wohlhabender oder weniger bedürftig, anerkannter oder weniger unter dem Druck von Ansprüchen anderer stehend, usw. Und das meist, ohne zu wissen, wie das gehen soll. Wie schon betont, können wir alles tun, was sozial und ethisch vertretbar ist, um unsere Lage und die unserer Lieben zum Besseren zu verändern. Aber wenn wir trotz vieler Informationen und guter Beratung nicht wissen, wie wir das anstellen können, sollten wir unsere Lage akzeptieren und das Beste daraus machen.

In buddhistischen Begriffen wird das so formuliert: Wenn wir es anders haben wollen, als es ist, handelt es sich um eine Variante von Gier oder Haben-Wollen. Lehnen wir unangenehme Gefühle ab, handelt es sich um Varianten von Ablehnung oder Ärger, die sich bis zum Hass auf uns und andere steigern können. Und ungültige Konzepte sind eine Variante von Verblendung, von Nicht-wissen-Wollen. Wir schauen nicht genau hin und wollen unsere Ansprüche und Erwartungen nicht hinterfragen. Wir halten unsere Perspektive und Sicht der Dinge für angemessen und richtig. Selbst dann, wenn wir zehn oder zwanzig Jahre zuvor etwas ganz anderes richtig fanden.

Die tiefste Art der Unwissenheit ist das Nicht-Wissen um die Buddha-Natur. Wir haben keine Ahnung von der tiefen Weisheit in uns und anderen, weil uns Varianten von Gier, Hass und Verblendung ständig die Sicht versperren. Dann fühlen wir uns verloren und nicht getragen vom Großen Ganzen, von dem, was größer ist als wir, wie auch immer wir das nennen. Doch das wäre die Voraussetzung für ein kluges Umgehen mit Krankheit und Verlust.

## Überzogene Erwartungen und ungültige Konzepte

*Gesundheit ist ein „Zustand vollkommenen geistigen,*
*körperlichen und sozialen Wohlbefindens,*
*nicht allein des Fehlens von Krankheit und Gebrechen.“*
World Health Organisation (WHO), 1946

*Überzogene* Erwartungen und Ansprüche sind vermutlich die zentralen Varianten von Verblendung in unser aller Leben. Wir können besser mit dem natürlichen Leiden umgehen, wenn wir unsere Erwartungen und Ansprüche an uns und andere erkennen und hinterfragen. Ich halte die Definition von Gesundheit, die die Weltgesundheitsorganisation (WHO)

1946 formuliert hat, für überzogen und unrealistisch. Sie weckt auch aus dem Grund zu hohe Erwartungen, weil Wohlbefinden und Gesundheit nicht nur von *äußeren* Faktoren abhängen, sondern in hohem Maße von unseren *Erwartungen*, unserem Lebensgefühl und von der Qualität unserer Beziehungen.

Überzogene Ansprüche gehören zu den vielen „ungültigen Konzepten", die uns das Leben schwer machen. Wir alle vereinfachen uns das Leben mit Modellen und Konzepten, und das ist sinnvoll und meist nützlich. Eine Vorstellung oder ein Konzept ist aus Sicht des Buddha dann gültig, wenn wir *wissen*, dass es ein Konzept ist, und wenn es *funktioniert*. Manchmal fühlen wir uns gesund und fit, *weil* wir uns ja gesund ernähren und Sport machen. Und wir halten unsere Vorstellungen über Gesundheit für gültig, weil sie eine Zeit lang funktionieren. Wenn aber dann unverhofft unser Blutdruck steigt, der Magen schmerzt oder der Rücken sich meldet, sind wir empört, weil wir doch *alles* für unsere Gesundheit tun. Dann plagt uns vielleicht die „Penetranz der Reste" (Odo Marquardt). Das ist eine Variante der überzogenen Erwartungen.

Was meint der Philosoph Marquardt mit diesem kraftvollen Bild? Wir haben vielleicht eine Idee von perfekter Gesundheit, wie sie z.B. auch die WHO formuliert, und wir sind frustriert, wenn wir dieses Ideal nicht erfüllen. Statt uns über das zu freuen, was klappt in unserem Leben, fokussieren wir uns auf das, was nicht hundertprozentig klappt oder fehlt. Das ist sehr unklug, denn überzogene Erwartungen sind immer größer als jedes irdische Glück.

Seit der Industrialisierung folgt unser technisches Zeitalter dem Motto „immer schneller, höher, weiter" und im Gesundheitsbereich heißt es jetzt „immer fitter und gesünder". Der Hype der Digitalisierung mit der schnellen Verfügbarkeit von Informationen aller Art verstärkt diesen Optimierungs- und Perfektionswahn noch mehr. Jetzt sollen uns auch noch buddhistische Techniken und Methoden wie Achtsamkeit und Selbst-

Mitgefühl bei dieser Selbstoptimierung unterstützen. Und Wellness-Kurse und Wohlfühl-Hotels versprechen eine ideale „Work-Life-Balance" mit Yoga und Meditation usw. Ich finde diese Formulierung schon lange sehr seltsam. Leben wir denn nicht auch dann, wenn wir arbeiten? Ich halte eine für die jeweilige Lebensphase stimmige Balance von aktivem Leben und Ausruhen und Spielen, erfüllenden Hobbies und Beziehungen und auch Meditation eher für erstrebenswert.

Wer zu hohe Ideale und überzogene Ansprüche hat, setzt sich ständig unter Druck und schlittert schnell in ein Burnout. Wir neigen besonders dann zu Perfektionismus, wenn wir zu wenig auf unsere Lebenserfahrungen achten. Natürliches Leiden gehört zum Leben, weil sich die komplexen äußeren und inneren Bedingungen ständig wandeln und wir uns und die Welt daher nie völlig in den Griff bekommen. Wir sind komplexe Systeme und keine einfachen Maschinen, und selbst Maschinen funktionieren manchmal nicht.

Eine Übung aus den tibetischen Lehren über die Kostbarkeit des menschlichen Lebens inspiriert mich seit über vierzig Jahren und fördert große Dankbarkeit für das, was funktioniert in meinem Leben. Statt über das zu klagen, was für ein perfektes Leben noch fehlt, können wir auch an Probleme denken, die wir derzeit nicht haben. Und zwar nicht nur an Probleme, die Menschen in weit entfernten Ländern und völlig anderen Kulturen plagen, sondern an Probleme von Menschen in unserem Umfeld.

## Wir brauchen Menschen wie die Luft zum Atmen

Die Soziologie spricht von fünf Säulen des Lebens. In der traditionellen Formulierung sind das Familie, Wohnung inklusive Nachbarschaft, Beruf, Gesundheit und geistige oder spirituelle Orientierung. Ich ergänze das durch drei weitere Säulen: Zivilgesellschaft, Kultur und Politik. Sieben dieser dann acht Säulen haben ganz direkt mit Beziehungen zu tun, aber auch für den Erhalt unserer Gesundheit und im Umgehen mit Krankheit brauchen wir andere Menschen. Mein Dauer-Mantra ist: Wir brauchen Menschen wie die Luft zum Atmen.

Die acht Säulen manifestieren und spiegeln sich also ganz unmittelbar in unseren Beziehungen, im privaten und beruflichen, im sozialen und politischen Kontext, und für einige auch in einer religiösen Zugehörigkeit, in einer Kirchengemeinde oder einer Meditationsgruppe. Für manche tritt auch eine säkulare Vision wie der Humanismus oder die Idee von Freiheit, Gleichheit und Solidarität an die Stelle der Religion. Welche Rolle Beziehungen in unserem Leben einnehmen und wie wir sie schätzen und pflegen können und wollen, beeinflusst in hohem Maße unser Lebensgefühl, unsere Gesundheit und unser Umgehen mit Krankheit.

In meinem Leben spielten und spielen alle sieben Beziehungs-Säulen eine wichtige Rolle und helfen mir, mit Schwierigkeiten gut umzugehen. Auch aus dem Grund betone ich den Wert langfristiger Beziehungen so sehr. Zur Zeit des Buddha lebten die meisten Menschen in Indien in Sippe und Kaste, und er betonte daher eher die Notwendigkeit, auch alleine üben zu lernen. Für Menschen in modernen Gesellschaften mit ihrer Betonung von Individualisierung reicht das nicht aus. Viele Menschen müssen vor allem lernen, ihre Beziehungen zu schätzen und zu pflegen – gute und langfristige Beziehungen in Familie und Freundeskreis, Nachbarschaft und Beruf, Gesellschaft, Kultur und Politik und auch im religiösen oder spirituellen Umfeld.

Auf der Grundlage vieler stabiler Beziehungen wurden die buddhistischen Lehren und Übungen für mich zu einem guten Werkzeug für ein relativ entspanntes Umgehen mit den *natürlichen* Leiden des Lebens. Durch Hören und Lesen, Nachdenken und Meditieren, aber auch durch gemeinsames Üben und kollegialen Austausch und Begegnungen mit nahen und fernen Menschen lerne ich, die vielen Varianten von Gier, Hass und Verblendung in meinem Leben überhaupt erst zu erkennen und nach und nach zumindest ein wenig zu verringern. Nach Jahren der Übung mit guter Begleitung und viel Hingabe und Geduld weiß ich inzwischen, dass dieser Weg nach oben offen ist. Wir bleiben Menschen und werden weiterhin mit Gier, Hass und Verblendung, mit Festhalten, Abwehr und überzogenen Erwartungen zu tun haben. Und wenn wir trotz regelmäßiger Übung immer wieder scheitern, dann wissen wir in dem Moment, in dem wir das bemerken, dass wir es zumindest versucht, dass wir geübt haben.

Da ich weder Ärztin noch Krankenhausseelsorgerin bin, habe ich nur wenig direkte Erfahrung mit schweren Krankheiten. Als Meditationslehrerin sehe ich meine Aufgabe eher darin, Menschen dabei zu unterstützen, ihre Beziehungen wertzuschätzen und zu pflegen, denn die tragen uns in schweren Zeiten. Ich empfehle ihnen, Freundlichkeit und Freude zu üben, wenn es gut läuft im Leben, und Mitgefühl und Gleichmut oder Gelassenheit zu üben, wenn das Leben schwierig wird. Und: sich Rat und Hilfe zu suchen, wenn sie nicht mehr weiterwissen.

Ich kenne viele einigermaßen gesunde Leute, die im Prinzip alles haben, was sie zum Leben brauchen, und doch unzufrieden sind. Manche auch aus dem Grund, weil sie ihre Beziehungen nicht genügend wertschätzen und pflegen. Doch tragende Beziehungen sind eine unverzichtbare Stütze in schweren Zeiten. Durch den regelmäßigen Kontakt mit anderen Menschen, mit denen wir uns verbunden fühlen, wissen wir aus erster Hand, dass auch andere krank werden können. Vielleicht gibt es aber auch einige Menschen in unserem Umfeld, die geduldig und relativ entspannt mit ihren alltäglichen Schmerzen und sogar mit schweren Krankheiten umgehen. Das kann ermutigen und inspirieren zu einem klugen Umgehen mit Krankheit und Schmerz.

## Das Ende vom Leiden und der Weg dahin

Wie ich selbst die Welt sehe, hat viel mit meiner Kindheit in einer liberalen badischen Kleinstadt und dem damaligen Zeitgeist zu tun. Ich bin 1949 geboren, habe nach dem Abitur 1968 Politik und Russisch studiert und schon während des Studiums und auch nach dem Examen Deutsch als Fremdsprache unterrichtet. Mit 28 Jahren entschloss ich mich, auf Anregung einer Bekannten, zu einer Reise nach Indien und Nepal. In Nordindien begegnete ich dem tibetischen Buddhismus und das veränderte mein Leben von Grund auf. Ich hatte gefunden, was ich an der Universität vergeblich gesucht hatte: die Vision eines sinnvollen Lebens, und zwar zum Wohle aller, und viele inspirierende Vorbilder, die diesen Weg mit Leib und Seele, mit Herz und Verstand verkörperten.
Zwei Jahre, vom Sommer 1977 bis zum Herbst 1979, studierte ich in Nordindien und Nepal tibetischen Buddhismus, nahm an vielen Kursen teil und machte auch einige Einzel-Klausuren. Ich konnte anknüpfen an positive Erfahrungen meiner badisch-liberalen katholischen Kindheit im Schwarzwald, jetzt allerdings ergänzt und vertieft durch kognitiv anspruchsvolle und einleuchtende Lehren und Methoden. Ich verstand immer besser, warum ein *ethisches* Leben für mich und andere sinnvoll ist, und lernte Übungen kennen, mit denen ich die großen Fragen des Lebens formulieren und im Herzen bewegen konnte. Die bodenständigen tibetischen Lehren passten zu meiner Lebenserfahrung in den Jahren zwischen 1950 und 1970. Alle Menschen wollen zwar glücklich sein, aber da sie verschieden sind und leben und auch sehr unterschiedliche Vorstellungen von Glück haben, gelingt das nur selten oder nicht immer. Meine Leitfrage wurde: Welche Haltung und welches Verhalten fördern Glück und verringern Leiden für mich und andere. Der Buddha beschrieb dazu im Achtfachen Pfad drei Schwerpunkte mit acht Übungsfeldern, die ich hier in meiner kulturellen Übersetzung vorstelle.

Die drei Schwerpunkte: realistische Sicht, ethisches Verhalten und beständiges Üben, *prajna*, *sila*, *samadhi*.

Die acht Übungsfelder beinhalten die Bemühungen um:

1. Eine realistische Sicht auf uns und die Welt, statt ungültige Konzepte zu entwickeln und daran festzuhalten.
2. Eine wohlwollende Haltung uns und anderen gegenüber durch die Übung der Vier Unermesslichen Haltungen.
3. Nicht-Verletzen im Verhalten.
4. Freundliche und hilfreiche Rede.
5. Ein Lebenserwerb, der niemandem schadet, sondern möglichst hilfreich ist für andere.
6. Geduldiges Üben und Bemühen in allen Bereichen.
7. Achtsamkeit, d.h. bemerken, was geschieht und erinnern, was hilfreich und heilsam ist für uns und andere.
8. Sammlung oder Meditation im Sinne eines regelmäßigen Innehaltens. Damit schaffen wir ein günstiges Setting, in dem die Erfahrungen von Ruhe und Frieden und die Stabilisierung von Einsichten möglich werden.

Mit Hilfe dieser acht Übungsfelder können wir lernen, körperliche oder emotionale Schmerzen, eine Krankheit oder einen Verlust wahr- und anzunehmen, und das kann das Leiden daran verringern. Wir leiden zwar immer noch unter Rückenschmerzen oder einer Erkältung, an Brustkrebs oder einer chronischen Krankheit usw., aber *nicht mehr* als nötig. Wir tun, was möglich ist, um unseren Schmerz zu lindern, und lassen uns von nahen Menschen trösten und beruhigen, unterstützen oder helfen. Das ist nicht einfach, aber möglich.

Wir können eine Krankheit – bei uns oder nahen Menschen – zum Anlass nehmen, natürliches und zusätzliches Leiden unterscheiden zu lernen. Wir können Erwartungen und Ansprüche hinterfragen und so die Grenzen unseres Wissens und das unserer Mitmenschen erkennen und annehmen lernen. Auch das verringert zusätzliches Leiden. Denn wer weniger erwartet, wird weniger enttäuscht. Ich schätze diesen bildhaften Begriff „Enttäuschung" sehr. Denn hinter jeder Ent-*täuschung* steht eine Täuschung, eine überzogene Erwartung bzw. ein ungültiges Konzept. Wenn wir sie entdecken und lockern, wird unser Leben leichter, weil zusätzliches Leiden vermindert wird.

Durch die zunehmende Akzeptanz von natürlichem Leiden verringern wir die Neigung, Unangenehmes abzuwehren, und erleben so vielleicht ab und zu Momente der Leichtigkeit und Freude. Mein Fazit: Mit etwas Einsicht und Freundlichkeit, mit dem Wunsch, uns und andere weniger zu verletzen, und mit Achtsamkeit, Geduld und viel Humor gehen wir diesen Weg allein und mit anderen zusammen.

## Mit Wohlwollen und Mitgefühl durch Freud und Leid

Der Volksmund weiß, dass geteiltes Leid halbes Leid ist und geteilte Freude doppelte Freude. Der Buddha empfiehlt Vier Heilsame oder auch Unermessliche Haltungen: Wohlwollen und Mitgefühl, Freude und Gleichmut. Wir können einen kleinen Vers zu diesen Haltungen immer wieder im Herzen bewegen und damit uns und anderen das Bestmögliche wünschen. Wenn es gut läuft, denken wir an uns und andere mit Wohlwollen und Freude über das, was gut und hilfreich ist. Und wenn es schwierig wird, wünschen wir uns und allen Mitgefühl mit eigenem und fremdem Leid und üben uns darin, und in Gleichmut. Im Wissen, dass natürliches Leiden zum Leben gehört, alles unbeständig ist und bleibt und wir das Leben nie völlig in den Griff bekommen.

In diesem Sinne wünsche ich Ihnen den Mut und die Zuversicht, das Beste aus Ihrem Leben zu machen, auch wenn Sie oder Ihre Lieben krank sind. Versuchen Sie es. Es ist nicht einfach, aber möglich. Achten Sie auf die Dinge, die gut sind in Ihrem Leben. Pflegen Sie Ihre Beziehungen und die Freude am heilsamen Tun. Das fördert Ihre Gesundheit und schenkt

Ihnen die Kraft, auch in schweren Zeiten nicht die Zuversicht zu verlieren. Geduld und Zuversicht können Sie zwar nicht erzwingen, aber gute Bedingungen dafür schaffen: Dankbarkeit und Freude für das, was da ist. Und ab und zu können Sie sich darüber freuen, dass Sie bestimmte Probleme nicht haben. Das dient Ihrem eigenen Wohl und dem aller. In echt. Probieren Sie es aus.

Herbert Schwabl

# Wir leben in einem entzündeten Zeitalter

Seit mehr als 30 Jahren beschäftige ich mich mit der Tibetischen Medizin (tibetisch *gso ba rig pa* – das Wissen vom Heilen). Die Tibetische Medizin ist eines der alten, großen Medizinsysteme der Welt, ein enormer Schatz an Erfahrungswissen. Vor circa 1200 Jahren haben im Hochland von Tibet Ärzte dieses Wissen in Schriften zusammengefasst – also zu einer Zeit weit vor der modernen Wissenschaft. Darin finden sich Anleitungen, um das fragile Gleichgewicht der Gesundheit bis ins hohe Alter zu bewahren, in der heutigen Sprache ausgedrückt: Vorsorge und richtige Lebensführung als Grundsteine für ein beschwerdefreies Leben.

Für die tibetischen Gelehrten war das Nachdenken über Gesundheit unweigerlich verbunden mit dem Ansatz, Krankheiten vorzubeugen sowie schädigende Einflüsse früh zu erkennen und zu vermeiden. Dabei wurde das Zusammenwirken der verschiedenen Systeme unseres Körpers gedeutet, lange bevor man durch modernes Rüstzeug die Funktionen des Blutkreislaufes, der Nerven oder des Immunsystems bestimmen konnte. Die Gelehrten aus dem Himalaya sprechen von den drei Energien rLung, Tripa und Beken sowie den zugehörigen fünf Elementen. Obwohl sie über Immunzellen, antioxidative Moleküle oder Entzündungsfaktoren nichts wissen konnten, hatten die Tibeter bereits erkannt, dass in unserem Körper mitunter unerkannt Krankmachendes schlummern kann: Sie nennen es die versteckte Hitze.

Die versteckte Hitze bleibt anfangs unbemerkt und schädigt langsam den Körper. Als Gegenmittel empfehlen die tibetischen Ärzte kühlende Kräutermischungen. Dieses Konzept der versteckten Hitze weckte mein Interesse. Wie konnten die Tibeter – ohne die Errungenschaften der modernen Wissenschaften wie der Immunologie – eine Problematik vorwegnehmen, die zu einer zentralen Herausforderung des heutigen Gesundheitssystems geworden ist? Ist jene versteckte Hitze das, was die gegenwärtige Immunologie so intensiv beschäftigt, nämlich eine versteckte, stille Entzündung?

## Stille Entzündungen

Versteckte Entzündungen als zentrale Ursache zahlreicher chronischer Krankheiten – das erscheint auf den ersten Blick sonderbar: Bei uns in Europa hatten wir noch nie eine derartig gute Ernährungslage, vegan liegt im Trend, auch das Wissen um Gesundheit ist enorm gewachsen. Und dennoch „entzündetes Zeitalter"?

Über Jahre hindurch hat sich unser Gesundheitssystem damit beschäftigt, uns auf die Vermeidung von Cholesterin und Fett zu trainieren. Jeder hat irgendwann von den Risikofaktoren des modernen Lebensstils gehört, schon in der Schule werden diese Grundlagen vermittelt. Aber dabei wird zu viel Gewicht auf die Vermeidung von gewissen Faktoren gelegt und zu wenig über die zugrundeliegenden Mechanismen informiert. Es wird ignoriert, was sich als eines der wichtigsten Gesundheitsprobleme unserer Zeit herausstellt – Entzündungen.

Allerdings sind hier nicht die akuten Entzündungen gemeint, die unseren Körper durch Schmerzen, Schwellungen, gerötete Körperteile schwächen. Chronische Entzündungen verlaufen anfangs still und unbemerkt, ihr schädigendes Potential zeigt sich erst im Lauf der Zeit. Diese versteckten Entzündungen (engl. *silent inflammation*) begründen den Nährboden für ganz unterschiedliche Krankheiten wie Krebs, Alzheimer, Fettleibigkeit, Herzinsuffizienz und Diabetes. Alles Krankheitsbilder, die vor allem mit dem Alterungsprozess zu tun haben: Altern ist ein entzündlicher Vorgang. Man spricht daher auch vom sogenannten Inflamm-Aging (ein Zusammenzug der englischen Wörter für Entzündung/*inflammation* und altern/*aging*).

Stille Entzündungen können durch verschiedene Faktoren wie Stress, Ernährung, Umweltgifte und Infektionen ausgelöst werden, physikalische, chemische oder metabolische Stressoren. Dazu kommt psychischer Stress, er kann die Hypothalamus-Hypophysen-Nebennieren-Achse (HPA) aktivieren und die Ausschüttung von Stresshormonen wie Cortisol und Adrenalin erhöhen. Diese Hormone können das Immunsystem modulieren und insbesondere zelluläre Entzündungsreaktionen auslösen, indem sie die Produktion weiterer proinflammatorischer Zytokine stimulieren und Entzündungswege ankurbeln.
Die genannten Einflüsse wirken zusammen und begünstigen einen chronischen, niederschwelligen Entzündungszustand. Dieser besteht lange ohne offensichtliche Anzeichen oder Symptome, schädigt aber im Laufe der Zeit verschiedene Organe und physiologische Systeme. Das Immunsystem ist ständig mit Entzündungssignalen konfrontiert, ohne dass es zu einer Auflösung der Entzündungsursache kommt. Der Organismus befindet sich also in einem dauernden entzündlichen Zustand. Und ebendas führt zu einem erhöhten Risiko für die oben genannten, weit verbreiteten altersbedingten Krankheiten.

## Die Gefahr am Teller

Es ist kein Geheimnis, dass eine bequeme Ernährungsform und vorwiegend sitzend verrichtete Tätigkeiten verbunden mit körperlicher Inaktivität nicht gesund sind. Dies wird verstärkt durch Stress, sowohl körperliche als auch psychische Belastungszustände, durch Schlafmangel oft in Kombination mit übermäßigem Gebrauch von elektronischen Geräten wie Mobiltelefon, Fernseher oder Computer. Wenn noch Umweltgifte wie Luftverschmutzung, Feinstaub und Rauch dazukommen, dann ist der Nährboden für einen entzündungsfördernden Zustand aufbereitet.
Wie nahe oft Heilsames und Entzündliches nebeneinander liegen, zeigt

sich am Beispiel der Fettstoffe in der Ernährung: Der österreichische Ernährungsspezialist Prof. Markus Metka hat es auf den Punkt gebracht – es gibt die guten Engelsöle und die gefährlichen Teufelsfette. Einige Lebensmittel können entzündliche Vorgänge beschleunigen, während andere einen schützenden Effekt haben.

Bei den Ölen ist Olivenöl am gesündesten, hat eine appetitzügelnde sowie entzündungshemmende Wirkung. Olivenöl ist die Basis der gesundheitsfördernden mediterranen Ernährung zusammen mit viel Gemüse, Zwiebel und Knoblauch. Empfehlenswert sind auch Lein-, Raps- oder Fischöl (insbesondere durch den hohen Gehalt an der entzündungshemmenden Eicosapentaensäure EPA); Sonnenblumenöl dagegen weniger, es enthält Omega-6 und ist eher entzündungsfördernd. Die meisten Forscher sind sich einig, dass das ideale Verhältnis von Omega-6 (entzündungsfördernde Fettsäuren) zu Omega-3 (entzündungshemmende Fettsäuren) etwa 1:1 beträgt, genau jenes Verhältnis, das man in der Ernährung der Jäger-Sammler-Gesellschaften findet. Aber das Verhältnis von entzündungsfördernden Fetten zu entzündungshemmenden Fetten in der typischen westlichen Ernährung liegt bereits bei 16:1 oder sogar noch höher – ist also eindeutig in Richtung Entzündung verschoben.

War es früher das Fett, das als Dickmacher schlechthin galt, warnt die Wissenschaft heute vor der Überzuckerung. Auch hier geht es um das Verstecken: Zucker, der als Füll- und Aromastoff vielen Fertiggerichten zugesetzt wird, oder der extrem hohe Zuckergehalt in verschiedenen Süssgetränken (10–15%!) entziehen sich oft der Wahrnehmung der Konsumenten.

Zucker ist ein billiger Geschmacksträger, die Nahrungsmittelindustrie setzt dabei vor allem auf den praktischen Corn-Syrup. Es ist dies ein Glukosesirup, der primär aus der Stärke von Mais hergestellt wird. Im Gegensatz zu normalem Kristallzucker (der im Vergleich dazu fast schon wieder positiv abschneidet) enthält Corn-Syrup viel Fruktose – und das macht ihn so hinterhältig gefährlich. Fruktose, der Fruchtzucker, kommt zwar natürlich in Obst und Honig vor, ist ein guter Energiespender und in kleinen Mengen kein Problem. Allerdings kann ein Übermaß an Fruktose zu einer Fettansammlung um die Organe führen bis hin zu einer nicht-alkoholischen Fettleber. Am Schluss stehen wieder Entzündungsreaktionen, die den gesamten Körper schwächen.

All das ist der Wissenschaft gut bekannt, aber schon ein Gang durch den modernen Supermarkt sowie das Mittagessen in einer Betriebskantine oder in einem Restaurant zeigen, wie wenig diese Erkenntnisse im realen Alltag berücksichtigt werden.

## Pflanzliche Vielfalt als Gegenspieler

An sich gäbe es im Pflanzenreich eine Reihe von hilfreichen pflanzlichen Schutzstoffen (sekundären Pflanzenstoffen), die einen dämpfenden Einfluss auf Entzündungsvorgänge hätten. Flavonoide und Polyphenole sind die wichtigsten dieser Schutzstoffe. Sie sind als Herb- und Bitterstoffe in vielen Obst- und Gemüsesorten sowie in Tee, Kakao und Rotwein enthalten. Sie haben eine antioxidative Wirkung und können Entzündungen im Gefäßsystem reduzieren. Doch die Geschmacksrichtungen herb und bitter sind nicht beliebt, sie werden im Gegensatz zu salzig, süß und sauer kulinarisch nicht geschätzt. Alles ist darauf ausgerichtet, ertragreiche Getreidesorten, Masttiere, spezielle Gemüse- und Obstsorten umfangreicher und effizienter zu produzieren. Die gesunden Herb- und Bitterstoffe fehlen!

Zudem mangelt es leider vielen Nahrungsmitteln – und hier sind vegane Angebote keine Ausnahme – an etwas Entscheidendem: der pflanzlichen Vielfalt. Der Anteil an entzündungshemmenden Pflanzenstoffen in unseren Lebensmitteln sinkt in den letzten Jahrzehnten kontinuierlich. Manche Experten sprechen daher bereits von einem Nährstoffkollaps. Auch der Klimawandel trägt dazu bei, denn der $CO_2$-Gehalt in der Atmosphäre steigt und führt dazu, dass Pflanzen schneller wachsen und mehr Stärke und Zellulose, aber weniger Nährstoffe produzieren. Dies wird verstärkt durch die intensive Landwirtschaft, die den Boden auslaugt und die Artenvielfalt verringert. Das heisst, wer heute einen bunten Salat mit verschiedenen Zutaten zusammenstellt, nimmt dabei möglicherweise weniger sekundäre Nährstoffe auf als der simple Salatesser vor 50 Jahren.

Jene pflanzlichen Schutzstoffe sind jedoch wichtige Impulsgeber für den Organismus, sie sind uns seit Urzeiten vertraut, waren seit jeher Teil unserer natürlichen Umgebung. Durch die Vielfalt der Pflanzen ergibt sich eine Möglichkeit des Gegensteuerns oder sogar des Gesundbleibens trotz aller schädigenden Einflüsse, die zu chronischen Entzündungen führen. Sind sie in unseren Lebensmitteln nicht mehr ausreichend vorhanden, können sie dennoch in anderer Form aufgenommen werden. Schon die alten Medizintraditionen haben das erkannt und Mischungen von Heilpflanzen eingesetzt.

Diese Pflanzengemische sind chemisch gesehen Vielstoffgemische mit zahlreichen aktiven Prinzipien, die im Körper an mehreren Wirkorten eingreifen. In sinnvoller Dosierung liegen die Einzelkomponenten nur in sehr geringen Mengen vor, dadurch lösen sie zwar keine vollständige Blockade oder Stimulierung von biologischen Funktionen aus, erlauben aber dem Körper mit seinen eigenen Regelkreisen darauf zu antworten. Das kann insbesondere bei chronischen Zuständen sinnvoller sein als die vollständige Blockade eines Pfades, und ist zugleich offenbar verträglicher.

Durch die Vielfalt fungieren die traditionellen Heilpflanzengemische als Adaptogen, orientieren sich am Gesamtorganismus und seinen Reaktionsweisen. Als unspezifisch wirkende Systemmittel, deren Wirkmechanismus wegen seiner Komplexität nicht auf einzelne Pflanzen zurückzuführen ist, setzen sie gesamthaft an der Basisstörung an, was insbesondere bei Entzündungen wichtig ist.

## Der Ansatz der Tibeter

In diesem überhitzten, entzündeten Zeitalter fordern wir unseren Körper zu Höchstleistungen heraus. Auf Hochtouren Leistung zu erbringen, befördert die Hitze im Körper noch mehr. Neben den genannten Stressfaktoren kommen alle Aspekte unserer Leistungsgesellschaft hinzu. Wir wollen perfekt funktionieren, perfekt aussehen und verlangen uns ein immenses Pensum mit Mehrfachbelastungen ab.

Dem entgegen steht die Empfehlung der Tibeter, diesem inneren Anspruch an Perfektion, an das permanente Funktionieren nicht nachzugeben, sondern vielmehr Ausgleich zu schaffen. Gelassenheit im Alltag ist für Tibeter durch die buddhistische Grundhaltung nahezu natürlich gegeben: Meditation und Achtsamkeit gelten als Grundtugenden.

Bei den Heilkräutern treffen wir auf äußerst praktische Ansätze von tibetischen Gelehrten, die mich seit jeher faszinieren. Es hört sich ganz einfach an: Dort wo Hitze ist, fehlt es an kühlenden Elementen.

Analog zur Klassifizierung der Krankheiten teilt die traditionelle Pharmakologie auch die Substanzen in kühlende und wärmende Stoffe ein, je nach der beobachteten Wirkung auf die drei Körperenergien. Die Eigenschaften der Arzneistoffe sind für den tibetischen Arzt und Pharmakologen an sensorischen Eigenschaften wie Geschmack, Textur und Farbe erkennbar. Die getrockneten und pulverisierten, ansonsten jedoch unbehandelten Rohmaterialien werden so zu Formeln zusammengestellt, dass sie die Störungen der Energiebalance ausgleichen und den Organismus wieder ins Gleichgewicht zurückführen.

Dem Körper kann man also unter anderem kühlende Substanzen zuführen, die insbesondere durch die Geschmäcker herb und bitter charakterisiert sind. Gerade diese Stoffgruppen, die wir bereits als entzündungshemmend kennengelernt haben! Seit Jahrhunderten haben die Tibeter bestimmte Kräutermischungen eingesetzt, die kühlende und damit antiinflammatorische Eigenschaften haben. Die tibetischen Kräutermittel bestehen aus drei bis zwanzig oder mehr verschiedenen Kräutern in jeweils niedriger Dosierung. Besonders bewährt hat sich die tibetische Kampfer-Rezeptur *Gabur*, die „kühlend“ ist und „anregend“ auf die Blutzirkulation wirkt. Sie kompensiert einen Hitzeüberschuss im Gefässsystem und hat durchblutungsfördernde und entzündungshemmende Eigenschaften.

Dies lehrt uns: Anregungen aus dem überlieferten Wissensschatz der verschiedenen Medizintraditionen können wir in der überhitzten Zeit von heute sinnvoll umsetzen. Dieses Erfahrungswissen zu sichten und zu bewerten, eröffnet uns manche Einsicht und führt uns in Synthese mit der modernen Wissenschaft auf neue Wege zur Gesundheit – eine wichtige Inspiration gerade in einem „entzündeten Zeitalter“.

Karl-Heinz Steinmetz

# Gesundheit! – Provokationen aus der Traditionellen Europäischen Medizin

## Gesundheit – eine Erstauskunft

Jeder Mensch hat einen Vorbegriff von oder ein Vorwissen über Gesundheit und Krankheit, wie sich auch sprachgeschichtlich im Deutschen erhellen lässt: „Gesund" – aus der germanischen Wortwurzel *sunto* – bedeutet so viel wie „heil, wohlbehalten, lebendig, rege, rüstig"; „krank" hingegen meint – aus der indogermanischen Wurzel *grengh* –„in sich verkrümmt, schwach, kraftlos, hinfällig". Einer präzisen Definition scheinen sich die beiden Begriffe Gesundheit und Krankheit jedoch zu entziehen. Zwar versuchen Medizin und Gesundheitswissenschaften seit jeher, die beiden Begriffe genauer zu bestimmen, aber sie landen dabei regelmäßig in Aporien: Manche Menschen sind im Sinne einer funktionalen Diagnose krank, etwa weil das Röntgenbild einen orthopädischen Schaden zeigt, erfreuen sich aber nach eigener Auskunft eines ausgeprägten Wohlempfindens, während andere sich als massiv krank wahrnehmen und augenscheinlich leiden, obwohl die in der Medizin gängigen Diagnosen das Leiden kaum abbilden oder erklären können. Ein bekanntes Bonmot definiert zudem, gesund sei nur derjenige, der noch nicht hinreichend untersucht wurde. Ein Höhepunkt der Irritation ist schließlich erreicht, wenn aus der Palliativpflege berichtet wird, manche Menschen gäben im letzten Abschnitt ihres Sterbeprozesses die Auskunft, sie stürben „heil", also gleichsam „geheilt". Wie kann das sein?

Als erstes, noch vages Zwischenfazit ist festzuhalten: Gesundheit und Krankheit sind miteinander verschränkte dynamische Prozesse, die in der Form von Fähigkeiten und Defiziten erkennbar werden. Es besteht weitestgehend Konsens darüber, dass man zur Entfaltung des Begriffspaares Gesundheit vs. Krankheit verschiedene Wissenschaften berücksichtigen muss – Natur- wie Geisteswissenschaft; Medizin, Psychologie, Soziologie, Philosophie und Religionswissenschaft. Und hier kommt die Traditionelle Europäische Medizin (TEM) als vormodernes Heilsystem ins Spiel. Zu ihrer Blütezeit zwischen dem fünften vorchristlichen Jahrhundert und dem Anfang des 19. Jahrhunderts wurden Gesundheit und Krankheit mit einer erstaunlichen Ganzheitlichkeit und ohne thematische Tabus besprochen, weswegen es inspirierend ist, sich auf diese Anregungen der TEM in Sachen Gesundheit einzulassen.

## Gesundheit und Metaphysik

Aus pragmatischen Gründen herrscht heute in der konventionellen Medizin (trotz der oben erwähnten Aporien) ein funktional-technisches Gesundheitskonzept vor: Gesundheit ist der Normalzustand; Krankheit ist hingegen eine Funktionsstörung, welche die Medizin mit therapeutischen Mitteln beseitigt oder zumindest kompensiert. Traditionelle Medizinsysteme setzen hier deutlich anders an. Die TEM stellt – wie auch die anderen vormodernen Medizinsysteme der Traditionellen Tibetischen Medizin (TTM), dem Ayurveda als Traditioneller Medizin Indiens sowie der TCM – das Thema Gesundheit und Krankheit von Anfang an in einen metaphysischen Horizont, wie im folgenden lateinischen Motto zum Ausdruck kommt, das in seiner Grundaussage auf die hippokratische Medizin zurückgeht, in seiner expliziten Textgestalt aber aus Salerno, der berühmten Medizinschule Süditaliens seit dem 10. Jahrhundert, stammt:

*Medicus curat, natura sanat, Deus salvat.*

Der Arzt behandelt, die Natur trägt den Heilungsprozess, Gott schenkt letztes Heilwerden.

So provokant eine derartig starke metaphysische Aussage (inklusive Gottesbegriff) daherkommt und für eine rein naturwissenschaftlich begründete Medizin nicht direkt anschlussfähig ist, so interessant und bedenkenswert sind die sich daraus ergebenden Konsequenzen für die konkrete Heilkunst:

- Die obige dreiteilige Formel entlastet Arzt, Ärztin und Therapeuten von überschießenden Erwartungen und begründet eine sehr realistische und sachgemäße Heilkunst: Menschliches Therapieren hat den eigentlichen Heilungsprozess nie ganz in Händen, sondern ist „lediglich" für den kurativen (inklusive palliativen) Aspekt zuständig. Für die TEM ist Gesundheit ein Prozess, der die menschliche Verfügungsgewalt grundsätzlich übersteigt und von der Natur getragen wird. Insofern ist jede Heilung immer auch eine Wunderheilung. Die berühmte Heilkundige Hildegard von Bingen hat diese eigentümliche Kraft, die den salutogenetischen Prozess trägt und der Natur eingestiftet ist, den schönen Namen *viriditas* gleich „Grünkraft" gegeben.
- Erster Adressat im Prozess des Gesundwerdens und -bleibens ist der betroffene Mensch selbst: Die eigentliche Gesundheitsverantwortung kann nicht ganz an Ärztin oder Therapeuten delegiert werden, sondern muss ein Stück weit von jedem Menschen selbst übernommen und gelebt werden. Heilung geschieht, wenn sie geschieht, in Kooperation zwischen dem Therapeuten und dem zu Therapierenden auf Augenhöhe.
- Medizin ist „Kunst des Aufschubs": Das letzte Ziel einer bleibenden Gesundheit kann die Medizin angesichts des Todes nicht einlösen. Wer heute von einem Schlaganfall genesen ist, muss sich darauf einstellen, in der Zukunft eventuell an einer Krebserkrankung zu sterben. „Kunst des Aufschubs" benennt dabei zugleich die Grenzen, aber eben auch die große Leistung der Medizin, die den Tod nur aufschieben kann, dadurch jedoch einen Zeitzwischenraum des Lebens eröffnet, auf den es ankommt und den es ohne Medizin eben nicht gäbe.

- Wenn traditionelle Medizinsysteme den metaphysischen Horizont sprachlich markieren, im Falle der TEM durch das oben angeführte *Deus salvat*, dann ergibt sich die spannende Möglichkeit, dem Tod, der in einer nur naturwissenschaftlich begründeten Medizin das Scheitern der therapeutischen Möglichkeiten schlechthin darstellt, eine neue Funktion zuzuweisen. Der Tod ist zweifellos der ernst zu nehmende *exitus*, aber in allen traditionellen Medizinsystemen wird er darüber hinaus zugleich auch als *transitus*, als Hinübergang und Verwandlung, aufgefasst. So altmodisch eine derartige Hoffnungsformel scheinen mag, so sehr bietet sie manchem Patienten bis heute eine Sinndeutung des eigenen Leidens und Sterbens.

Doch lassen wir die Frage nach dem Tod einstweilen auf sich beruhen und nehmen wir die alltägliche Gesundheitssorge aus der Warte der TEM in Augenschein.

## Gesundheit und ganzheitliche Gesundheitssorge

Dem Sachverhalt, dass jeder zunächst seine eigene Gesundheitsverantwortung trägt und diese nicht restlos delegieren kann, trägt die TEM durch das Konzept der sogenannten *sex res non-naturales* Rechnung. Den sperrigen lateinischen Begriff übersetzen wir am besten mit „sechs gesundheitsrelevante Milieufaktoren". Dahinter verbirgt sich ein Konzept, das versucht, den Menschen als Mittelpunkt seiner je eigenen, vielfältigen Lebenswelt in den Blick zu bekommen und diese in der Grundstruktur auszuloten: Essen und Trinken, Stoffwechsel und Ausscheidung, Aktivität und Ruhe, Wachen und Schlafen, Lebensmilieu und Atmung, Gedanken und Emotionen. Gewiss könnte man noch weitere Gesundheitsfaktoren benennen und hinzufügen, aber die Traditionelle Europäische Medizin behauptet, wer sich wenigstens mit diesen sechs Faktoren auseinandersetze, der umfasse ganzheitlich Gesundheit in den wesentlichen Aspekten.

Folgend ein kurzer Kommentar zu diesen sechs Faktoren, anhand derer man über Jahrhunderte in der TEM die Gesundheitssorge strukturierte und die auch heute als Konzept tragfähig sind.

- Speis und Trank: Der menschliche Körper kann sich nicht autonom im Dasein halten, sondern ist auf regelmäßige Nährstoffzufuhr angewiesen. Das Sprichwort sagt „Man ist, was man isst", und dieser Satz ist durchaus wörtlich zu nehmen, denn unsere Körpersubstanz ist gleichsam angegessen. Was wir essen und trinken entscheidet ein Stück weit über unsere Gesundheit und Krankheit. Man kann nämlich die besten und wirksamsten Medikamente einnehmen, aber wenn Essen und Trinken nicht passen, dann therapiert man immer hinterher, während durch die Auswahl ungünstiger Nahrungsmittel zukünftige Krankheiten schon angebahnt werden. Oder wie es ein mittelalterliches Sprichwort, etwas deftig aber von der Sache her richtig, ausdrückt: „Der gute Koch ist der erste Arzt, der schlechte Koch ein Mörder."
- Stoffwechsel/Verdauung und Ausscheidung: Beim Körperaufbau und den Stoffwechselprozessen entstehen Stoffe, die ausgeschieden werden müssen; die TEM spricht in diesem Zusammenhang von Nähr- und Klärstrom, die den Körper durchfluten. Zunächst gilt, dass der Körper sich selbst entgiftet und reinigt, aber mithilfe von intelligenten Therapien kann man den Selbstreinigungsprozess unterstützen, Gewebe und Funktionskreise aktivieren sowie die Ausscheidungskanäle offenhalten – etwa mittels Sauna, Einnahme von Heilpflanzen oder Heilerde, Fasten und vielem mehr. Zur regelmäßigen Gesundheitspflege empfiehlt die TEM daher, wie andere vormoderne Medizinsysteme, im Frühjahr und/oder im Herbst eine entsprechende Kur.
- Wachen und Schlafen: Der Mensch ist evolutionsbiologisch in die größere Umwelt eingepasst und mit den Rhythmen von Welt und Kosmos synchronisiert. Deutlichster Ausdruck hierfür ist der Tag-Nacht-Rhythmus, der circadiane Rhythmus, der hinter dem Wach- und Schlafver-

halten des Menschen steht. Wie wichtig guter Schlaf ist, das postuliert nicht nur die TEM, sondern hat die neueste Forschung hinreichend gezeigt. Im Schlaf regeneriert sich der Mensch auf allen Ebenen. Leistungsfähiges Immunsystem, ausgeglichene Stimmung, gut funktionierender Kreislauf, Stoffwechsel und Hormonhaushalt etc. – sie alle hängen vom Wach- und Schlafverhalten des Menschen ab. Mit ihrer Zeitsensibilität war die TEM gleichsam ihrer Zeit voraus und hat heutige chronomedizinische Ergebnisse vorweggenommen.

- Bewegung und Ruhe: Das Sprichwort „Wer rastet, der rostet" trifft den Nagel auf den Kopf, denn der menschliche Körper ist evolutionsbiologisch auf Bewegung programmiert. Gelenkschonende und achtsame Bewegungen sind daher ein Schlüsselfaktor für die Gesunderhaltung, gerade auch bei orthopädischen Beschwerden und Schmerzen, die nur in manchen Fällen kurzfristig eine Ruhestellung erforderlich machen, sich ansonsten aber durch heilgymnastische Bewegung und Mobilisierung bessern lassen. Andererseits ist der Mensch nicht für Dauerbelastungen geschaffen, sondern braucht Pausen: Das pulsierende Herz und die lebendige Atembewegung machen natürlicherweise Zwischenpausen. Alle 90 Minuten parkt das Gesamtsystem Mensch und schaltet für fünf bis zehn Minuten einen Gang zurück, bevor es dann wieder Leistungen erbringen kann. Feiertage und Urlaub (als Erlaubnis, die Arbeit ruhen zu lassen) sind wichtige Bausteine eines gesunden Lebensstils und führen zur Stärkung der Stresskompetenz.
- Klima/Wohnambiente und Atem/Luft: Sensibilisiert durch die Herausforderungen des Klimaschutzes und die neuesten Forschungsergebnisse der Baubiologie, ist heute den allermeisten klar, dass Gesundheit mit guter Atemluft und einem möglichst schadstoffarmen Lebensambiente zu tun hat. Tiefer, entspannter und natürlicher Atem wirkt auf das vegetative Nervensystem und die Psyche; er ist entscheidend für die Gesundheit der Lungen und Bronchien sowie für die Sauerstoffversor-

gung des ganzen Körpers. Die besten Atemübungen der TEM greifen allerdings ins Leere, wenn Milieu und Lebensambiente nicht passen – das Mikroklima der Wohn- und Arbeitsräume, in denen wir uns aufhalten; Baustoffe, Textilien, Kleidung, Möbel, die uns täglich umgeben und mitentscheiden, ob es uns gut geht oder ob wir einer ständigen Gesundheitsbelastung ausgesetzt sind.

- Gedanken, Haltungen, Emotionen: Die seelischen Funktionen des Menschen laufen nicht getrennt von seinen körperlichen Funktionen ab, sondern sie sind mit ihnen verschränkt. Emotionen haben direkt mit Verdauung, Kreislauf, Hormonen, dem Immunsystem etc. zu tun, wie sich im Alltag zeigt, aber auch durch die neueste psychosomatische oder psychoneuroimmunologische Forschung klar belegt wird. Gesundheit und Krankheit sind einerseits ein Stück weit Schicksal, aber andererseits auch das Ergebnis unserer Haltung, Einstellung und Spiritualität. Der Philosoph Friedrich Nietzsche definierte Gesundheit als „das Maß an Krankheit, das uns gestattet, unsere wesentlichen Aspekte des Menschseins zu leben". Ganz gesund ist also kein Mensch, aber ganz krank eben auch niemand. Es kommt darauf an, diesen „Zwischenzustand" des menschlichen Lebens zu gestalten und mit Sinn zu erfüllen. Insofern legen alle vormodernen Heilsysteme auf den Bereich der Lebenskunst, Philosophie, Psychohygiene und Spiritualität großen Wert – die TCM vom Daoismus und Mahayana-Buddhismus her inspiriert, Ayurveda von hinduistischen Traditionen, die Traditionelle Tibetische Medizin vom Vajrayana-Buddhismus und Bön her, die Traditionelle Persische Medizin vom Islam; und die TEM schließlich, vor allem in der Form der europäischen Klostermedizin, auf der Grundlage von Christentum und Judentum.

## Gesundheit und Personalität

Eine weitere Perspektive auf das Gesundwerden und -bleiben hat die TEM wiederum mit den anderen vormodernen Medizintraditionen gemeinsam: die Personalisierung durch „Elemente" und „Typen", die es ähnlich auch in China, Indien und Tibet gibt. Die TEM hat hierzu eine eigene, sehr spezifische „Lehre der vier Temperamente" ausformuliert, die knapp erläutert werden soll:

Fundamente der Temperamentenlehre haben antike griechische Medizinschulen gelegt, deren bekannteste die des Hippokrates von Kos (460–370 v. Chr.) war. Die von diesen Schulen formulierte „Humoralmedizin" arbeitet mit einfachen und gut beobachtbaren Kriterien. Sie bestimmt mit Hilfe eines Vierer-Systems die physiologischen Funktionen des Menschen, verschiedene Stoffwechseltypen oder konkrete Krankheitssymptome, und integriert den Mikrokosmos Mensch konsequent in den Makrokosmos Natur als umfassendes Ganzes.

Angelpunkt des Vierer-Schemas sind die beiden polaren Kräfte Wärme und Feuchtigkeit – Wärme als Prinzip der Energie und Aktivität, Feuchtigkeit als Prinzip der Substanz und Struktur. Je nach Maß von Wärme und Feuchtigkeit ergeben sich vier Elementar-Qualitäten: warm vs. kalt; feucht vs. trocken. Die TEM ordnet nun diesen Primärqualitäten im Makrokosmos vier Elemente und im Mikrokosmos Mensch vier *humores* (= Säfte) und Temperament-Typen zu und integriert schließlich alle Aspekte zur Gesamtschau: beim luftigen, feucht-warmen Sanguiniker dominiert das Blut, bei der feurigen, warm-trockenen Cholerikerin die Gelbgalle; beim erdigen, trocken-kalten Melancholiker die Schwarzgalle, bei der wässrigen, kalt-feuchten Phlegmatikerin der Schleim.

Bei dieser Temperamentenlehre geht es nicht um eine veraltete Lehre aus der Antike oder um ein primitives Schubladendenken, sondern um personalisierende oder stratifizierende Medizin: Nicht jeder Mensch ist gleich, nicht jede namensgleiche Erkrankung braucht die nämlichen Anwendungen und therapeutischen Hilfestellungen. Die auf den ersten Blick altmodische Typenlehre lässt sich im Lichte der neuesten Forschung mit empirischen Daten untermauern: Denn es ist inzwischen gelungen, für die vier Temperamente im Sinne von Stoffwechseltypen bzw. -funktionen erste Bio-Marker dingfest zu machen.

Im Rahmen dieses Beitrags kann die Humoralmedizin nicht weiter entfaltet und diskutiert werden; es soll daher nur die Pointe für eine Lehre der Gesundheit benannt werden: Die TEM sieht in der individuell passenden Mischung der vier Säfte die Gesundheit eines Menschen begründet; in deren unpassender Mischung hingegen die Krankheit. Der Therapeut wird daher seine Kunst primär darauf ausrichten, mittels geeigneter Diagnostik das Grund-Temperament seines Klienten zu eruieren und die aktuell vorherrschende Säfte-Mischung zu bestimmen. Weicht diese zu stark vom Grund-Temperament ab oder läuft sie gleichsam aus dem Ruder, so wird er seinem Klienten Möglichkeiten zur Verbesserung der Lebensweise, Ernährung, Bewegung und inneren Grundhaltung aufzeigen. In einem weiteren Schritt kommen Heilmittel, beispielsweise Zubereitungen aus Heilpflanzen, manuelle Verfahren wie Schröpftherapie und zahlreiche weitere therapeutische Optionen zum Einsatz. Alle diese Massnahmen zielen darauf, dem Klienten einen Weg in seine je eigene (!) Gesundheit zu bahnen und die Resilienz des Patienten zu stärken, was ganz auf der Höhe heutiger medizinischer Innovationen liegt, weil man sich auch in der konventionellen Medizin zunehmend über therapeutische Konzepte „von der Stange" hinaus in Richtung maßgeschneiderte Therapie bewegt. Das Gesamt der therapeutischen Maßnahmen, die in der TEM zum Einsatz kommen, darf man sich trefflich als einen Therapie-Fächer mit fünf Segmenten vorstellen.

## Gesundheit und ganzheitliche Therapie

Über die vorbeugende Gesundheitssorge hinaus kennt die Traditionelle Europäische Medizin handfeste kurative Therapien, mit denen sie die Gesundheitsdynamik unterstützt. Auch hier ergibt sich ein provokant anderer Ansatz, mit dem sich die TEM auf einer Linie mit TCM, Ayurveda und der Tibetischen Medizin weiß und sich von der heutigen konventionellen Medizin deutlich unterscheidet. In der Praxis der heutigen Mainstream-Heilkunde vieler hochindustrialisierter Länder dominieren nämlich medikamentöse Therapie und Chirurgie, auch wenn das kurative Potential anderer therapeutischer Verfahren nicht geleugnet wird. Zumindest in gesundheitsökonomischer Sicht sind aber therapeutische Leistungen wie Massage, Physiotherapie, Bewegungstherapie, Ernährungsberatung, Balneotherapie, psychosomatische Hilfestellung etc. aufgrund der Dominanz des Pharma-Bereichs als kassenärztliche Leistungen benachteiligt.

In den vormodernen Medizinsystemen, in unserem Fall der TEM, werden hingegen tendenziell alle fünf Segmente eines therapeutischen Fächers als gleichberechtigt genutzt:

- An erster Stelle steht die ernährungsmedizinische Begleitung, weil die Auswahl der richtigen Lebensmittel die Gesundheit von morgen anbahnt. Selbst wenn eine Erkrankung nicht unmittelbar und allein durch eine diätetische Intervention korrigiert werden kann, wird diese therapeutische Unterstützung genutzt. Ernährungsberatung ist folglich der erste Schritt einer jeglichen TEM-Therapie.
- Zugegebenermaßen lassen sich nur wenige Erkrankungen mit einer Ernährungsoptimierung allein zufriedenstellend behandeln. Die zweite therapeutische Hilfestellung, welche die Traditionelle Europäische Medizin zu bieten hat, ist daher die medikamentöse Therapie, die Heilmittel des Pflanzenreichs (Heilpflanzen), aber auch mineralische oder metallische Substanzen (Heilerde, Gold etc.) oder Mittel des Tierreichs

(etwa Honig, Butter, Schmalz) nutzt.

- Die dritte therapeutische Sparte kann man mit „Kunst der Hand“ oder *chirurgia* überschreiben. Die TEM meint damit nicht die invasive Chirurgie (*chirurgia magna* = große Chirurgie), die in jenem System reichlich unterentwickelt war, sondern die Applikation von Massagen und Physiotherapie sowie von manuellen Verfahren wie Schröpfen, Anwendungen mit warmen Eisen (Kauterien), warmen Steinen oder Feuertüchern; den Einsatz von Wickeln, von Hydro- und Balneotherapie oder weiteren physikalischen Therapien (*chirurgia parva* = kleine Chirurgie).
- Zum ganzheitlichen TEM-Therapie-Schema gehört immer auch eine Bewegungs- und Leibtherapie, die man sich ein Stück weit wie Qigong in der TCM oder Yoga im Ayurveda vorstellen darf. Aus der Klostermedizin sind beispielsweise neun Übungen überliefert, die als heilsames Leibgebet funktionieren. Im spätmittelalterlichen und frühneuzeitlichen England erachtete man therapeutisches Bogenschießen als probates Mittel, die eigene Resilienz und Stresskompetenz zu stärken. In der italienischen Medizin der Renaissance betonte man hingegen die Heilkraft des Tanzens.
- Für ein rundes TEM-Therapie-Schema sind schließlich *mind-body-medicine* und *spiritual care* zu berücksichtigen. Das meint zunächst einmal psychotherapeutische Beratung und Behandlung, inkludiert aber auch den Bereich der Spiritualität. Es liegt auf der Hand, dass sich in einem weltanschauungsneutralen, naturwissenschaftlich grundierten Umfeld von heute die mögliche Rolle von spirituellen Inhalten in der Therapie massiv verändert hat. Es gehört zu den europäischen Errungenschaften, dass sich seit der Aufklärung die Medizin als eigenes System ausdifferenziert und von der Religion emanzipiert hat. Das heißt aber nicht, dass die Medizin berechtig wäre, die spirituelle Dimension grundsätzlich zu pathologisieren (gleichwohl Spiritualität und Religion pathologisch werden können, wovor aber auch die Medizin nicht gefeit ist).

Die vormoderne Heilkunde aller Kulturen hatte und hat hingegen immer großen Respekt für Therapien über die Grenzen der empirischen Medizin hinaus – in der TEM beispielsweise unter dem Namen „Herzmeditation".

## Gesundheit in der TEM – ein Epilog

Auch die TEM kann selbstredend keine „handliche Definition" von Gesundheit zur Verfügung stellen. Existentielle Grundphänomene wie Gesundheit lassen sich eben nicht präzise definieren und restlos begreifen. Dennoch vermag diese alte europäische Medizin nach meiner Überzeugung einige Hinweise beizusteuern, die bei einer Erhellung zu berücksichtigen wären:

- Gesundheit ist ein transzendentales Phänomen, das in wesentlichen Bereichen die ureigene Domäne der Medizin darstellt, aber zugleich das Feld der Medizin immer schon überschreitet. Die Anerkenntnis dieser Grenzüberschreitung ist eine wesentliche Voraussetzung für eine sachgemäße und „demütige" Medizin. Charakteristisch für die Medizinsysteme TCM, TTM, Ayurveda und TEM ist, dass sie die Transzendentalität von Gesundheit offen aussprechen.
- Den Singular Gesundheit gibt es letztlich nur im Plural: Gute Medizin ist aufgerufen, nicht bei allgemeinen Gesundheitskonzepten und -rezepten stehen zu bleiben, sondern Wege der je eigenen (!) Gesundheit aufzuzeigen. In der vormodernen Medizin wird das durch eine durchgängige Personalisierung oder Stratifizierung der Therapie geleistet – in der TCM mittels Yin-Yang-Konzept und fünf Wandlungsphasen, im Ayurveda durch fünf Elemente und drei Doshas, in der TEM schließlich durch eine Vier-Temperamente-Lehre.

- Gelingende Gesundheitssorge ist ganzheitlich und nutzt alle zur Verfügung stehenden, validen therapeutischen Optionen. Die TEM strukturiert diese ganzheitliche Gesundheitssorge mittels der sogenannten *sex res non-naturales* und einem Therapiefächer mit fünf Segmenten.

Und so ergibt sich abschließend ein vom Wortlaut her beinahe banales, als Programm hingegen tollkühnes Fazit: Der Zielvorgabe der Gesundheit entspräche am besten eine integrative Heilkunde auf der Höhe der Zeit, die alle erprobten Zugänge berücksichtigt und zur Verfügung stellt. Die TEM kann hierfür einen kleinen, gleichwohl wichtigen Beitrag leisten.

Renée Schroeder

# Altern im 21. Jahrhundert
# Eine Brücke zwischen überlieferten Heilmethoden und moderner Medizin

Ich werde dieses Jahr 70 Jahre alt und so interessiert mich der Alterungsprozess. Ich lebe seit vier Jahren auf einem Bergbauernhof in Abtenau, der sich ausschließlich auf wilde alpine Kräuter spezialisiert hat. Als Wissenschaftlerin interessiert mich nicht so sehr, welche Mittelchen einst wogegen verwendet wurden, sondern welche Wirkstoffe in welchen Pflanzen vorhanden sind und welche Wirkungen sie evidenzbasiert haben. Die überlieferten Heilmethoden sind eine sehr brauchbare Quelle, wenn nach Wirkstoffen für die Pharmazeutika gesucht wird.

Mein Ziel ist es, eine ganze Reihe von Naturprodukten und Lebensgewohnheiten zu finden, von denen eindeutig gezeigt werden kann, dass sie den Alterungsprozess verlangsamen und dabei die Lebensqualität verbessern. Gesund zu altern, ist ein lohnender Prozess.

In meiner Rolle als Wissenschaftlerin kann ich nicht anders, als mich an Fakten zu halten; alles andere empfinde ich als Zeitverlust und wäre in meinen Augen nicht zielführend. Es ist meine Überzeugung, dass alles, was wichtig ist und Folgen haben könnte, hinterfragt werden muss. Das ist anstrengend, aber lohnend, und macht mich sehr zufrieden. Ich habe einfach akzeptiert, dass Wissen – im Unterschied zum Glauben – ständig in Frage gestellt werden muss. Glauben ist für mich persönlich ein Irrweg, denn ich kann und will mich selbst nicht belügen.

Wenn ich mich jetzt intensiv mit der Heilwirkung von Kräutern beschäftige, so möchte ich das mit der gleichen Präzision machen, wie ich es 40 Jahre lang in der Wissenschaft gewohnt war. Ich bin erst ganz am Anfang dieses Lernprozesses über die Wirkstoffe der Pflanzen und über Möglichkeiten, wie sie angewendet werden können. Dabei möchte ich mich nicht nur auf die Erhaltung der Gesundheit beschränken, sondern meine Freude an diesem Thema in den Vordergrund stellen. Die Auseinandersetzung damit kann sehr kreativ sein und einfach Wohlbefinden bereiten. Ganz wichtig für mich ist, dass diese Beschäftigung mit Heilpflanzen im Austausch mit vielen anderen Kräuterinteressierten stattfindet, denn allein kann man schnell überfordert sein. Die „Kräutergruppe" vom Leierhof als Netzwerk ist bereits der erste Schritt in die Gesundheit und ins Wohlbefinden, und ist die Basis für ein erfolgreiches Projekt: altes Wissen über die Anwendung von Heilkräutern zu retten, zu bewahren und weiter ins Zeitalter der Wissenschaft zu führen.

Im Alter kann die Kreativität durchaus zunehmen und nicht umgekehrt, wie allgemein vermittelt wird. Wenn frau sich mit der Vielfalt der Kräuter beschäftigt, geht es nicht ausschließlich um die medizinische Wirkung. Der Ideenreichtum, den frau entfalten kann, ist äußerst vielseitig: Erstens sind Kräuter oft sehr schön anzusehen; man kann sie pflücken und farbenprächtige Blumenarrangements zusammenstellen. Das ist ein Vergnügen und riecht wunderbar. Kräuter kann man auch essen. Der Fantasie sind keine Grenzen gesetzt, ob man nun damit die Speisen schmückt, ihnen eine gesunde Note hinzufügt oder einfach neue, spannende Geschmacksrichtungen ausprobiert. Lange bevor man sich auf die Heilkraft von Kräutern konzentriert, lassen sich daraus Öle und Seifen für die Körperpflege herstellen. Eine Löwenzahnseife mit Mandelöl oder eine Johanniskrautseife in Olivenöl sind einfach eine Wohltat, vor allem, wenn man sie selbst gefertigt hat. Man kann sie zudem weiterschenken und anderen ebenfalls damit Freude bereiten.

Als Letztes kommt die exakte Auseinandersetzung mit Heilkräutern, wenn man sie gesundheitlich einsetzten will. Das ist ein unendlich reichhaltiges Feld, welches Wissen und Sorgfalt verlangt. Die Zubereitung von heilenden Kräutertees oder Kräuterelixieren ist eine Wissenschaft für sich, und um diese geht es mir derzeit. Das erfordert Geduld und Neugierde sowie das Studium der Fachliteratur. Pflanzen sind eine reichhaltige Quelle von Naturstoffen, deren Anwendung in Zukunft weiter an Bedeutung gewinnen wird.

Obwohl die Forschung sehr oft mit Wirkstoffen aus Heilpflanzen große Erfolge feiert, gibt es immer wieder scheinbar unüberwindbare Hürden zwischen der modernen Medizin und der Anwendung althergebrachter Heilkräuter. Das müsste nicht sein. Beide Zugänge zur Gesundheit haben ihre Berechtigung und können ohne weiteres in einer komplementären Weise angewendet werden. Ich möchte betonen, dass vor 100 Jahren die Lebenserwartung in Europa unter 40 Jahren lag, was natürlich bedeutet, dass die alten Hausmittel nicht die Antwort auf alle Gesundheitsfragen sein können und die heutige Medizin auf enorme Erfolge verweisen darf. Es gilt allerdings hier, zwischen schweren, akuten Krankheiten und leichten, chronischen Beschwerden zu unterscheiden. Die Beschäftigung mit Heilkräutern ist bereits ein erster Schritt in die richtige Richtung, um die Gesundheit zu erhalten und in Selbstverantwortung zu handeln. Sie helfen vorbeugend, chronische Krankheitsbilder zu vermeiden. Wenn jedoch Krankheiten entstehen, die eine genaue Medikation benötigen, sind exakt bemessene Medikamente die richtige Wahl. Denn die Konzentration von Wirkstoffen in Pflanzen variiert zu stark, um schnell und zielgerichtet zu behandeln.

## Brücken und Balance

Mein großer Wunsch ist es, eine Brücke zwischen der modernen Medizin und der Anwendung von Naturheilmitteln zu bauen, damit Altbewährtes wissenschaftlich geprüft und verstanden wird und nicht mehr als „Alternative“, sondern komplementär zu der heutigen evidenzbasierten Medizin eingesetzt wird. Es gibt bereits viele tausende wissenschaftliche Arbeiten, welche die Inhaltsstoffe von Pflanzen identifizieren und diese anschließend biochemisch charakterisieren, um genau zu verstehen, in welche Prozesse des Stoffwechsels sie eingreifen.

Die Medizin hat in den letzten Jahrzehnten Enormes geleistet: Wir wissen Bescheid, wie die meisten Krankheiten entstehen und wie sie zu behandeln sind. Die Lebenserwartung hat sich in den letzten 100 Jahren mehr als verdoppelt! Trotzdem sind viele Menschen mit dem modernen Medizinsystem unzufrieden und suchen nach Alternativen. Am meisten stört es die Patient:innen, wenn sie (zu) viele Medikamente über eine sehr lange Zeit einnehmen müssen und es dadurch zu Unverträglichkeiten kommt; oder wenn die Dosis ständig erhöht werden muss, weil der Körper sich an die Mittel gewöhnt hat und sie ihre Wirkung verlieren.

Es gibt eine „goldene" Regel in der Kräuterheilkunde: Kein Kraut soll länger als drei Wochen eingenommen werden. Dann braucht man eine Pause oder man nimmt ein anderes Kraut mit ähnlicher Wirkung, aber anderem Wirkstoff. Diese Regel begeistert mich! Sie macht in meinen Augen so viel Sinn, denn mit wertvollen Wirkstoffen soll man behutsam und wohlüberlegt umgehen. Wie könnte diese kluge Vorsichtmaßnahme auch in der modernen Medizin zur Anwendung kommen? Zwar ist das fast undenkbar mit den jetzigen Behandlungsstrategien, wäre jedoch eine sehr lohnende Frage und könnte etliche Probleme lösen sowie gleichzeitig kostensparend sein.

Viele Krankheiten haben ihren Schrecken verloren und man vertraut bei akuten Problemen den modernen Arzneien und Methoden. Bei chronischen Beschwerden, vor allem jenen, die durch eine ungesunde Lebensführung verursacht werden, besteht eine gewisse Unzufriedenheit mit der Schulmedizin, weil viel zu viele Medikamente verschrieben werden, die mehr oder weniger Nebenwirkungen hervorrufen. Vor allem Dauermedikationen sind ein Problem, weil oft Symptome behandelt werden, statt an der Ursache der Krankheit anzusetzen. Einfach aus Bequemlichkeit Pillen

zu schlucken und weiterhin ungesund zu leben, ist keine nachhaltige Lösung. Hier muss jede/r für sich überlegen, welche schlechten Gewohnheiten zu beenden sind, um eben gerade jene unnötigen chronischen Beschwerden zu verhindern, die den Alterungsprozess beschleunigen.
Den Wert der Gesundheit erkennt man erst, wenn diese abhandenkommt. Dann stellt man vieles in Frage. Wie kann man an seiner Gesundheit arbeiten, ohne dass das Thema zu viel Platz im Alltagsleben einnimmt? Es gilt, eine Balance zwischen gesunder Lebensführung und den „Freuden" des Lebens zu finden. Das ist natürlich individuell sehr unterschiedlich. Da spielen die Genetik und die Sozialisierung eine wichtige Rolle.

## Der Tod alter Zellen

Die Menschen werden immer älter und die Lebenserwartung steigt rasant. Durch die Möglichkeiten der modernen Medizin steigt die Weltbevölkerung ebenfalls rasant und wir haben gerade erst die Acht-Milliarden-Marke überschritten. Das ändert vieles, denn die Menschheit konnte 2.000 Jahre lang kaum wachsen: 400 Jahre vor unserer Zeitrechnung gab es circa 300 Millionen Menschen auf der Erde; im 16. Jahrhundert waren es immer noch kaum mehr. Die erste Milliarde wurde erst Anfang des 19. Jahrhunderts erreicht. Dann jedoch ging es rapide bergauf, die zu erwartende Lebensspanne in Europa hat sich zwischen dem 20. und dem 21. Jahrhundert verdoppelt. Daher – der Gedanke ist logisch – erwägt die Wissenschaft, ob wir es schaffen könnten, in Zukunft gar nicht mehr zu altern. Theoretisch sollte das möglich sein.
Könnten wir so leben und uns so entwickeln, dass es keinen zunehmenden Verfall im Alter mehr gäbe? Sozusagen altern ohne die lästigen Altersbeschwerden und -erscheinungen? Bevor ich auf diese – mich faszinierende – Frage eingehe, muss ich kurz erläutern, was die Wissenschaft derzeit über den Alterungsprozess weiß.

Es gab ein paar wissenschaftliche Beobachtungen, die sehr entscheidend dazu beigetragen haben, diesen Mechanismus des Alterns überhaupt zu erforschen. In der Bierhefe und bei einem kleinen Fadenwurm (zwei beliebten Forschungsmodellorganismen) wurden nämlich Mutanten entdeckt, welche die Lebensspanne signifikant verlängerten. Das führte zur Frage, ob es überhaupt möglich wäre, unsere Lebenserwartung beliebig zu erhöhen. Gibt es genetische Variationen, die zur Langlebigkeit führen? Ob das beim Menschen möglich wäre, wissen wir noch nicht. Es wird allerdings angenommen, dass 120 bis 125 Jahre das Maximum wären.

Was bedeutet altern? Alte Zellen sind im Grunde unser großes Problem. Denn sie sollten sterben, um Platz für neue Zellen zu machen, tun dies aber meistens nicht. Alte Zellen können sich nicht mehr teilen, sie können ihre DNA-Schäden nicht mehr reparieren, sie sammeln sich im Körper an, klumpen und führen zu Entzündungen auch im Nachbargewebe. Daher stellten sich etliche Forschungsgruppen die Frage, ob es sich nicht bewerkstelligen ließe, diese alten Zellen kontrolliert sterben zu lassen. Es gibt nämlich einen Mechanismus mit dem Namen Apoptose, welcher es jeder Zelle ermöglicht, sich selbst in den Tod zu schicken. Genetisch kontrollierter Selbstmord. Den kontrollierten Zelltod gibt es bereits in Bakterien und er existiert in allen Lebewesen. Könnten wir es schaffen, unsere alten Zellen gezielt in eine Apoptose zu schicken?

Es mag zwar utopisch klingen, dass wir den Alterungsprozess aufhalten können, ist es jedoch nicht. Denn im Tierreich gibt es Beispiele für Lebewesen, die nicht altern. Die Hydra aus der Familie der Nesseltiere altert beispielsweise nicht. Sie regeneriert sich ununterbrochen. Verliert sie ein Glied, so wächst dieses in ein paar Wochen nach. Ihre Strategie dabei ist schlicht, alte Zellen sterben zu lassen und neue Zellen aus Stammzellen nachzumachen. Die Hydra verfügt nämlich über genug Stammzellen. Sie altert also nicht, stirbt aber dennoch, weil sie aufgefressen wird. Die spannende Frage lautet, ob wir es der Hydra nachmachen können, indem wir

alte Zellen in die Apoptose schicken und aus Stammzellen frische Zellen nachgenerieren. Daran arbeitet die Altersforschung derzeit fieberhaft!
Bald wird man in der Lage sein, nicht mehr benötigte Zellen gezielt zu entsorgen. Dazu werden sogenannte „Senolytika“ entwickelt: Drogen, die genau diesen Auftrag haben. „Seneszenz“ heißt der Prozess des Alterns und Senolytika sind Wirkstoffe, welche alte Zellen auflösen. Diese Drogen sollen spezifisch in alten Zellen die Apoptose aktivieren, in jungen Zellen hingegen keine Wirkung haben.
Ich bin überzeugt, dass es nicht mehr lange dauern wird, bis wirklich gut wirkende „Senolytika“ auf den Markt kommen, die zu einer gesunden Verjüngung führen werden. Es werden aktuell bereits Senolytika entwickelt und einige sind auch schon verfügbar, aber um wirklich überzeugend zu sein, braucht es noch viele Langzeitstudien am Menschen. In der Zwischenzeit können wir nach Naturstoffen suchen, die senolytische Aktivität haben. Zwei Kandidaten für natürlich vorkommende Senolytika sind Fisetin und Quercetin.
Quercetin ist ein pflanzliches Polyphenol, das in Kapernbeeren, in Zwiebeln, in der Apfelschale und in Schwarztee enthalten ist. Es gibt große Erwartungen, dass Quercetin senolytische Wirkung am Menschen haben könnte. Fisetin ist ebenfalls ein pflanzliches Polyphenol und kommt in Trauben, Kakis, Gurken und Zwiebeln vor. Also sollte man einstweilen Äpfel mit der Schale essen und abwarten, was die Forschung herausfinden wird. Abwarten und Schwarztee trinken geht auch. Oder abends ein Gläschen Rotwein mit Käse und Kapern zu sich nehmen.

## Ein Blick nach vorne

Gesund bleiben zu wollen, sollte selbstverständlich sein. Das klingt aber einfacher, als es ist, weil doch Disziplin dazu gehört und eine gewisse Anstrengung. Denn man muss körperlich und geistig immer in Bewegung

bleiben, kreativ und aktiv sein und Freude am gesunden Leben haben. Letztlich muss jede/r für sich diese Entscheidung treffen. Unsere Gesellschaft fördert eher das Gegenteil: viel Sitzen, viel ungesundes Essen und ständige Ablenkung durch Unterhaltung, anstatt selbst kreativ zu sein.
Was würde es für die Menschheit bedeuten, wenn wir nicht mehr altern müssten und womöglich ein paar hundert Jahre lang leben könnten? Für die Evolution des Menschen wäre das eine Katastrophe, denn diese braucht kurze Generationszeiten. Schon jetzt ist unsere Generationszeit so lange wie nie zuvor: Wir werden immer älter und die Zahl der 100-Jährigen wächst stetig. Auch würde die Weltbevölkerung noch rasanter zunehmen und dies die Erderwärmung noch schneller vorantreiben. Die Langlebigkeit signifikant zu erhöhen, kann demnach erst in Angriff genommen werden, wenn viele andere soziale und ökologische Probleme gelöst sind.
Am Ende möchte ich betonen, dass das Ziel dieser Überlegungen ist, den Alterungsprozess nicht mehr mit Krankheit gleichzusetzen. Es sollte möglich sein, das zunehmende Alter ohne die sogenannten Degenerationen zu erleben. Gesund zu altern mit Hilfe von Bewegung, achtsamer Lebensführung und jenen senolytischen Drogen und Kräutern, die man für sich als die Richtigen entdeckt hat.
Noch ein wichtiger Gedanke zu dem Zustand der Menschheit: Wir werden zwar immer älter und bleiben relativ gesund; aber seit wir Menschen unsere Evolution selbst zu steuern begonnen haben, sind wir abhängig von unserer Technologie. Auch sind wir weit weniger fit als vor 100.000 Jahren, als wir noch nicht abstrakt denken konnten und nicht in der Lage waren, über die Zukunft zu reflektieren. Es würde viel Aufschluss über den Zustand des Homo sapiens geben, wenn eine/r von uns sich allein mit einem Affen auf einer Insel befände: Der Affe wäre uns Menschen in dieser Situation wahrscheinlich überlegen.

# REISE

## Miguel Herz-Kestranek

# Es lohnt sich

„Willst Du es nicht einmal mit Misteln versuchen?“ Dieser von mir schüchtern vorgebrachte Vorschlag an meinen Vater wurde mit einem „Blödsinn!“ weggewischt und ich war wieder still. Mein Vater hatte Krebs im letzten Stadium, zuerst im Darm, dann mit zusätzlichen Metastasen in der Lunge. Damals ein qualvolles Sterben, ein elendiglicher Tod. Mein Vater wurde als verwöhnter Mann aus reichem Haus ins NS-Exil geworfen und war – nach acht Jahren zurückgekehrt – nicht mehr der Gleiche. Er rauchte nervös, arbeitete hektisch, unbedankt und unbefriedigt, Alkohol gehörte nicht nur gesellschaftlich dazu, Essen war rasch herunter geschlungener Genuss, ohne darüber nachzudenken. Das Leben war nur selten schön, mit Ende fünfzig war er ein alter Mann, mit achtundsechzig starb er.

Es waren die ausgehenden 1970er Jahre, ich war Ende zwanzig und eigentlich hatte mein Vater gar keinen Krebs. Zumindest offiziell nicht. Das K-Wort war in unserer Familie nämlich strengstes Tabu. „Der Vater hat – äh – eine – schwere – also er ist jetzt doch ziemlich – nun, er ist krank und muss operiert werden. Aber wenn der liebe Gott will, wird er wieder gesund!“ Das war die offizielle Version. Ich redete dann noch etwas von „vielleicht mit dem Essen aufpassen“ und, dass dies doch einen Zusammenhang mit dem Darm haben dürfte. Davon und von den Misteln als zusätzliche Hilfe bei Krebs – an dem mein Vater ja, wie gesagt, eigentlich gar nicht erkrankt war – hatte ich irgendwo vage gehört. Aber angeblich sollte es sich bei beiden um völlig unwissenschaftliche Meinungen handeln. Deswegen auch mein zögerliches Vorbringen, und deshalb hatte ich ja auch, wie man mir sagte, keine Ahnung von solchen Sachen. Mein Vater war kurze Zeit später tot.

Ich war als Kind zu klein, zu dünn und immer kränklich und schwächlich. Dazu war meine Kindheit geprägt von physischer wie psychischer Gewalt und schweren Schicksalswendungen, die sich fast bis in meine Lebensmitte ziehen sollten. Andere Kinder hätten das vielleicht gar nicht so überlebt, wie ich am Ende doch, wären aber wahrscheinlich zumindest Alkoholiker geworden oder hätten Frau und Kind geschlagen.
Über Gesundheit und Krankheit wurde zu Hause nicht viel Aufhebens gemacht. „Mach keine Geschichten! Ein richtiger Mann…", und dann folgte irgendein Glaubenssatz über Abhärtung und Zähnezusammenbeißen. „Er ist halt bissl ein Schwachmatikus", war ein oft geäußertes Merkmal, das mich von meinen blondstrotzenden Stiefgeschwistern unterschied. Dann gab es wieder den Sommer-Ratschlag an die weiblichen Familienmitglieder: „Bleibt nicht mit dem nassen Badeanzug sitzen, da kriegt man ein Damenleiden!" Was damit wohl gemeint sein könnte, fragte ich mich damals. Das waren Sätze, an die ich mich erinnere.

Als mein Vater starb, war ich mit achtundzwanzig ein psychisch labiler, spindeldürrer junger Mann mit tiefen Augenringen, Magenproblemen und einem erklecklichen Jahreskonsum an Antibiotika, die mir gegen ganzjährige, manchmal fiebrig-eitrig aufflammende Sinusitis verschrieben wurden. So, dachte ich, sollte mein Leben also verlaufen. Bis ich eine entscheidende Begegnung hatte. Mein ganzes Leben hindurch sollten nie Seilschaften oder Unterstützungen durch andere mich vorwärts bringen, sondern immer sollte sich etwas durch Begegnungen verändern und mich über steinige, mühsame Wege, die ich allerdings stets allein zu gehen hatte, weiterbringen. Ich erfuhr bei dieser Begegnung von der die Gesamtgesundheit beeinflussenden Darmsanierung nach F.X. Mayr und von einem Arzt, der noch bei Mayr selbst gelernt hatte. Dieser Arzt, der humorvoll streng – um nicht zu sagen dogmatisch – war, sagte mir nach fünf Minuten, dass ich den falschen Beruf hätte und diesen deshalb auf der Stelle aufgeben müsse. Förster wäre für meine Konstitution das Richtige. Früh aufstehen, hinaus in den Wald, ein zu Hause frisch zubereitetes Mittagessen, dann wieder hinaus, früh schlafen gehen, eine brave Frau mit lebfrischen Kindern, kein psychischer Stress. Ein ziemliches Klischee, aber im Grunde stimmig. Wenn ich bei meinem Beruf mit seiner für Außenstehende kaum vorstellbaren Unregelmäßigkeit und den psychischen wie körperlichen Belastungen – Schauspieler bekamen während des letzten Krieges Schwerarbeiterzulage – bliebe, dann, so sagte der Mayr-Schüler laut auflachend über diese ihn offenbar erheiternden Aussichten, dann müsse ich unabänderlich leidend bleiben und einen frühen Tod in Kauf nehmen. Maximal könne er mich auf einen etwas schmerzfreieren, marginal weniger vergifteten Weg leiten, aber inwieweit ich imstande sei, diesen zu gehen, und inwieweit mir das überhaupt helfen würde, bleibe mehr als fraglich. „Natürlich gibt's noch eine andere Möglichkeit: Sie gehen täglich zehn Stunden mit dem Pflug hinter einem Pferd her und pflügen einen harten Acker, dann sind Sie sofort gesund und können überdies essen, was Sie wollen, ohne dass es Ihnen schadet!" Auch über diesen offenkundigen Scherz mit großem Wahrheitskern folgte heiterstes Gelächter.

Was ich allerdings als die beiden bis heute wesentlichsten Erkenntnisse von diesem Arzt mitnahm und was jener Mayr-Arzt in mir vertiefte, den ich bald darauf aufsuchte und der über Jahrzehnte mein kluger und mich geduldig und behutsam über viele Klippen führender Begleiter wurde: Dass Gesundheit nicht die Abwesenheit von Krankheit ist und dass es nur einen Menschen auf der Welt gibt, der für meine Gesundheit verantwortlich ist, nämlich ich selbst. Heute, wenn auch von zu vielen immer noch zu wenig gelebt, ist dies zumindest kein Geheimnis mehr, damals aber noch eine Ansicht, die von der Mehrheit als „Homöopaten-Unsinn" verlacht wurde. Lautete doch zu dieser Zeit die Antwort auf die Frage „Wer ist für Ihre Gesundheit verantwortlich?" mehrheitlich: „Der Arzt!"

Und dann bekam ich langsam eine Ahnung, hatte Begegnungen mit alternativen Heilmethoden, mit Heilern und „anderen“ Ärzten, erlebte Rückschläge, vergaß vieles und erinnerte mich wieder, befolgte strengstens und pfiff wieder drauf. Doch die Selbstverantwortung für die eigene Gesundheit und somit gleichzeitig für mich begann zu wachsen und damit die Beschäftigung mit der Frage, wie denn das alles eigentlich nachhaltig zu leben sei.
„Und wenn Sie einmal ‚sündigen‘, dann machen Sie es mit Lust und Freude und wissend, was Sie tun und wie sie es ‚wiedergutmachen‘ können! Weil bei allem Wissen und Tun: Schauen Sie immer, dass Sie kein Diätkrüppel werden!“ Einer von vielen Sätzen meines langjährigen Mayr-Arztes zu Ernährung und ein Ratschlag, der viel mehr beinhaltet als das, was man im ersten Moment heraushört.

Und so vergingen Jahrzehnte. Esoterik begegnete mir, Diskussionen mit Gegnern und Jüngern, manipulierende Kurpfuscher, gegen jeden Widerspruch resistente Dogmen, Streit und Geschäftemacherei. Ansichten und Verhaltensweisen änderten sich. Die mir gut taten, wurden zur Routine, Antibiotika etwa waren für mich nun Medikamente für den äußersten Notfall und nur dafür, allerdings so gut wie nie eingenommen. Vieles wurde ausprobiert, wieder gelassen, Geld, das die Kasse nicht ersetzte, floss in Strömen, aber die Erfolge wurde nachhaltiger. Und „mens sana in corpore sano“ stimmt sowieso und alle anderen alten Weisheiten auch. Und die Wege wurden vielfältiger, über Höhen und Tiefen, manchmal komplett falsch und dann wieder klüger geworden gegangen. Sie führten mich über die verschiedensten psychotherapeutischen zu unzähligen anderen Versuchen und Anwendungen, die ich praktizierte oder über mich ergehen ließ. Welche unumstößlichen Wahrheiten hatten mich überzeugt und wurden von mir genauso überzeugt wieder verworfen, welchen verschiedensten Ansätzen, Methoden und Menschen bin ich dabei begegnet, welche Unmenge an Büchern habe ich dazu gelesen, all das hat mich weit über Gesundheit hinaus zu Spiritualität und somit wieder zu Gesundheit zurück geführt. Dabei habe ich intensive Freundschaft mit dem Buddhismus geschlossen, ohne jemals Buddhist zu sein, ich bin Florian begegnet, habe von ihm gelernt und Gutes erfahren und unsere Freundschaft funktioniert auch mit jahrelangen Unterbrechungen und vieles, vieles mehr. Alles hat sich auf mein Leben so ausgewirkt, dass ich heute so selbstbestimmt wie nur irgend möglich lebe und dass ich mich psychisch wie physisch recht gesund und stark fühle. Nur, wenn ein Arzt zu einem Wehwehchen meint, das sei eben eine altersgemäße Abnützung, bin ich einigermaßen empört.

Was mich ein wenig betrübt, ist die Dauer meiner Wege, denn jetzt, wo ich meine, ohnehin nur einen Zipfel von „wie's geht" in der Hand zu haben, liegt nicht mehr allzu viel Zeit vor mir. Zumindest denke ich das manchmal. Nein, ich denke täglich daran, weil ich täglich an den Tod denke. Aber weder traurig noch ängstlich, sondern ich möchte mich an ihn gewöhnen, damit ich nicht allzu sehr erschrecke, wenn es so weit ist, oder gefürchteter, wenn es dazu kommt, dass es bald so weit sein wird. Die Restzeit ist zum Thema geworden. Ich überliste mich damit, dass ich auch einigermaßen gelernt habe, „lange" durch „richtig" zu ersetzen. Und in diesem Sinn wünsche ich allen, dass sie Kraft, Mut und Zuversicht aufbringen, die Mühsal der freiwilligen wie der aufgezwungenen – aber in jedem Fall verschlungenen – Wege zu eigenverantwortlicher Gesundheit auf sich zu nehmen.
Es lohnt sich.

Karin Fürhapper

# Meine Heldenreise

## Prolog: Geschichten erzählen, um die Wahrheit zu finden

Ich mag Geschichten. Mein ganzes Leben lang schon. Erst wurden sie erzählt, dann verschlang ich Kinder- und Märchenbücher, später Literatur für Erwachsene. Als ich größer wurde, begann ich, selbst Geschichten zu erzählen, erfundene, die aus dem schöpften, wie ich die Welt sah; und wahre, wie sie das Leben schrieb. Ich machte die Geschichten zu meinem Beruf, erzählte und berichtete über Menschen und deren Kampf gegen Krankheit und Schicksal, über ihre Fragen nach dem Warum, über ihre Angst vor dem Leiden, dem Sterben und dem Unvorhersehbaren. Ich erzählte Geschichten in laufenden Bildern. Ort der Erzählungen war das öffentlich-rechtliche Fernsehen.

Geschichten sind geeignet, auf Ängste und Sehnsüchte zu verweisen, auf Irrtümer und Wendezeiten, auf Widerstände und den notwendigen Schritt der Kapitulation, bevor Neues entstehen kann. Sie beschreiben, erläutern, vertiefen und entwickeln sich zu einer lebendigen Handlung. Die besten Geschichten halten Lösungen bereit, Erklärungen oder zumindest hilfreiche Erläuterungen. Meist ergeben sie ein komplexeres Bild, als es einzelne, um sich selbst kreisende Gedanken vermögen. Diese Begegnungen mit den Menschen und der Vielgestalt ihrer Lebensgeschichten prägten mein Verständnis für Zusammenhänge, Ganzheitlichkeit und meine Fähigkeit zum paradoxen Denken, zum „Andersdenken" ebenso nachhaltig, wie meine eigenen Erfahrungen.

Bevor ich mich dem Mysterium der Heilung näherte, wollte ich mehr über die Wahrheit erfahren, darüber, wie Dinge wirklich sind. Im Laufe der Zeit hatte ich erkannt, dass in den Erzählungen über die Welt vieles verändert wurde, verdreht, gefärbt, beschönigt, entstellt, verzerrt, heldenhaft verherrlicht oder dämonisiert. Geschichten, die die Grenzen der Welt verschoben, wurden meist von Siegern geschrieben. Marketing und Propaganda färben bis heute die Paradigmen der jeweiligen Zeit. Je weiter entfernt aber eine Geschichte von der Wahrheit ist, desto mehr erkranken wir an ihr. Wir erkranken als gesamte Menschheit. Desto mehr vergessen wir. Desto schwächer werden wir. Lügen machen krank. Sie kränken und verletzen, zerstören die Integrität und die Würde. So dachte ich jedenfalls, bis ich eines Tages erkannte, dass Würde in ihrem Wesen unverletzlich ist. Je mehr ich auch persönlich mit Unwahrheit und Kränkung konfrontiert war, desto sehnlicher wuchs dieses Streben nach der Wahrheit. Wie sah die Welt jenseits der Schwarz-Weiß-Erzählungen aus? Welches Bild würde sich zeigen, wenn neue Puzzleteilchen zueinander fänden und den Blick auf alles veränderten? Was könnte das für eine im Herzen erkrankte Gesellschaft bedeuten? Was würde es für mich selbst bedeuten? Je verwirrender die Welt schien, umso mehr stellten sich die Fragen nach dem Sinn, der Ungerechtigkeit, den Widersprüchlichkeiten und den Ursachen des Unheils.

Wahre Geschichten erzählen immer von Entfaltung, ohne zu verschweigen, dass der Weg der Reifung oft mit Qualen versehen ist, die erst im Rückblick als notwendige, sinngebende Wachstumsprozesse erscheinen.

Ich brauchte eine Grundlage, um mir die Wahrheit zu erschließen. Da begegnete ich Buddha unterwegs oder vielmehr seiner Weisheit, die bis heute ein wichtiger Kompass ist. Besonders gefiel mir jene Empfehlung an seine Schüler, die sinngemäß lautet: „Glaubt nichts, überprüft alles“. Sie half mir, viele Missverständnisse zum Thema Heilung auszuräumen und mich ihren ganzheitlichen Aspekten zuzuwenden, denn im Reduktionismus der etablierten Medizin fand ich nur Bausteine.

Es ist natürlich eindrucksvoll, welche Strategien medizinischer Fortschritt und wissenschaftliche Präzision bereits bieten im Kampf gegen Krankheit und Alter. Ein Fokus liegt auf genetischen Therapien, um die biologischen

Schwächen der menschlichen Veranlagung zu optimieren und den Verfall durch die Jahre zu verzögern. Forever young und Anti-Aging sind marktschreierische Versprechungen. Man kennt das Genom, hat die mitochondrialen Kraftwerke der Zelle entdeckt und die schützende Rolle der Telomere. Sie bewahren wie Chromosomenkappen die DNA vor Schäden, bis sie selbst durch wiederholte Zellteilung so verkürzt sind, dass sie wie die Plastikenden von Schuhbändern eines Tages zerfransen und sich die Bänder auflösen. Die Zusammenhänge sind faszinierend!

Trotz aller wunderbaren Erkenntnisse bleibt das Ticken der biologischen Uhr rätselhaft. Die Komplexität des Lebens ist so einzigartig, das Zusammenspiel aller Kräfte und Bedingungen, die Rolle des Bewusstseins, das alles lässt sich unter keinem Mikroskop erfassen.

Deshalb möchte ich lieber davon erzählen, wie Synchronizitäten und Einsichten meinen Weg der Heilung weit mehr geprägt haben als jedes Medikament.

## Der Weg der Heilung – eine Heldenreise

Jede Geschichte ist eine Heldenreise, jeder Heilungsprozess ebenso. Jedes Drehbuch und Theaterstück, jedes Märchen und jedes Epos folgt dem Prinzip der Wandlung.

Der Mythenforscher Joseph Campbell[76] hat die Etappen des Weges sehr genau beschrieben als die vielen Kapitel von Läuterung und Transformation. Der Weg folgt einem klaren Schema, das Campbell in siebzehn Stufen unterteilt. Das allgemeine Storyboard sieht etwa so aus: Etwas rüttelt auf, will verändert werden, der Held reagiert mit Widerstand, bevor er schließlich aufbricht. Er gewinnt Gefährten, stellt sich Herausforderungen, wird mit sich selbst konfrontiert, muss sich dem Kontrahenten stellen, der

[76] Joseph Campbell, amerikanischer Mythenforscher (1904-1987)
„Der Heros in tausend Gestalten." Insel, Frankfurt am Main 1999.

Angst und den Schatten entgegentreten, um eine neue Stärke zu erwerben und etwas Kostbares, Wertvolles in sich zu entdecken; eine Fähigkeit, die ihn motiviert, den Höhepunkt zu meistern, wodurch Erlösung geschieht. Nun kann der Held zurückkehren an den Ort des Ausgangs, bereichert, verändert und geläutert, um das Gelernte in die Welt zu tragen und seinen frischen Glanz zu vergesellschaften.

Jede Heldenreise ist eine Geschichte der Trinität aus Trennung, Initiation und Rückkehr.

Es geht darum, wahrhaftig und lebendig zu werden. Bedeutsamer als die Suche nach dem Sinn des Lebens ist das Hineinfallen in diese Lebendigkeit, die nur gelingen kann, wenn man das Gewohnte für das Außergewöhnliche verlässt, jenseits der eigenen Grenzen durch dunkle Welten geht und schließlich im Prozess der Wandlung das Licht der Heilung findet.

Ich will meine Heldenreise nicht in den siebzehn Stufen erzählen, von denen Campbell spricht, sondern in jene Etappen zusammenfassen, die für mich wesentlich sind.

## Erste Etappe: Der Weg in die Krankheit

Mein persönliches wie berufliches Dasein hat mich viel gelehrt über die verschiedenen Wurzeln der Krankheit, über die Gezeitenbewegungen von Fort- und Rückschritt, über die Klugheit der Wiederholung, das Wesen von Rhythmen und Zyklen und die unergründliche Intelligenz des Lebens. Im Fluss der Ereignisse einen Anfang zu finden ist schwierig, und so werde ich Kindheit und Jugend überspringen, um jene Stromschnellen meines Lebens aufzuspüren, wo der bewusste Prozess der Wandlung begann.

Es war das Jahr 1990. Ein halbes Jahr war seit der Geburt meiner Tochter vergangen, als plötzlich eine mächtige Angst in mir hochstieg. Eine Todesangst. Ich dachte erst an einen Kreislaufkollaps, doch die Angst verschwand nicht. Sie rüttelte an mir und erschütterte mich, infizierte den

Körper mit Krankheitssymptomen und überflutete mich.
Der erste Schritt führte mich in die Praxis eines Internisten, der mir einen allopathischen Cocktail gegen diverse Schmerzen und Symptome verschrieb, also eine Menge Tabletten, die ich widerwillig, aber doch hoffnungsvoll einnahm. Nichts geschah. Keine Verbesserung. Monatelang.
Im nächsten Schritt konsultierte ich einen Psychotherapeuten, der eine Methode vorschlug, eine Visualisierungs- und Imaginationstechnik, die katathymes Bilderleben heißt. Sie sollte mir helfen, über spontane Emotionen und Assoziationen zu Bildern der Angst auf die Spur zu kommen. Es war der richtige Impuls, nur noch nicht der richtige Zeitpunkt. Die Methode verwies außerdem bereits auf eine kreative Reisefähigkeit, die mich bald schon in obere und untere Welten führen sollte.
Schicksalsschläge und Krankheit sind häufig Auslöser für die Frage nach dem Sinn: Warum geschieht mir das? Das ist der Anfang einer fundamentalen Krise. Das Ich fällt auseinander, die Teile ziehen in die Wüste, verloren und entwurzelt, während Angst und Unsicherheit das Zepter schwingen. Es ist eine dünne Wand zwischen dem Gefühl, verrückt zu werden, und einer mystischen Erfahrung. Ich fiel erst einmal ins Meer und vergaß, dass ich selbst seine Welle war.
Meine Krankheit, meine Probleme, mein, mein, mein, ich hatte mich vollständig mit den Beschwerden identifiziert. Weil es sich aber ganz und gar nicht gut anfühlte, in diesem dunklen Loch festzustecken, begann ich anders auf mich selbst zu schauen, um das verlorene Gleichgewicht wiederherzustellen und dem entwurzelten Ich auf die Beine zu helfen. Es gab keine Instantlösung. Also musste ich mich in Heilungswege vertiefen, die andere schon vor mir gegangen waren und die neben Wissenshunger und analytischem Geist gleichermaßen Mut und Konsequenz erforderten, um bei Bedarf in die Tiefe des Hades abzusteigen und die Nachtmeerfahrt durch das Seelenreich zu wagen.

Die Wechselwirkung der drei Instanzen des Lebens, das Zusammenspiel von Körper, Seele und Geist war offensichtlich. Ohne diese Gleichgewichtung der Ebenen würde Heilung nicht gelingen. Mit der Zeit entwickelte ich die Fähigkeit, Zusammenhänge rasch zu erfassen und die verschiedenen Dimensionen der Erkrankung gleichzeitig zu sehen, die systemische Ebene, die kausalen Bedingtheiten ihrer Entstehung, psychologische Hintergründe und auch das Offensichtliche: die außergewöhnliche Geschwindigkeit, mit der ich Nahrung verschlang, und die mangelnde Bereitschaft, meinem Körper ausreichend Bewegung zu gestatten. Außerdem war ich immer schon zu schnell. Schnell im Denken, ein Nurmi im Reden, ein Wirbelwind im Tun.

Ich musste weder ein Zauberkraut am Ende des Universums finden noch einen magischen Druidentrank brauen, sondern mich auf den radikalen Umbau von Gewohnheiten einlassen. Schädliche Faktoren ließen sich rasch aufzählen: Genetik, Epigenetik, Umweltgifte, Elektrosmog, Lärm, Stress, Lebensstil, mangelnde Selbstachtung, Kräfte-Raubbau, Schuld, Scham und viele Irrtümer über mich und die Welt, die allesamt eine nachlässige Verschwendung der eigenen Ressourcen bewirkt hatten. Es gab viele Ideen zum Status quo und wie ich hier hatte landen können.

Aber war Heilung in dieser Komplexität überhaupt möglich? Neben der Toxizität von Wasser, Boden und Luft und dem elektromagnetischen Spinnennetz, das sich über die Welt spannt, waren da noch Gewohnheiten, Triebe und gekränkte Gefühle, die das Dilemma potenzierten. Die Hindernisse schienen erst einmal recht schwerwiegend.

Die Angst verschwand wieder, die körperlichen Symptome blieben und damit die Not. Kein Mittel half dauerhaft, die Symptome wechselten Körperteile und Namen, die Liste der Diagnosen wuchs und die Ratlosigkeit mit ihr. Ich hatte bereits viele therapeutische Versuche unternommen, um gesund zu werden, Kräutermedizin geschluckt, Homöopathie und Spagyrik probiert, liebte Akupunkturnadeln und Shiatsugriffe, ging regelmäßig zum Kinesiologen und zum TCM-Arzt und ließ mich auf alle Methoden mit reinster Absicht ein. Jede davon war gut bis großartig. Zudem begegnete ich wunderbaren Heilerinnen und Ärzten, mit denen ich anhaltende Freundschaften schloss.

Ganz gesund wurde ich jedoch nicht.

Also forschte ich weiter. Und da ich überzeugt war, dass es die Diagnose „unheilbar" nicht gibt, nicht im metaphysischen Sinn, musste ich den Begriff Heilung erst einmal neu bestimmen, ihn von der symbiotischen Gleichsetzung mit Gesundheit trennen, was leichter gesagt war als getan. Schließlich wollte ich ja gesund werden!

Gesundheit im Sinne vollständiger Genesung sprachen mir die Ärzte mit dem Analyseblick ab. Das Symptom würde bleiben, und nur Dauermedikation die Beschwerden in Schach halten. Diese unerfreuliche Prognose trat als Hauptdarsteller auf die Bühne meines Lebens, während hinter den Kulissen eine Stimme den Zweifel nährte und mantraartig flüsterte: „Was, wenn sie recht haben? Was, wenn die Körperzellen eines Tages entarten? Was, wenn du mit diesem chronischen, wenn auch nicht tödlichen Leiden in einer unglücklichen Dauerehe landest? Oder irgendwann doch daran stirbst?" Die Diagnose wurde bald zum eigentlichen Leidensweg, zu einer Prozedur ohne Anfang und Ende. Je größer die Verunsicherung, desto länger die Liste der Spezialisten, die ich aufsuchte, was gleichermaßen Zeit, Geld und Energie kostete.

Doch dann, eines Tages, geschah etwas Verwunderliches. Ich nahm die Diagnose, entfernte sie aus der Gedankenschleife und legte sie ins Archiv. Ich wollte dieses Gezeter nicht länger hören. Schluss. Aus. Ende. Das war eine klare Entscheidung. Statt einer Visitenkarte, auf der „meine" Krankheit stand, brauchte ich nun eine Vision und ein paar frische Gedanken.

Ich möchte betonen, dass dies meine persönliche Erfahrung war und keine Empfehlung ist, sich medizinischen Diagnosen zu verwehren. Im Gegenteil, für viele Menschen sind sie ein wichtiger Leitfaden.

Für mich waren sie zu jenem Zeitpunkt eine Bürde.
„Unheilbar gibt es nicht". Das kam aus der Tiefe.
Dazu mischte sich nach wie vor das Echo der Angst, eine Stimme, die niemals ganz verstummte. Die Angst war der eigentliche Ruf zum Aufbruch. Der Ruf ist der erste Schritt, der Ausgangspunkt der Reise zum Selbstverständlichen, zum Wesenskern. Er führt über Wahrnehmung, Differenzierung und Erkenntnis. Es würde kein Spaziergang werden, doch wollte ich ein Held sein und den Drachen besiegen, musste ich mich darauf einlassen. Von Anfang an dachte ich groß. Je besser es mir selbst gelingen würde, heiler zu werden, desto mehr könnte ich in die Welt strahlen und sie befruchten. Meine Heilung würde die ganze Welt berühren, so wie der Flügelschlag des Schmetterlings das Universum bewegt. Diese taoistische Weisheit wurde mein Leitbild.

## Zweite Etappe: Die Weigerung

Jedes Leben findet an einem oder an mehreren Orten statt, die man Heimat nennen kann. Die Pfade sind vertraut, die Menschen ebenso. Gewohnheiten und Wiederholung beargwöhnen alles Neue, das sich in diese kleine Welt verirrt und die dort gültige Wahrheit bedroht.
Wenn das Überschaubare aber zu klein wird, das Angenehme immer unangenehmer, bis es rauscht und stört und die kleine Welt in Aufruhr gerät, dann lässt man die Schwerfälligkeit dieser Oase zurück und zieht aus, das wahre Leben zu lernen. Dann beginnen die Lehr- und Wanderjahre, in denen viel verlernt werden muss.
Diesem Ruf folgt die Weigerung. Enorme Kräfte legen sich quer, Widerstände boykottieren die Wandlung. Bewusste und unbewusste. Sie hypnotisieren, drohen und ängstigen. Straßensperren im Gehirn blockieren den unbekannten Weg jenseits der Hauptstraße. Die Visionen verlieren ihre Frische und der Ruf die Kraft. Ich habe diese Weigerung erlebt als ein

schmerzhaftes Aufbäumen der Symptome, eine Verschlimmerung, die mir die Freude nahm.
Jeder Krankheit haftet ein bitterer Geschmack an, ein klebriger, ätzender Geruch, den man gleich wieder loswerden will und der umso bitterer wird, je mehr man ihn loswerden will. Die Schmerzen vergifteten die Nacht, den Schlaf und die Träume. Die Verzweiflung schnaubte wie ein Feuerdrache, und bald verließ mich die Hoffnung, sodass ich mich beinahe ergeben wollte. Aufgeben.
Leise rief die Stimme von irgendwoher: „Unheilbar gibt es nicht!", verstärkt durch ein Bibelzitat, das ich in einem der vielen Bücher des Benediktinerpaters Anselm Grün gelesen hatte: „Steh auf, nimm dein Bett und geh". Das half, um gegen den Widerstand aufzubrechen und die Innenräume der Seele zu besuchen.

## Dritte Etappe: Der Aufbruch

Meine Bücherregale sind bis zur Decke gefüllt mit Literatur über Gesundheit und Heilung. Über die Jahre ist die Bibliothek angewachsen zu einer stattlichen Wissensquelle, einem Universum aus fernöstlichem Heilwissen, Chinesischer und Tibetischer Medizin, Ayurveda, aus Büchern über Europäische Medizin, Paracelsus und die Zeitenwende, aus einer Menge Kräuterwissen und Ethnobotanik, dazu homöopathischen Grundlagenwerken und zahlreicher spiritueller Literatur.
Um ins Ungewisse zu gehen, braucht man Mut. Ich hoffte, aus diesem Wissensschatz das nötige Vertrauen und die Gewissheit zu schöpfen, die den Zweifel besänftigen und die Motivation für einen Weg bescheren würden, von dem ich nur wusste, dass ich nicht weniger aufgeben sollte als mich selbst. Aus den Büchern floss tatsächlich Zuversicht. Sie verwandelte das Zögern in eine noch zarte Lust auf Abenteuer und weckte die Bereitschaft, mich nicht länger als Opfer der Umstände zu fühlen, sondern mehr

Eigenverantwortung zu tragen.
Der metaphorische Tod würde nötig sein, um mich selbst zu gebären und im besten Fall wie Phönix aus der Asche zu steigen. Das konnte nur gelingen, wenn ich nicht länger den Weg der anderen, sondern den eigenen ging, um herauszufinden, wer ich wirklich war.

## Vierte Etappe: Die ersten Wegweiser

Die Bücher waren also gute Begleiter. Was aber hatten die vielen Wege gemeinsam? Wie betrachteten der Ethnobotaniker, der Kulturanthropologe, der Schamane, die Kräuterheilkundige, der Homöopath, der TCM-Arzt, die Shiatsu-Therapeutin, der Osteopath und der Ganzheitsmediziner das Mysterium der Heilung? Gab es eine gemeinsame Essenz? Und vor allem – welcher dieser Wege war jener, der am besten zu mir passte?
Alle Autoren schienen gleichermaßen beseelt zu sein von der Tiefe eines Wissens, das andere vor ihnen schon gehoben hatten und dem sie das eigene hinzufügten. Sie zeigten sich begeistert vom Sichtbaren und Unsichtbaren, bewegt vom Geheimnis des Lebens, das ihnen eine Vielfarbigkeit offenbarte, die sie der Welt hinterlassen wollten. Als Heiler, Lehrer, Ärzte und Schriftsteller.
Ich sah ein, dass Krankheit keine Strafe war, sondern eine Lebensschule, eine Konsequenz aus schädlichem Verhalten, seelischem Unwohlsein, geistigen Gewohnheiten und – je nach Überzeugung – auch karmisches Resultat von Ursache und Wirkung. Die Art der Krankheit ließ auf Lebensstil und angeborene wie erworbene Mängel schließen, auf den Zustand des Immunsystems, den Verschleiß von Lebenskraft; die Wahl des Mittels hingegen stand in Verbindung mit Talenten, Weltsicht, Anlagen, Ressourcen und der Flexibilität des Geistes.

Mit diesen nützlichen Einsichten im Gepäck begann das Abenteuer, das neben Herausforderungen wunderbare Synchronizitäten bereithielt ebenso wie edle Freunde und treue Gefährten.

## Fünfte Etappe: Die Gefährten

Die ersten Gefährten auf der Reise waren Worte. Sie fielen vom Himmel in mein Bewusstsein wie Töne in das Notenblatt eines Komponisten. Sie fielen in meinen Kopf und dehnten sich aus, offenbarten sich und wurden zu wertvollen Wegbegleitern auf meinem Heilungsweg.

An das erste Wort erinnere ich mich gut. Es war Authentizität. Es kam mir erst in den Sinn, dann fand es den Weg in die Sprache, in die Wiederholung, in die Regelmäßigkeit, bis ich feststellte, dass es kaum einen Tag gab, an dem ich das Wort nicht gebrauchte. Da begann ich zu verstehen, dass es sich zeigen wollte. Dass es irgendwie zu mir sprach. Und ich hörte zu. Es war eine Art Initiation. Anders kann ich es nicht beschreiben. Es folgten weitere Worte, die Demut, das Paradoxon, die Dankbarkeit, das Symbol, die List, die Freude, gut und böse, der Friede – jedes für sich ein Universum.

Ich erkannte durch ihre Offenbarung, wie sehr Missbrauch und Achtlosigkeit die Bedeutung jener Worte verfälscht hatten, die ich selbst ständig benutzt hatte, ohne sie zu hinterfragen. Indem ich zuhörte, erfuhr ich mehr über ihr Wesen. Und bald begannen mich die Begriffe zu beseelen, während ich unter den Schichten und Überlagerungen des verwässerten Gebrauchs das zu enthüllen versuchte, was sie tatsächlich erzählten.

Es war, als kämen die Worte aus einer anderen Welt. Manchmal klangen sie scharf oder ungeduldig, dann wieder sanft und nachgiebig. All das geschah, um weitere Fehlinterpretationen zu vermeiden. In der Wandelbarkeit und Beweglichkeit lag ihre innerste Stabilität, in der Hingabe die rechte Weise, sie zu berühren.

Diese Station auf der Heldenreise führte mich zu Fragen und neuen Möglichkeiten, sie zu beantworten. Wie entstanden Worte? Wie verändern sie sich? Welche Bedeutung haben sie für das Verständnis von uns selbst und der Welt? Wie konnte ich sie verstehen ohne Gefahr der Verirrung? Dabei stieß ich auf eine Methode, die Mönche benutzten, um sich ein Wort zu erschließen, vor allem die Worte der Heiligen Schrift. Es war eine kontemplative Methode, die sie „die göttliche Lesung" nannten. Das Wort, um das es ging, wurde langsam rezitiert, um es dadurch mit allen Sinnen zu empfangen. Dann wurde lange Zeit gebetet. In dieser Zwiesprache sollte das Wort den großen Geist offenbaren, der es initiiert hatte. Und schließlich gingen die Mönche in die Stille, wo es so leise wurde, dass selbst die kleinsten Gedanken verschwanden, der Himmel klar wurde und das Wort zu einem Tor, das den Raum zum wortlosen Geheimnis des Schöpfers aufschloss.
Dort fiel es vermutlich in jenes Bewusstsein, in dem ein Tropfen ist wie ein anderer und ein Wort nichts weiter als Schwingung.
Ich wollte also stiller werden.

## Sechste Etappe: Der erste Drache oder das Dilemma von gut und böse

Unter den vielen Fragen, die sich stellten, schien mir jene nach gut und böse von größter Bedeutung, denn diese mächtigen Worte prägen das Verständnis von richtig und falsch, von Moral und Gebot und bestimmen über Wert und Unwert. Ich kontemplierte eine Weile und stieß dabei auf die Begriffe Polarität und Dualität, das eine beschreibend, das andere bewertend. Die Unterscheidung schien mir bedeutsam. Die Polarität zeigt die Welt, wie sie erscheint, als Yin und Yang, hell und dunkel, Mann und Frau, Tag und Nacht. Es sind Pole mit gleichem Gewicht. Sie existieren in gegenseitiger Abhängigkeit, bedingen einander und ergeben dadurch ein Ganzes. Kein Pol ist wertvoller als der andere. Von völlig anderem Wesen

erschien mir die Dualität. Sie zerlegt die Welt, zerschneidet und unterteilt sie, gibt den Dingen Bewertung und Urteil, trennt das Ich vom Du, mein von dein, Gefühl von Vernunft, Wissen von Glauben, reich von arm. Sie zerfällt in Meinungen und Ideologien, erzeugt Fundamentalismus und Krieg. Ob es die Dualität gibt, damit sich der Mensch die Welt besser erklären kann, oder, um Sieger von Verlierern zu trennen und Herrschende von Untergebenen, das kann ich nicht beantworten.
Die Frage nach dem Bösen ließ mich lange nicht los.
Geschichten aus der Alten Welt, der Heiligen Schrift, erzählen vieles darüber, wie es in die Welt kam, wie der Mensch durch die Ursünde aus dem Paradies fiel und das Böse mit der Schuld einen unheilsamen Pakt schloss, der den Menschen zum Opfer seiner selbst machte. Dann erschlug Kain den Abel, der Bruderkrieg war geboren. Die Stunde Eins nach dem Sündenfall. Dieser Brudermord ist hineingeschrieben in eine Zeit, als die ersten Worte aus dem Mund in die Hand fielen und sich auf Stein oder in Papyrus ritzten. Wie kann man sie heute verstehen, diese Geschichten, unabhängig vom jeweiligen Kulturkreis und der Zeit, in der sie verfasst wurden als eine Sammlung mächtiger Worte?
Was ist das eigentliche Verbrechen? Ist es die Trennung von Ich und Du? Von mein und dein? Liegt darin das wahre Unheil?
Man könnte also meinen, das Unheil fiel mit dem Menschen in die Welt und lebt hier unter vielen Namen. Einer dieser Namen ist Krieg, ein anderer ist Lüge. Wen sie treiben, der wird ruhelos und hält es bei sich selbst nicht aus. Er tötet die Lebendigkeit und erstickt sie in einer verzweifelten Ordnung, die er allen diktiert, auf die er Einfluss hat. So legt er die Krankheit wie einen schweren Mantel über sein Reich. Und bald erkranken alle daran, weil sie für wahr halten, was Lüge ist.

## Siebente Etappe: Die Macht der Gewohnheit

Wie sehr ich noch immer ein Konglomerat aus Gewohnheiten, Überzeugungen und Meinungen war, erkannte ich bald.
Gewohnheiten sind klebrige Hungergeister, die sich mit schönen Begriffen wie Stabilität und Sicherheit verkleiden oder auf hämische Art und Weise die Gedanken vergiften, die einen durch den Sinn jagen. Auf meinem Weg holten sie mich ein, als ich dabei war, leichter zu werden, zuversichtlich und vielleicht auch ein wenig übermütig. Jedenfalls war ich zur Ruhe gekommen und die vielen Fragen waren leiser geworden. Regelmäßige Versorgung mit TCM-Kräutern und Akupunktur hatten mein Befinden stark verbessert. Ich fühlte mich lebendig, die Gedanken waren hell und zukunftsfroh, der Tatendrang wuchs und die Lust am Leben dazu. Ich meditierte regelmäßig, praktizierte Yoga und Qi Gong.
Dann zog ein Virus bei mir ein, verursachte eine hartnäckige Bronchitis und zwang mich zum Stillstand. Kein Mittel half, die Stimme versagte, der Atem wurde schwer wie alles, was an ihm hing, das ganze übrige Ich. Die Schwächung, die eine Krankheit mit sich bringt, lässt unfreundliche Gedanken wachsen und schlechte Gewohnheiten aufmarschieren. Ich hörte auf zu meditieren, bewegte mich wenig und versank in den schmerzenden Bronchien. Der Mut wurde blasser und die Freude nur noch ein paar Gramm schwer.
Es dauerte eine Weile, bis ich wieder auf die Beine kam.

## Achte Etappe: Die Welt als Bühne – Selbstdistanzierung

Ich war lange krank und erholte mich schleppend vom schweren Husten und den verschleimten Gedanken. Doch mit zunehmender Gesundung kehrten die guten Geister zurück, die Worte und Einsichten und auch die Fröhlichkeit. Sie brachten mich wieder in die Spur.

Ich nahm an einer systemischen Aufstellungsarbeit teil. Die Therapeuten arbeiteten nach Virginia Satir, der Mutter der Familientherapie. Dabei geht es darum, in einem Prozess blockierende, generationsübergreifende Muster innerhalb der Familie aufzudecken und die daraus resultierenden Probleme sichtbar zu machen. Das geschieht, indem Darsteller als Substitute für die Hauptperson und deren Angehörige auftreten und ihnen eine Stimme geben. Man selbst sieht als neutraler Beobachter dem eigenen Stück zu und erkennt die verborgene Dynamik, welche die Interaktion und Handlungsschritte der Protagonisten auslöst. Die Position des Zusehers fördert dabei die nötige Selbstdistanzierung und löst die Verschmelzung mit dem eigenen Drama vorübergehend auf. Man betrachtet ein Stück, in dem man selbst der Hauptdarsteller ist, ohne in dessen Haut zu stecken. Während man sich also zusieht, geschieht gleichermaßen Erkenntnis wie Reflexion, und man kann sich fragen, ob einem die Rolle, die man da spielt, gefällt oder ob man sie lieber neu denken möchte, sich anders positionieren und Machtverhältnisse neu definieren will. Die systemische Arbeit ist ein wunderbarer Weg zur Sichtbarmachung der archetypischen Innenwelt. Alle Figuren der inneren Tafelrunde haben ihren Auftritt, ihren Text, ihr Anliegen, ihre Würdigung. Sie werden gehört, bevor es an den Verhandlungstisch geht und sich das Gruppenbild bewegt.
Seit dieser Erfahrung hat mich das systemische Wahrnehmen nie wieder verlassen.
Ich entdeckte darin eine Fähigkeit, die mich aus dem Agieren immer öfter in die Betrachtung führte. Die innere Tafelrunde erschien genau zum richtigen Zeitpunkt und vertrieb die Hungergeister.

# Neunte Etappe: Die drei Sätze

Nach den Worten, die vom Himmel fielen, folgten drei Sätze. Der erste Satz flog in mein Gehirn und feuerte dort eine Kaskade an Reaktionen und spontanen Einsichten an: „Vergiss alles, was du weißt“. Ein schlichter Satz, jedoch von grundlegender Bedeutung.

Wie aber sollte das gehen, alles zu vergessen? Das konnte nicht funktionieren!

Der Satz ließ dennoch nicht locker, kehrte immer wieder, selbst in den Träumen. Bald regierte der Zweifel den Tag, das Spiel mit dem Vergessen die Nacht. Das ging so eine geraume Weile. Der Satz blieb. Buddhas Worte gesellten sich als edle Freunde dazu: „Glaub nichts, überprüf alles.“

Wenig später begegnete ich einer Frau, die zu einer wichtigen Wegbegleiterin werden sollte. Ursula Lyon, die „Buddha-Oma“, brachte mir das Dharma, die Lehre Buddhas, auf liebevolle Weise näher. Ich meditierte in der Tradition des Theravada, übte mich in Vipassana und beobachtete den Geist, wie er den ganzen Tag über plapperte. Das war gleichermaßen erhellend wie amüsant. Durch das Etikettieren der Gedanken war es zunehmend möglich, sie wie vergängliche Wolken am Himmel ziehen zu lassen, ohne sich auf ihre Geschichten einzulassen. Auf diese Weise leerte ich eine Schublade nach der anderen von Überzeugungen und Glaubenssätzen und achtete darauf, sie nicht gleich wieder anzufüllen mit Konzepten und Sichtweisen. Ich begann, es der Intelligenz des Lebens zu überlassen, deren Sprache die Intuition ist, sie mit Wahrheit zu befüllen.

Das Paradoxon der Hingabe berührte mich mit tiefer Demut: Je besser es gelang, mich dem Leben hinzugeben, desto stärker wurde die Eigenermächtigung. Desto größer wurde ich.

Und dann fielen zwei weitere Leitsätze vom Himmel: „Es kann auch anders sein.“ und „Es darf leicht gehen.“

## Zehnte Etappe: Das Wesen der Würde

Auf dem Weg musste ich immer wieder geduldig sein, verweilen und warten, um zu entdecken, was gerade zu finden war. Dabei traf ich eines Tages auf die „Würde“, ein Wort, das aussieht, als hätte sich eine altertümliche Brokatschicht darübergelegt. Es ist eines jener vergessenen Worte, das meist im Zusammenhang mit Alter und Tod benützt wird. In Würde altern, in Würde sterben. Das Alter und der Tod haben bezüglich der Würde eine bessere Lobby als das Leben!

Die Menschenwürde als übergeordnete Begrifflichkeit tritt angesichts ihrer globalen Missachtung längst kraftlos auf.

Zu jener Zeit hörte ich einen Vortrag des Neurowissenschaftlers Gerald Hüther. Er sprach von einem angeborenen Talent zur Würde und hatte eine Initiative gegründet, den Würdekompass, wo Menschen aktiv werden konnten, um sich der Würde in Wort, Text und Aktion zuzuwenden. Sie zu beleben gewissermaßen. „Würde“, sagte er, „ist dann gegeben, wenn ich so sein darf, wie ich bin, wenn ich mir die Welt erschließen darf, wie ich bin. Wenn ich gesehen, geliebt, akzeptiert und gefördert werde, so wie ich bin.“ Dann erstarke die natürliche Fähigkeit zur eigenen Würde und die Achtung vor der Würde des anderen. Er sprach darüber, wie uns dieses Subjekthafte, das wir sind, schon früh abhandenkommt durch Erziehung und Prägung, Bewertung und Urteil; ein Prinzip der Konditionierung, das tief in gesellschaftlichen Systemen verankert ist und deshalb als normal gilt. Darin liegt eine der Hauptursachen für kollektive Krankheiten, die sich durch die Menschheitsgeschichte ziehen.

„Die Objektivierung trägt ein stolzes Alter“, sagte Hüther. „Sie besteht seit 10.000 Jahren“. Die damals sesshaft gewordene Menschheit entwickelte hierarchische Strukturen, um der Art das Überleben zu sichern. Das war wohl ganz vernünftig zu jener Zeit, damit nicht einer dem anderen aus Besitzgier den Kopf einschlug, weil er die Frau des anderen wollte oder sein

Haus oder auch nur das Huhn. Die Hierarchie war dazumal ein notwendiger Schritt. Jedoch einer, der niemals zu einem weiteren geführt hat. Der Mensch steckt heute noch in der Hierarchie fest, in der Objektivierung seiner selbst durch den, der sagt, wo es lang geht. Auf der Strecke blieb und bleibt das Bewusstsein für die angeborene Würde.

Wenn sie angeboren ist, wenn sie in diesem ewigen Ort zu Hause ist, der von allen Verletzungen frei bleibt, dann müsste es doch einfach sein, sie zurückzuholen ins Leben. Tatsächlich gibt es längst Bewegungen, Plattformen, Bewusstseinswege, Projekte, die an der Basis Veränderung schaffen und auch Kindern eine Schule der Potentialentfaltung bieten wollen. Das macht zuversichtlich, denn Kinder sind die Stammzellen des Gesellschaftssystems. Sind sie gesund, kann irgendwann das ganze System heilen. Die Würde ist die Grundlage von allem. Ohne Würde keine Liebe. Ohne Würde keine Achtung. Ohne Würde keine Freiheit. Ohne Würde ist nichts wirklich lebendig!

## Elfte Etappe: Das Dilemma mit der Zeit und der Umgang mit dem Tod

Es gibt eine Zeit im Leben, da beginnen die Jahre zu schmerzen. Es ist die Zeit des Alters, die Zeit, die wir fürchten, weil sie uns dem Tod so nahe rückt. Dem Ende des So-Seins.

Im Grunde ist Zeit aber eine höchst kuriose Sache, die genauere Betrachtung verdient.

Chronos ist der Herr der linearen Zeit. Er herrscht über die Jahre und die Sekunden, spannt sich als Vergangenheit, Gegenwart und Zukunft über die Lebensachse, über die gesamte Materie. Er ordnet sie und begrenzt ihre Struktur, das Entstehen und Vergehen, die Geburt und den Tod. Und weil er gar so unausweichlich allgegenwärtig ist, fürchten wir ihn. Die Gretchenfrage ist, weshalb das Unvermeidliche uns so erschaudern lässt, dass

wir alles tun, um ihm auszuweichen. Ein weiteres Paradoxon.
Es geht darum, die Identifikation mit dem, für den man sich hält, ein Stück weit zu lassen. Der Gedanke ist gut und einfach, nicht so die Beseitigung der Angst. Es muss etwas geben, das jenseits der linearen Zeit liegt und das zu erfassen der Angst den Nährstoff raubt. Auf dieser Etappe gelangte ich in das Reich von Kairos, dem Herrn der Ewigkeit. Er herrscht über den immerwährenden Augenblick, der ohne Anfang ist und ohne Ende. Hier gibt es keinen Tod, sondern den ewigen Kreislauf alles Lebendigen. Im Gegensatz zum Körper ist der Geist und damit wohl auch das Bewusstsein nicht an die lineare Zeit gebunden. Der Geist besitzt die Fähigkeit, Zeitlinien gleichzeitig zu erleben. Er kann Vergangenheit, Gegenwart und Zukunft beliebig denken und dabei Chronos, die Chronologie des Lebens, überfliegen.
Wenn der Geist das also vermag, welche Bedeutung hat das für das Potential der Heilung? Welch inspirierende, rebellische Kraft könnte dadurch geweckt werden? Der praktische Nutzen dieser Fähigkeit ist klar. Man kann die eigene Vergangenheit durch Reflexion neu beleuchten und anders denken. Das wiederum beeinflusst Gegenwart wie Zukunft. Chronos stört sich nicht im Geringsten daran. Gelingt es, Chronos und Kairos in sich zu versöhnen, ist dies ein weiterer Schritt aus dem Konflikt zwischen Endlichkeit und Ewigkeit.
Größer denken, Grenzen sprengen, die Perspektive ändern. Das gelingt immer nur im Jetzt, in der zeitlosen Zeit.
Chronos bleibt der Herr der Zeit. Kairos hingegen spricht vom ewigen Jetzt, das die Fülle aller Potentialitäten enthält. Das Jetzt lässt sich nicht vorhersehen oder messen. Will man es fassen, rückt es in die Ferne. Es ist die Zeit, in der sich alles bewegt und verändert oder auch stillsteht. Hingabe und Gewahrsein sind die Tugenden, die das Jetzt erfahrbar machen.
All diese Gedanken bewirkten eine Art Morgendämmerung in meiner Wahrnehmung. Sie weckten die Lust am Spiel mit unbekannten Mög-

lichkeiten. Dieses Spiel hatte eine verblüffende Leichtigkeit. Es gab weder Zensur noch Kontrolle, weil das Denken jenseits aller Grenzen stattfand. Konnte ich Leiden und Tod loslassen wie Luftballons?
So einfach ging es natürlich nicht. Aber ich wusste nun, Heilwerden bedeutet, dass es ums Ganze geht. Es geht um Leben und Tod, um nicht weniger als darum, die beiden zu versöhnen. Das Leben mit dem Tod. Den Tod mit dem Leben. Es ist der Königsweg, den kein Gedanke meistern kann, sondern nur die Erfahrung selbst.

## Zwölfte Etappe: Die Welt verlieren und sie wiederfinden

Ich habe in den letzten Jahren Freundinnen und Freunde verabschiedet. Sie gingen in die andere Welt. Viele waren jung, die meisten krebskrank. Als die Phase des Kämpfens immer aussichtsloser wurde, der Keim der Hoffnung aber noch ins Leben trieb, konnte ich den Übergang spüren, die feine Linie, wo das Aufbäumen in das Einverständnis mündet. Gesprochen haben sie darüber nicht. Ich erkannte es an einer seltsamen Schönheit im Gesicht, einer gewandelten Form im Ausdruck und der Stille, die im Lachen wie im Weinen zu vernehmen war, als hätten sie bereits jenes andere Sein berührt. Niemand weiß, was es ist, wo es ist, wer man dort ist und ob es Formen oder Worte gibt.
Wenn es gelingt, im Einverständnis mit dem Leben zu sein, und die Seele zur Ruhe kommt, öffnet dieser Friede dem entrückten Licht wieder die Tore, um die eigentümliche Kraft zu empfangen, die den Geist zurückführt in die Einfachheit des Selbstverständlichen. Es ist dieser große Augenblick, in dem das Wissen die ganze Person durchdringt und auf das Ewige verweist. Heil sein ist für mich der Seinszustand des Ewigen. Aus dem Leben und dem Tod ist ein rhythmisches heiliges Lied entstanden. Es ist eine tiefe Vereinigung mit sich selbst geschehen.

Die falschen Bilder sind verblasst, und die Welt ist auf eine merkwürdige, unerklärliche Art gut, so wie sie ist. Das Meisterwort selbst bleibt geheimnisvoll und wundersam, und kein anderes vermag es zu fassen. Heil-ung. Heil-ig.

Ich habe die Krankheit gebraucht, um zu erkennen, dass ich aus der Ordnung gefallen war. Die Symptome kamen, um mich zur Ordnung zu treiben. Sie werden wiederkehren, wenn ich das Gleichgewicht verliere. Das ist der Rhythmus, das sind die Gezeiten. Die dunklen Kräfte verschwinden nicht. Sie bleiben, werden leiser, vielleicht auch versöhnlicher. Wenn es gelingt, sie zu Gefährten zu machen, wird alles leichter. Selbst wenn ich falle, lerne ich, richtig zu fallen.

## Epilog: Jedes Ende ist der Anfang einer neuen Geschichte

Wenn ich zu reisen aufhöre, werde ich angekommen sein. So funktioniert lineares Denken. Reisen und ankommen, kämpfen und siegen, gelingen oder scheitern.

So funktioniert mein Denken jedoch nicht mehr. Ich komme nirgendwo an. Es gibt keine letzte Etappe, keine Endgültigkeit. Aber es gibt Entwicklung und die Chance, Herausforderungen anders zu meistern als gewohnt. Dazu zählt, lebenslang zu lernen, bereit zu sein für das Unvorhersehbare, statt es zu erwarten, die eigene Absicht im Fokus zu behalten und das Scheitern durch Erfahrung zu ersetzen; die Unterscheidung zu üben, ohne der Wertung zu verfallen, Beobachter zu sein statt Verstrickter, Methoden zu finden und zu nutzen, den Geist zu schulen und zu zähmen und in die verletzten Reiche der Seele zu reisen, um sie zu versöhnen.

Der Meisterdrache ist nicht tot. Er behütet die große Freiheit und gibt sie nicht frei, bis diese Versöhnung gelingt, der Friede mit den Lügen in der Welt, dem falschen Selbstbild und dem Schatten. Die Tür zur unteren Welt ist dabei ebenso offen wie die in höhere Welten, wo die Vermählung

der Gegensätze in der Heiligen Hochzeit geschieht.
Der wichtigste Ort, den ich auf dieser Reise entdeckt habe, war der leere Raum, wo es still ist und frei von Konzepten, gleichermaßen aber erfüllt von Potentialität und Lebendigkeit. Es ist dieser geheimnisvolle ortlose Ort, wo das Jetzt geboren wird. Es ist der Ort, wo tiefe Gebete entstehen können, Gebete ohne Sehnsucht oder Forderung, ohne Flehen und Verzweiflung, Gebete der Demut und Dankbarkeit, Gebete, die anders sind als die, die ich früher kannte.
Immer wieder fallen Worte in mein Bewusstsein. Es ist ein Spiel geworden, befreit vom Drang, alles richtig verstehen und deuten zu müssen. Ich lasse mich einfach auf sie ein und genieße den Dialog. Manche Worte sind verschwunden wie das „eh" und das „eigentlich", diese halbherzigen „Neins". Worte von unterschätzter Bedeutung und großer Wirkung, die alles relativieren und vage halten. Manche Themen kehren zyklisch wieder wie die Jahreszeiten in der Natur. Dennoch ist vieles einfacher geworden, weil es nicht mehr fremd und der Blick darauf verändert ist. Es ist verhandelbar geworden. Wer weiß, vielleicht geht es eines Tages tatsächlich ganz leicht!
Die Schnelligkeit sitzt mir immer noch in den Knochen. Manchmal läuft der Geist trotz aller Vorsicht Marathon, und die Gedanken überschlagen sich wie vom Wind gepeitschte Wolken. Dann darf auch das sein, solange ich achtsam bin und sie nicht zu zügellosen Pferden werden. In diesem Einverständnis liegt eine bemerkenswerte Verkürzung des Leidens.
Therapien können Symptome lindern und Gesundung beschleunigen. Heilung hingegen geschieht im tiefsten Grund der Seele. Dorthin muss man mit der Kerze gehen, denn sie mag das grelle Neonlicht der Analyse weniger als der Verstand. Sie bevorzugt sanfte Wege und einen freundlichen Dialog, bevor sie ihre Weisheit verschenkt. Die Heldenreise ist ein ebenso praktischer wie zauberhafter Weg voller Visionen und Klarheit. Keiner kann sagen, wie lange die Reise dauert und welche Herausforderungen und Wiederholungen sie vorsieht.

Geschichten enden nie. Eine berührt die andere, ist ihre Saat. Eine Reise endet, die nächste beginnt. Geschichten sind das Mysterium, die das Einfache, das in allem Wahren liegt, erwachen lassen. Wir brauchen wieder schöne Geschichten. Mutige Geschichten. Heilsame Geschichten von der Weisheit der Gezeiten, von vergessenen Träumen und der Schönheit der Morgendämmerung, von Erneuerung und dem Wiederfinden des Lebens, von dem Regenbogen nach dem Sturm, dem kosmischen Tanz, der das Wiederfinden des Lebens feiert, und den Tönen, die vom Himmel fallen und sich zu einem einzigartigen Lied verbinden, das jedem Menschen eigen ist.

Dieses Lied will ich singen. Das eigene Lied.
Und wenn ich dann eines Tages, am Ende meines Lebens, als Tropfen ins Meer falle, will ich mich nicht mehr unterscheiden vom Wasser. Dann will ich eins sein mit ihm. Das wird das Ende des Krieges sein, das Ende der Krankheit und der Anfang einer neuen Geschichte.

## Michael Hudecek

# Parallelmontage

6. Jänner 1997, Berlin. Kaiserwetter. Der Himmel ist so klar und freundlich wie meine Stimmung. Ein sonnenstrahlendschöner Dreikönigstag. Ich bin am Weg zum Flughafen. Gestern hatten wir bei der Berliner Produktionsfirma die erste Vorführung des Pilotfilms einer neuen Fernsehserie. Der Redakteur des ZDF war vom Film sehr angetan. Wir hatten also gute Arbeit geleistet und ich konnte beruhigt und zufrieden nach Wien zurückfliegen.

Eigentlich fliege ich nicht sehr gerne. Ich habe immer ein etwas flaues Gefühl. Es ist mir irgendwie unheimlich, mehrere tausend Meter über der Erdoberfläche in einem Blechkasten zu sitzen und dem Funktionieren von hunderten elektronischen Schaltkreisen und mechanischen Bauteilen ausgeliefert zu sein. Ich hätte kein Problem, den Menschen zu vertrauen. Ich bin sicher, die Piloten und die Crew machen ihre Sache sehr gut – nur die Technik? Ich habe in der Oberstufe Nachrichtentechnik und Elektronik studiert und dabei ein gutes „Gefühl" für Technik entwickelt. Trotzdem oder gerade deswegen mein Misstrauen?

Wie auch immer. Heute bin ich gut gelaunt und das erste Mal ohne flaues Gefühl. Es ist nicht viel los am Flughafen. Die meisten Menschen genießen wahrscheinlich noch den Feiertagsmorgen und sitzen beim Frühstück oder machen ihren Morgenspaziergang mit oder ohne Hund. Ich stehe in einer kurzen Schlange vor dem Check-In-Schalter. Der Security-Check ist im Jahr 1997 noch recht oberflächlich. Man stellt seine Habseligkeiten auf einen Tisch – in meinem Fall nur Handgepäck für eine Nacht –, die Beamtin wirft einen Blick darauf, stellt vielleicht noch eine Frage und das war's dann schon. Vor mir ist ein etwas nervös wirkender Mann an der Reihe. Ich glaube, er hat Flugangst. Die Beamtin befragt ihn zu dem Stück

Holz, das er in seiner Tasche hat. Der Mann antwortet mit ausländischem Akzent. Die Beamtin scheint mit der Antwort zufrieden und schon bin ich an der Reihe. Bei mir gibt es auch nichts zu bemängeln. Ich gehe also mit meiner kleinen Reisetasche und der Feiertagszeitung, die ich mir vorhin gekauft habe, weiter zum Flugsteig und freue mich auf zuhause. Darauf, verdienterweise noch den Rest des Feiertages zu genießen.
Kurze Zeit später sitze ich auch schon im Flieger. Zu meinem Erstaunen in der dritten Reihe. Dass die Produktionsfirma für mich Business-Klasse gebucht hat, damit habe ich nicht gerechnet. Nun, das passt ja wunderbar zu diesem Tag und lässt mich gleich noch besser fühlen. In der Reihe vor mir sitzt der Mann, der vor mir am Schalter war. Das verwundert mich etwas, er sieht nicht nach einem Business-Reisenden aus. Aber wie hat eigentlich ein Business-Reisender auszusehen? Ich nehme meine Zeitung und beginne zu lesen.
Auf der zweiten Seite angekommen werde ich kurz abgelenkt, da der Mann vor mir bei der Stewardess ein Glas Sekt bestellen will. Diese erklärt ihm, dass das leider noch nicht möglich sei, da das Flugzeug ja noch am Flugfeld stehe und noch nicht serviert werden dürfe. Er ist etwas ungehalten darüber. Ich wende mich wieder der Zeitung zu. Kurz darauf werde ich erneut aus meiner Lektüre gerissen. Der Mann vor mir ist sehr unruhig, kippt seine Sitzlehne nach hinten, sodass meine Zeitung verdrückt wird. Ich bin etwas irritiert, das ist ja noch gar nicht erlaubt. Dann sehe ich durch den Spalt zwischen den Sitzen, wie er aus seiner Reisetasche ein kleines Fläschchen Whisky herausnimmt und einen kräftigen Schluck nimmt. Der hat ja wirklich große Flugangst, wenn er sich damit beruhigen muss. Wie auch immer ist mir seine Energie nicht angenehm. Also setze ich mich kurzerhand ein paar Reihen nach hinten. Das Flugzeug ist fast leer, ich kann also wählen. Mit den knapp dreißig Passagieren wird das wohl eher ein Verlustflug für die Austrian Airlines. Das Flugzeug beginnt sich zu bewegen und ich vertiefe mich wieder in die Zeitung, noch immer darüber

erstaunt, wie entspannt ich diesmal bin. Normalerweise bin ich beim Start immer aufgeregt.

Wir haben einige Wochen an dem neunzig Minuten langen Film geschnitten. Ich bin – tja, wie sag' ich nun – Filmschnittmeister, Cutter oder Editor? Die Berufsbezeichnung ist im deutschsprachigen Raum nicht ganz eindeutig, aber das ist ein eigenes Thema. Die Zusammenarbeit mit dem Regisseur hat Spaß gemacht. Er hat in Berlin gedreht, das Filmmaterial wurde dort auf Video abgetastet und mit Luftboten nach Wien geschickt. In meiner Firma hat eine Assistentin Tag für Tag das neu eintreffende Material – Bild und Ton – digitalisiert und angelegt. Das heißt, anhand der Filmklappe den Ton mit dem Bild synchronisiert. Ich habe begonnen, Szene für Szene in der Reihenfolge des eintreffenden Materials, also nicht in der Chronologie des Drehbuchs, zu schneiden. Im Skriptbericht waren die Kopierer angekreuzt und manchmal auch Anmerkungen des Regisseurs, welchen Take er bevorzuge. Ich habe mir jeweils das ganze Material zu einer Szene angeschaut und meine eigenen Lieblingstakes markiert. In dieser Einstellung finde ich das Schauspiel besonders authentisch. Da ist die Kamerafahrt nicht so gut geglückt, dafür hat die Schauspielerin endlich den Text glaubhaft wiedergegeben. Meistens decken sich meine Favoriten mit den Takes des Regisseurs, aber nicht immer. Dann füge ich die Einstellungen zur kompletten Szene zusammen. Wie fange ich an? Starte ich mit der Nahaufnahme des jugendlichen Hauptdarstellers oder zeige ich zuerst eine Totale, in der die ganze Szenerie zu sehen ist, oder einen Detail-Shot? Das Drehbuch habe ich zwar vor einiger Zeit gelesen, ich lasse mich aber lieber vom Material selbst leiten. Ich finde es spannend, die Story für mich zu entdecken und alles Mögliche herauszulesen, bis ich auf die für mich stimmige Anordnung der Szene komme. Meist habe ich beim Musterschauen – also dem Sichten des Rohmaterials – bereits eine erste Vorstellung, wie ich die Einstellungen zur ganzen Szene montieren will. Sehr viel Spaß macht mir das Schneiden von Dialogen. Durch das Wählen des richtigen

Schnittzeitpunktes kann ich Bedeutungen im Dialog betonen oder abschwächen und den Charakter der Figuren herausarbeiten. Es ist wie beim Modellieren einer Tonvase. Zuerst formt man die grobe Form, die schon erzählt: „Ah, das ist eine Vase." Dann verfeinert man die Form und schleift daran, bis sie letztlich zur perfekten Vase wird, die man bewundern kann, ohne von Ecken und Kanten abgelenkt zu werden. Ich habe schon in der Schule gerne mit Ton gearbeitet. Zu sehen, wie aus einem Klumpen Tonerde etwas entsteht, ist eine reizvolle Beschäftigung. Ähnlich empfinde ich es beim Filme-Schneiden. Man könnte es auch Filmschnitzkunst nennen. Es gilt eine Skulptur aus Bild und Ton zu formen, in der es unendlich viele Gestaltungsmöglichkeiten gibt. Jede Sekunde ist in fünfundzwanzig Teile geteilt. Also fünfundzwanzig Möglichkeiten pro Sekunde, einen Schnitt zu setzen und eine andere Einstellung oder ein Stückchen Ton daran zu montieren. Es ist also ein ständiges Sich-entscheiden-Müssen. Welche Filmkader passen in diesem Moment zusammen? Es gibt grafisch-optische Entscheidungsgrundlagen genauso wie inhaltliche und rhythmische. Oft führen diese zu unterschiedlichen Lösungen. Es kann aber nur eine Entscheidung geben. Was ist an dieser Stelle des Films wichtig? Soll die Handlung rasch vorangetrieben werden oder soll die Emotion des Schauspielers ausgespielt werden? Soll die Handbewegung noch fertig ausgeführt werden oder soll die Bewegung abreißen und so ein etwas ruppiger Eindruck entstehen, der das gefährliche Moment der Szene betont? Soll der Dialogsatz im Off beginnen oder sollen wir die Darstellerin sehen, bevor sie zu sprechen beginnt? Und wenn ja, wie lange vorher? Eine Sekunde oder nur einen Kader – also eine fünfundzwanzigstel Sekunde? Oder doch drei? Das Einatmen sollte bereits im On sein oder schneide ich erst nach dem ersten Wort? Oft laufen die Entscheidungen intuitiv ab. Aber was heiß eigentlich intuitiv? Woher kommt unsere Intuition? Intuition nährt sich aus dem Erfahrungsschatz, den wir uns im Laufe des Lebens angeeignet haben. Im Fall des Filmeschneidens zum Beispiel durch viel Filme schauen und dabei

erfahren, wie andere das gemacht haben. Bewusst und oft auch unbewusst. Oder durch selbst Filme schneiden, dabei ausprobieren und analysieren.
Plötzlich schrecke ich von meiner Zeitung auf. Jemand schreit laut und aggressiv herum. Ich blicke auf und traue meinen Augen nicht. Die Cockpittüre ist offen und in der Türe steht der Mann, der vor mir gesessen hat, und bedroht den Piloten mit einem Holzprügel und einem Messer. Dabei schreit er laut vor sich hin. Mein erster Gedanke: Das war's jetzt wohl. Das ist das Ende. Mein Puls steigt rasant an und ich beginne zu schwitzen. Mein Bauch krampft sich zusammen und mein Atem wird schneller. Ein Terrorist? Was, wenn der eine Bombe hat? Ich will noch nicht sterben.
Sieben Jahren davor ist mein Vater gestorben. Am letzten Abend haben wir ihn noch besucht. Ich und meine Lebensgefährtin gemeinsam mit meiner Mutter. Er lag im evangelischen Krankenhaus am Franz-Josefs-Kai – es ist jetzt ein Hotel. Ich weiß noch genau, wie ich seine Hand gehalten habe. Danach haben wir meine Mutter nach Hause gebracht und sind, da es an unserem Heimweg lag, wieder am Spital vorbeigefahren. Ich kann mich noch gut erinnern, dass ich mir gedacht habe: „Soll ich nochmals zu ihm hinaufgehen?" Ich bin den Gedanken übergangen, habe ihn hinuntergewürgt und wir sind nach Hause gefahren. Am nächsten Morgen war mein Vater tot.
Ich war damals noch keine dreißig, mitten im Filmberuf angekommen und recht erfolgreich in einem Videopostproduktionshaus als Editor tätig. 1985 hatte ich dort begonnen und voll engagiert zum Erfolg des Unternehmens beigetragen. Die Arbeit war fordernd und hat gleichzeitig Spaß gemacht. Das Fertigstellen von Fernsehfilmen, Dokumentarfilmen und Werbespots hat mir Einblicke in die gesamte Filmarbeit gegeben. Meine Lieblingstätigkeit damals war das Fertigstellen und Schneiden von Musikvideos. Falco, Fendrich, Gianna Nannini, Nina Hagen, La Toya Jackson und Tina Turner oder die Band Queen und viele andere flimmerten über die Vorschaumonitore „meines" Postproduktionsplatzes.

Und im Souterrain-Proberaum, gleich bei meiner Single-Wohnung, hatte ich einen VHS-Schnittplatz aufgestellt, um zusätzlich Nächte und Wochenenden mit dem Schnitt von Musikvideos zu verbringen. Es war eine aufregende Zeit mit viel Arbeit und wenig Schlaf. Unzählige Urlaubstage musste ich wieder canceln, weil doch noch ein Auftrag reinkam, der dringend bis zur nahen Deadline zu bearbeiten war. Die Firma war immer wichtiger – obwohl es nicht mal die eigene war. Ich würde nicht sagen, dass ich ein Workaholic war – ich war nicht besessen von Arbeit –, es hat mir nur einfach Spaß gemacht und mich erfüllt. Ich fühlte, eine Aufgabe im Leben zu haben, ohne damals darüber nachzudenken. Die ersten Jahre hatte ich sogar die Musik an den Nagel gehängt, sosehr hat mich das Filmbusiness begeistert. Allerdings bald, nach ein paar Jahren, spielte ich wieder in einer Band.

Der Mann in der Cockpittüre schreit immer noch. Die Stewardess stellt einen Servierwagen in den Gang der ersten Reihe, um den Schauplatz abzuschirmen und dem Mann den Weg in den Passagierraum zu versperren. Ich bewundere ihren Mut, mit dem sie dem aggressiven Stock- und Messer-Gefuchtel des Mannes trotzt, und wie sie dabei vollkommen die Ruhe bewahrt oder zu bewahren scheint. In mir steigt eine unendliche Wut auf. Ein inneres Beben wie vor einem Vulkanausbruch. Ich möchte aufstehen, nach vorne laufen und dem sichtlich Verrückten eine reinhauen, sodass er umkippt und außer Gefecht ist. Ich traue mir das in dem Moment voll zu. Wie kommt dieser Wahnsinnige dazu, meinen schönen Feiertag so zu versauen. Innerlich beschimpfe ich ihn und spüre eine unendliche Aggression in mir, wie ich sie noch nie gespürt zu haben meine. Später, in einer Therapiesitzung, werde ich mich an eine Szene als kleines Kind erinnern, in der meine Mutter mit dem Teppichklopfer hinter mir her war und mich geschlagen oder zumindest bedroht hat. Ich wusste nicht warum und wofür. Es war schrecklich, ich habe bitterlich geweint und mich extrem ungerecht behandelt gefühlt. So auch jetzt. Ich will aufstehen, um den

Widersacher zu überwältigen, doch die Stewardess erkennt mein Drängen und hält mich zurück. Sie versucht mich zu beruhigen und meint, es wäre zu gefährlich, ein zu großes Risiko. Wir sollten die Ruhe bewahren und abwarten. Einem Italiener ein paar Reihen vor mir auf der rechten Seite geht es sichtlich ähnlich wie mir. Die Stewardess hält auch ihn zurück. Abwarten? In dieser Situation? Worauf warten? Bis der Wahnsinnige komplett auszuckt und den Piloten ersticht oder mit dem Holzprügel das Armaturenbrett zerstört? Ich kann nichts tun. Ich bin an meinen Sitz gegurtet und kann weder vor noch zurück. Flee, fight, freeze. Fliehen – wohin? Kämpfen – wird mir verboten, obwohl es mir in dem Moment ein Leichtes erschienen wäre, gemeinsam mit dem geladenen Italiener und noch anderen Passagieren den Mann zu überwältigen. Es bleibt also nur Freeze – besser totstellen als tot sein – und die längste Wartezeit meines Lebens beginnt.

Als Jugendlicher bin ich oft auf meinem Bett gesessen und habe nichts gemacht. Einfach nichts. Wenn meine Mutter reinkam und mich fragte, was ich tue, antwortete ich, ich mache nichts, und sie ging verwundert wieder. Manchmal bin ich in einen Zustand gekommen, der die Zeit anders fließen ließ – ich kann es kaum beschreiben. Wie wenn es keine Zeit gäbe. Es war nahezu etwas unheimlich, aber gleichzeitig sehr besonders und faszinierend. Ich konnte das Gefühl nicht absichtlich erzeugen, es kam über mich und ging auch wieder. Die Uhren bleiben still, der Geist ist abwesend – oder die Gedanken sind abwesend. Ich konnte das damals nicht einordnen, habe aber auch gar nicht versucht, das Gefühl zu analysieren. Es war einfach da.

Ich war sehr froh, dass ich ein eigenes Zimmer hatte. Mein Reich. Ein Bett, ein Selbstbaumöbel-Kasten in rot und weiß, den mein Vater mit „meiner Hilfe“ zusammengebaut hatte, nachdem der alte Kasten, den ich bereits mit allerhand Postern beklebt hatte – zum Beispiel mit Jochen Rindt, dem damaligen österreichischen Formel-1-Hero –, zu schäbig geworden war.

Der alte Kasten kam in den Keller und beherbergte bis zum Tod meiner Mutter sämtliche Schulhefte von mir und meinen beiden älteren Schwestern sowie Kinderbücher wie den Struwwelpeter und allen möglichen anderen Kram. Weiters gab es im Zimmer einen Schreibtisch mit gelber Tischplatte und eine großgemusterte Tapete im typischen Stil der 70er Jahre mit großen violetten Hippie-Blumen drauf. Mein besonderer Stolz war die Zimmertüre: Eine Türe mit undurchsichtigem Glas, das ich zu einer Dauerausstellung meiner Aufkleber-Sammlung gemacht hatte, was die Türe noch undurchsichtiger machte. Darunter ein Kleber der Großglockner-Hochalpenstraße im Stil der 60er Jahre, die wir in den Ferien mal mit Papas VW-Käfer befahren hatten, ein Michelin-Männchen und natürlich ein paar Aufkleber der Band, in der ich mit fünfzehn zu spielen begonnen habe. Die „matchless". Ich spielte Gitarre und sang, und mit siebzehn brachte ich mir – wie es sich gehört – selbst das Saxophonspielen bei. Wenn ich übte, also wieder einmal versuchte, dem Instrument ein paar Töne zu entlocken, und mein Vater zuhause war, meinte er scherzhaft dazu: „Er spielt schon wieder am Nebelhorn." Mein Vater war sehr musikalisch und ich kann mir vorstellen, dass für ihn das Gehupe nicht gerade wohlklingend war. Er spielte Gitarre und sang sehr gut. Ich wünschte mir oft, dass er „La Mer" spielte. Das Lied gefiel mir. Er sang es auf Französisch und ich bewunderte sein Gitarrenspiel. Die Gitarre begleitete ihn fast überall hin. Sei es in den Kriegsjahren zu den Schützengräben oder nach Triest mit einer kleinen Gruppe, bei der auch meine damals zukünftige Mutter war. Das war wohl der Anfang der Liebesgeschichte. Es gibt ein Foto davon. Papa hatte nie über die Kriegsjahre gesprochen und ich hatte kaum gefragt. Bevor ich so weit war, dass mich das interessiert hätte, ist er bereits verstorben. Im Keller fand ich viel später sein Kriegstagebuch aus der Zeit als Fliegerabwehrgehilfe, zusammen mit einem Fotoalbum aus dieser Zeit. In goldenen Lettern steht darauf: „Kriegserinnerungen". Aber das ist ein eigenes Projekt. Einmal erzählte er doch, dass er im Schützengraben gemeinsam mit anderen musiziert hatte. Dabei war auch ein Geiger, der unheimlich falsch spielte. Der Geiger hieß Friedrich Cerha und war der später berühmt gewordene österreichische Komponist. Er traf wohl nicht den Musikgeschmack meines Vaters, der viel Klassik hörte aber keine zeitgenössische Musik.

Jedenfalls wollte ich mit sieben Jahren ebenfalls Gitarre lernen oder haben mir das meine Eltern vorgeschlagen – ich weiß es nicht mehr. Ich hatte keinen eigenen Gitarrenlehrer, sondern kam in einen Kurs der Volkshochschule, in dem gefühlte dreißig Kinder von einer Lehrerin angeleitet versuchten, nach Noten ihre Finger zum C- und G-Dur Akkord zu spreizen. Das Repertoire bestand vorwiegend aus „M-Ta-Ta"-Musik, was mich nicht sehr ansprach. Ich übte zuhause unter dem leisen Druck meiner Mutter. „Jetzt hast du es begonnen – also übe." Es floss so manche Träne. Ich hatte extra eine eigene, angeblich gute, Gitarre erhalten. Das Griffbrett war viel zu breit und die Finger ließen sich kaum so weit dehnen, um die gewünschten Akkorde sauber klingen zu lassen. Nach einem Semester – oder war es sogar ein Jahr – hatte die Qual ein Ende und ich legte die Gitarre beiseite. Was blieb, war ein Trauma, was das Erlernen von Instrumenten und das Üben betrifft. Erst einige Jahre später begann ich mich wieder mit Gitarre zu beschäftigen. Aber nicht mit der Gitarre aus dem Gitarrenkurs – diese verwendete bereits meine Schwester für ihren Gitarrenunterricht im musisch-pädagogischen Gymnasium und brach ihr dabei einmal im Lift den Hals – sondern mit der Gitarre meines Vaters, die also bereits den Zweiten Weltkrieg erlebt hatte und einiges an Patina hatte. Ich liebte diese Gitarre so sehr, dass ich sie später einer meiner ersten Liebschaften schenkte und die Gitarre weg war. Manchmal fehlt sie mir immer noch.

Das Herz rast. Erstarrt vor Angst sitze ich da und koche gleichzeitig über vor Wut. Noch nie hatte ich derart starke Gefühle und sie überwältigen mich. Die Stewardess steht schützend mit dem Servierwagen zwischen dem Mann und den paar Passagieren. Wenn sie dem Mann zu nahekommt,

fuchtelt er in ihre Richtung mit dem Prügel und tobt. In einer kleinen Atempause, als der Mann mit den Piloten diskutiert, setzt die Stewardess mich und den Italiener noch ein paar Reihen nach hinten, damit wir mehr aus der Gefahrenzone kommen, und vielleicht auch, damit wir nicht alles so genau mitbekommen. Ich verstehe nicht, was zwischen Cockpittüre und Cockpit besprochen wird. Es wirkt jedenfalls sehr bedrohlich und immer wieder schreit der Mann laut herum. Nach einiger Zeit kommt die Stewardess und tuschelt uns zu, dass der Verrückte den Piloten befohlen hat, nach Washington zu fliegen, statt nach Wien.
Ich sitze neben einem Geschäftsmann. Er ist ähnlich angespannt wie ich. Die Zeit kommt uns endlos vor und es scheint uns, wie wenn die Zuständigen am Erdboden von unserer fürchterlichen Situation in der Luft gar nichts wüssten. Wie kann das sein? Da hat mein Sitznachbar eine unglaubliche Idee. Er versucht mit seinem Mobiltelefon eine Verbindung herzustellen. Und, das Unwahrscheinliche passiert – es funktioniert. Ich weiß nicht genau, mit wem er spricht. Vielleicht ein Polizeibeamter in einer Polizeistation. Aus dessen Reaktion ist zu entnehmen, dass er diese Geschichte wohl für einen schlechten Scherz hält. Das Gespräch scheint ergebnislos und wir ergeben uns wieder in das Unbegreifliche und die Sorge über den Ausgang dieses Trips. Von der restlichen Welt vergessen und ganz unserem Schicksal überlassen.
Wahrscheinlich ist es kein Zufall, dass mich das Thema Tod und Sterben in den nächsten Jahren immer wieder beschäftigt hat. Zum Beispiel führte ich einige Jahre später für einen Film mit dem Titel „Leben und Sterben nach Buddha“ Interviews mit buddhistischen Lehrer:innen zu diesem Thema. Fünf Jahre vor der Flugzeugentführung hatte ich mich selbständig gemacht. 1991 hatte ich auf einer Broadcast-Messe in Amerika eine neuartige Methode des Filmeschneidens entdeckt. An einem winzig kleinen Stand in einer Ecke der riesigen Ausstellungshalle versuchte ein Mann, die vorbeifließenden Menschen auf ein Computerschnittsystem aufmerksam

zu machen. Auf einem Bildschirm waren zwei kleine Monitore abgebildet und darunter eine Timeline. Mit der Maus konnte man im linken Schirm auf einem darunter liegenden Zeitbalken hin und herfahren, einen IN-Punkt und OUT-Punkt wählen und das Stückchen Film an die Sequenz im rechten Monitor anhängen oder sogar – wie bei einem Schreibprogramm – zwischen zwei Szenen einfügen. Das war eine Sensation im Videoschnitt. Bisher musste die ganze Sequenz auf ein anderes Videoband kopiert werden, um eine neue Szene einzufügen. Beim analogen Filmschnitt war das natürlich immer schon möglich. Allerdings wurde dabei das Filmmaterial tatsächlich zerschnitten. Wenn es wieder verlängert werden sollte, dann wurden die entsprechenden Filmkader wieder zusammengeklebt und die Klebestellen hüpften am optischen Schneidetischmonitor fröhlich vor sich hin, sodass es oft schwierig war, den Rhythmus des Films ohne Irritation zu erkennen und zu erleben. Mit dem neuen System konnte das Material beliebig oft zerschnitten und wieder zusammengeklebt werden. Unzählige Schnittversionen konnten hergestellt werden, ohne die Filmmuster zu beschädigen. Einzig, die Bildqualität war entsetzlich. Die Bilder sahen aus, als hätte jemand einen Mosaikeffekt daraufgelegt, so wie wir das aus der Newsberichterstattung kennen, wenn Menschen unkenntlich gemacht werden sollen. Trotzdem, der „Digitale Nonlineare Schnitt" war geboren. Eine Revolution in der Geschichte des Filmschnitts. Ich war bei der Geburtsstunde dabei und sah sehr bald darin die Chance, mich selbständig zu machen.
Wir erfahren von der Stewardess, dass der Mann eine Arbeitsgenehmigung in Deutschland erpressen will. Ein armer, verzweifelter Teufel also. Mein Mitleid ist zu diesem Zeitpunkt jedoch eher gering und ich ärgere mich darüber, wie jemand so blöd und naiv sein kann, eine Arbeitsgenehmigung mit einer Flugzeugentführung erpressen zu wollen. Trotzdem spüre ich eine kleine Erleichterung. Er ist also Gott sei Dank kein Kamikaze-Selbstmörder-Terrorist, sondern „nur" ein verzweifelter Wahnsinniger.

Allerdings gerade dadurch unberechenbar. In seiner unkontrollierten, aggressiven Art könnte er womöglich das ganze Flugzeug zum Abstürzen bringen. Die Anspannung bleibt. Kein Ende der Angst – Todesangst.

Einige Monate trug ich mich mit der Entscheidung, ob ich den Sprung in die Selbständigkeit wagen sollte. Es brachte mir manch schlaflose Nacht. Entscheidungen treffen fiel oder fällt mir schwer. Vielleicht war ich deswegen Editor geworden, weil Filmeschneiden eine wunderbare Spielwiese ist, um Entscheiden zu üben. Auch mein Vater tat sich schwer damit. Am Weg in den Schiurlaub hatten wir einen Autounfall und der gute alte Ford 12M erlitt einen Totalschaden. Wir sind mit einem Schock davongekommen. Ich wartete mit meinem Vater am Rand der Autobahn auf den Abschleppdienst und wir waren beide sehr traurig. Am nächsten Tag fuhren wir mit der Bahn nach Schladming. Danach grübelte mein Vater noch ewig darüber, welches Auto er nun anschaffen sollte. Meine Mutter hielt das schlecht aus. Mein Vater war Vermessungsbeamter und hatte einen sicheren, gut bezahlten Job – doch sogar er hatte Angst, er könnte gekündigt werden, wie mir meine Mutter später erzählte. Meine Eltern waren sehr vorsichtig und sparsam. Das Wort Kredit war nahezu ein Fremdwort. Obwohl oder gerade, weil ich diesen, in meinen damaligen Augen kleinbürgerlichen, Umgang mit Geld hasste und bewusst eher zum Geld-Ausgeben ohne viel darüber nachzudenken tendierte, war es für mich nicht so einfach, diese Konditionierungen zu überwinden. Trotzdem, ich hatte in den Jahren gut verdient und etwas Geld gespart und meine Eltern hatten anlässlich des Hausbaus einer meiner Schwestern einen Teil ihres Ersparten zwischen uns drei Geschwistern gerecht aufgeteilt. Es brauchte also nur noch einige Überzeugungsarbeit bei meinem Bankbetreuer, um die restliche Summe für das amerikanische Schnittsystem aufzutreiben.

Allerdings war ich damals nicht so firm mit Computern. An der Schule, als meine Klassenkameraden voll auf Mikroprozessoren abfuhren und wir mit Lochstreifen auf einem IBM-Rechner unsere ersten Programmierversuche starteten, konnte ich nie richtig was damit anfangen. Mir waren die Transistorschaltkreise, aus denen man einen Gitarrenverstärker bauen konnte, deutlich näher. Überhaupt war das die Zeit, in der ich feststellte, dass ich an dieser Schule gar nicht am richtigen Platz war. Ich hatte plötzlich andere Phantasien. Die romantische Vorstellung, Landarzt zu werden, tauchte auf. Ich liebe es, am Land und in der Natur zu sein. Ich erinnere mich sehr gerne an die Zeit, als wir meine Großmutter in Kärnten besuchten und ich im Bach beim Haus spielen durfte. Während eines Sommers verbrachte ich ein paar Wochen dort. Meine Mutter hatte Gelbsucht und mich angesteckt. Während sie im Spital war, sorgte meine Tante für mich und achtete auf meine Diät mit alten Semmeln und Schinken ohne Butter. Unvergessen auch die Nachmittage, die ich mit meiner anderen Tante ein paar Häuser weiter auf dem Sofa im Gang im ersten Stock verbrachte. Ich hatte hier ein Gefühl von unendlicher Geborgenheit, das ich so nie mehr erlebt habe. Wo war ich stehen geblieben?

Das Ergebnis der Verhandlungen zwischen Cockpittüre und Cockpit war, dass wir nach Berlin zurückfliegen. Mittlerweile hat sich die Bodenstation in Berlin per Funk eingeschaltet und der Pilot konnte dem Entführer klar machen, dass der Sprit für einen Flug nach Washington nicht reiche und dass er außerdem, wenn er eine Arbeitsgenehmigung in Deutschland wolle, mit den deutschen Behörden verhandeln müsse und nicht mit dem Weißen Haus. Wir waren über Prag. Es war sicher mehr als eine Stunde vergangen, die sich bereits wie ein Tag anfühlte. Das Flugzeug änderte seinen Kurs zurück, Richtung Berlin. Aber was wird dort passieren, wenn wir überhaupt ankommen mit dem Verrückten an Bord, der sichtlich nicht zurechnungsfähig war. Mir wurde nun klar, dass sich der Mann mit dem Whisky und dem Sekt, den er später auch noch bekam, nicht beruhigen wollte, sondern sich Mut antrinken musste, um überhaupt so eine Aktion starten zu können. Kurz nach dem Start mit Messer und Holzprügel bewaffnet aufzustehen, zur Cockpittüre zu gehen, diese zu öffnen – man stelle sich vor, das war damals noch möglich – und den Piloten zu bedrohen. Welche Verzweiflung, welche Angst vor der Zukunft muss diesen Menschen getrieben haben, um so etwas zu planen und dies als einzigen Ausweg in seinem Leben zu sehen.

Ganz allein traute ich mir den Schritt zur eigenen Firma nicht zu, und so fand ich einen Partner, der mit der neuen Technik bereits vertraut war. Im April 1992 war es dann so weit und wir eröffneten, nach anstrengenden Renovierungsarbeiten im Hoftrakt eines Hauses in Margareten, unser neues Filmschnittstudio. Mein Partner hatte etwas über für Design und so hatten wir aus dem werkstattähnlichen Objekt ein sehr modernes Office im Industrial Design gebaut, in dem man sich gleichzeitig auch wohlfühlen konnte. Das Haus war davor schon ein Filmstudio gewesen, in dem sich bereits Johannes Heesters und Fritz Muliar mit Werbespots ein gutes Zubrot verdient hatten. Der Inhaber rückte der Pensionierung näher und hatte den Betrieb bis auf ein Büro im Vordertrakt des Hauses verkleinert. Um nicht gleich komplett ins kalte Wasser zu springen, handelte ich mit meiner bisherigen Arbeitgeberin aus, dass ich noch ein Jahr zum Teil angestellt bleiben konnte. Ein Trapezsprung mit Fallnetz also.

Jetzt hieß es, die Filmbranche von den neuen Möglichkeiten des digitalen Filmschnitts zu überzeugen und unseren Schnittplatz auszubuchen, um die Schulden zu bezahlen. Ich kannte viele Leute aus der Branche und sie vertrauten mir. Zuerst erkannte die Werbebranche die neuen Möglichkeiten. Endlich konnte man den Kunden und Agenturen ohne viel Aufwand verschiedene Versionen anbieten. Außerdem sah es natürlich ultramodern und cool aus, alles im Computer zu machen. Auch die Budgets waren höher, sodass es nicht ins Gewicht fiel, dass anfangs die Bearbeitung mit der dazugehörigen Vorarbeit – also dem Abtasten des Rohmaterials auf Video – teurer war als der Schnitt am alten „Steenbeck"-Filmschneidetisch. Wenn man allerdings die Herstellung unzähliger Versionen für unzufriedene Kunden mitkalkulierte, rechnete sich der digitale Bildschnitt

rasch. Bald darauf gelang es, ein paar Fernsehregisseur:innen und Produzent:innen von der neuen Methode zu überzeugen, und ich begann unter anderem Dokumentarfilme für die Religionsabteilung zu schneiden. Zum Beispiel einen Film über Tod und Sterben mit dem Titel „Reisefieber". Die Arbeit an diesen Filmen eröffnete mir gänzlich neue Perspektiven auf die Welt. Wobei, das stimmt nicht ganz. Ich war bereits in der Volksschule vom Religionsunterricht angetan und ging eine Zeitlang am Sonntag allein in die Messe. Ich hatte das Gefühl, das ist etwas Wichtiges, Großes. Meine Eltern unterstützten das nicht – sie waren aus der Kirche ausgetreten –, sie verboten es mir aber auch nicht. Und einige Jahre später, bereits nach der Matura, kam ich in Kontakt mit einer evangelischen Theatergruppe. Es war die Zeit, als ich beim Film zu arbeiten begann und Proben und Theatervorführungen auf Video mitschnitt. Prompt verliebte ich mich in eine Schauspielerin, die Pfarrerstochter. Es blieb bei einer platonischen Liebschaft. Ich besuchte sie eines Sommers mit meinem Renault R4 in Zürich, wo sie zum Studium der Theologie hingegangen war. Als ich sie im Studentenheim traf, hatte ich sofort das Gefühl, irgendetwas stimme nicht. Sie meinte „Lass uns doch ein bisschen spazieren gehen", und während wir den Hügel hinter dem Heim bestiegen, gestand sie mir, dass sie sich in den Zimmernachbarn verliebt hatte. Enttäuscht und traurig fuhr ich wieder heim. Davor besuchte ich noch eine Ausstellung von Kandinsky. Das Plakat hängt seither in meinem Büro.
Eine Phase der Unendlichkeit beginnt. Der Rückflug nach Berlin dauert gefühlte Stunden. Der Entführer beruhigt sich zwar zwischendurch, doch immer wieder tobt er wie wild und hat Schreianfälle, die mir durch Mark und Bein gehen. Die Anspannung hält an und ich sitze in meinem Sitz mit dem Gefühl, jeder Moment könnte der letzte sein. Ich denke nicht daran, was ich vielleicht nicht mehr sehen könnte – meine Firma, meine Lebensgefährtin, meine Band. Ich bin nur im Moment und der Moment ist erfüllt mit Angst. Welche Angst? Angst vor dem Tod natürlich.

Warum haben wir Angst vor dem Tod? Weil wir nicht wissen, was danach ist. Ob da etwas ist. Die Vorstellung, nicht zu sein oder im Nichts zu sein, ist höchst beunruhigend.
Während der Arbeit an den Filmen für die Religionsabteilung gab es viel Gelegenheit, über die Inhalte zu diskutieren. Das tat mir sehr gut und der insgeheim gehegte Plan, durch den Schritt in die Selbständigkeit mehr dahin zu kommen, an den Inhalten der Filme zu arbeiten und nicht „nur" an der Form, ging langsam auf. Themen wie der Übergang vom Leben zum Tod oder Scheintod beschäftigten mich. Außerdem lernte ich vom Regisseur dieser Filme immens viel. Er war, was man in Wien einen „Pitzler" bezeichnet. Jeder Schnitt musste hundertprozentig genau gesetzt werden. Das war davor nicht so meines. Ich probierte zwar viel aus, arbeitete jedoch sehr viel aus dem Bauch heraus. Eine der Theorien des Regisseurs besagte, dass man in einem Dialog exakt in der zeitlichen Mitte zwischen Wortende der einen und Wortbeginn der anderen Person umschneiden musste. Und das musste präzisest ausgezählt werden. Weiters hatte er die „Dreikader-Theorie", die besagt, dass jeder Bewegungsablauf in die kleinste Einheit von drei Frames geteilt werden kann. Das Wichtigste, das er mir aber beigebracht hatte, war, als ich bei einem Film gegenüber dem Protagonisten eine deutliche Abneigung entwickelte. Er war mir einfach unsympathisch und ich verstand nicht, warum er überhaupt in diesen Film musste. Da meinte der Regisseur zu mir: „Du musst es aus dem Rohmaterial herauslieben." Dieser Satz bewegt mich immer noch und bestimmt meine Einstellung zu meiner Arbeit – vielleicht auch zum Leben.
Immer noch ist mein Zorn auf den Entführer groß und immer noch würde ich ihn am liebsten zu Boden schlagen und diesen bösen Zauber beenden. Immer noch sind wir nicht in Berlin.
Kann man im Angesicht des Todes noch etwas tun? Ja, aber das will gelernt sein. Und das geht nicht erst fünf Minuten davor. Dass ich die Entführung überlebt habe, scheint ja nun klar zu sein, also erlaube ich mir auch etwas

in die Zeit danach zu blicken. Etwa ein Jahr nach diesem Erlebnis schneide ich einen Film zum Thema „Spirituelle Krisen". Wiederum kommt die Arbeit an dem Film für mich genau zur richtigen Zeit und berührt mich sehr. In der Folge besuche ich mein erstes Meditationsseminar und lerne meinen Lehrer kennen, der mich zwanzig Jahre lang begleiten wird. Er wurde zu einer Vaterfigur für mich.

Endlich, nach gefühlten Stunden, landen wir in Berlin. Der Flieger kommt in einer speziellen Position zu stehen. Vor der Flugzeugnase ist eine nach oben hin schräg nach vorne verlaufende Betonmauer. Der große Vogel steckt seinen Schnabel in Richtung der Mauer. Sonst ist weit und breit nichts. Kein Gebäude, gar nichts, nur leeres Flugfeld. Hoffnung kommt auf. Bald wird dieses Spektakel ein Ende haben, eine Kompanie von Polizisten oder Soldaten wird das Flugzeug stürmen und den Mann überwältigen. Wir werden bald wieder tief durchatmen können und an die frische Luft kommen. Doch nein – im Gegenteil. Nichts regt sich. Weit und breit kein Mensch zu sehen. Was geht hier vor? Was ist da los? Die Angst nimmt wieder überhand. Kann das gut gehen? Was, wenn der Entführer doch noch komplett die Kontrolle verliert und ein Blutgemetzel anrichtet oder sonst irgendeinen Blödsinn anstellt? Die Minuten vergehen, die Viertelstunden vergehen und fühlen sich wie Stunden an. Scheinbar wird per Funk mit dem Entführer verhandelt. Was genau – keine Ahnung. Jedenfalls wird er nach wie vor immer wieder extrem aggressiv. Er scheint mit dem ihm vorgeschlagenen Angebot nicht einverstanden zu sein. Meine Nerven sind angespannt bis zum Gehtnichtmehr. Nichts kann mein rasendes Herz beruhigen. Warum kommt niemand zu Hilfe? Warum tut niemand etwas?

In der Volksschule hatten wir einen Buben in der Klasse, der deutlich älter war als alle anderen. Ein Sitzenbleiber. Er war ein nicht ganz angenehmer Zeitgenosse. Es gab immer wieder Spannungen. Eines Tages waren wir als kleine Gruppe am Heimweg und er war auch dabei.

Wir waren schon recht nah an unserem Haus. Es lief irgendeine Hänselei, die in eine Rauferei ausartete. Plötzlich stieß er mich zu Boden und stieg absichtlich auf meine linke Hand. Schmerz und Zorn zugleich. Meine Mutter hat wahrscheinlich aus dem fünften Stock zugesehen und mich geholt. Ich weiß es nicht mehr genau. Auch nicht, wie sie reagiert hat. Jedenfalls hat sie meinen Vater angerufen, der extra aus dem Büro heimkam, um mit mir ins Spital zu fahren. Die Hand war gebrochen. Ich hatte eine riesige Wut auf den Jungen.

Ich beobachte, wie am Flugfeld zwei Gendarmen nahezu gelangweilt am Flugzeug entlang gehen. Wir sind enttäuscht und denken uns, das kann es ja wohl nicht sein. Währenddessen laufen die Verhandlungen mit dem Entführer weiter. Man möchte mit ihm persönlich sprechen und nicht per Funk. Scheinbar willigt er ein, und die Flugzeugtüre wird geöffnet. Am Flugfeld erscheint ein Mann neben der Flugzeugnase, der nun direkt mit dem Entführer spricht. Das Gespräch scheint nicht sehr ergiebig zu sein. Wieder vergehen Minuten über Minuten. Plötzlich stürmen, völlig unerwartet, vom Gang hinten zwei grün gekleidete Gendarmen mit gezückten Pistolen heran, laufen an unseren Sitzreihen vorbei nach vorne, überraschen den Entführer und stoßen ihn durch die geöffnete Flugzeugtüre hinunter. Die Türe ist ein paar Meter über dem harten Boden des betonierten Flugfeldes und das Geräusch des Aufpralls des Körpers ist noch heute in meinen Ohren.

Im Flugzeug geht ein großes Aufatmen durch die Reihen. Eine Welle der Erleichterung breitet sich aus und es ist plötzlich da. Dieses Gefühl von Dankbarkeit, Mitgefühl und Liebe. Die Passagiere stehen auf und fallen sich um den Hals. Alle umarmen sich. Ich umarme die Stewardess, die mit uns während der letzten Stunden am meisten Kontakt hatte und uns beschützt hatte. Eine innige Umarmung voller Dankbarkeit, wie ich sie noch selten in meinem Leben erfahren habe. Die übliche Barriere zwischen den Menschen im Flugzeug scheint aufgehoben. Auch die Piloten

kommen aus dem Cockpit und wir bedanken uns bei ihnen, dass sie so mutig und bedacht mit der Situation umgegangen sind. So angstbeladen die letzten Stunden waren, genauso voller Liebe und Herzlichkeit sind nun diese Minuten. Ein Wechselbad der Gefühle. Alle sind froh und überglücklich, überlebt zu haben. Wir haben gemeinsam dem Tod ins Auge gesehen. Wenngleich es auch „nur" Todesangst war. Wildfremde Menschen kommen sich plötzlich so nah, als ob sie bereits ein Leben lang gemeinsam durch dick und dünn gegangen wären. Das gemeinsame Erlebnis hat uns alle miteinander verbunden. Die Crew hat die Situation hervorragend gemeistert. Immerhin war es die erste Flugzeugentführung für die Austrian Airlines.
Der Entführer hat den Sturz zwar mit gebrochenen Knochen überlebt, jedoch einige Jahre später, wie ich aus einer kleinen Notiz in einer Tageszeitung entnahm, in seiner Gefängniszelle Selbstmord begangen.
Nach einiger Zeit werden alle Passagiere ins Flughafengebäude gebracht und es beginnt die nächste Phase des Wartens. Es soll eine Einvernahme der Beteiligten durch die Polizei stattfinden und es wird noch etwas dauern, bis wir nach Hause fliegen können. Eine neue Crew aus Wien wird eingeflogen, um mit uns und der Maschine zurückzufliegen. Ich erzähle bei der Einvernahme, immer noch zornerfüllt, meine Eindrücke und Beobachtungen. Endlich, nach ein paar weiteren Stunden, können wir wieder das Flugzeug besteigen und eine neue Crew begrüßt uns. Es ist ein speziell psychologisch ausgebildeter Flugbegleiter dabei, der mit allen während dem Flug Gespräche führt. Er bietet uns psychologische Nachbetreuung an. Ich kann mir nicht vorstellen, wozu das gut sein soll. Ich habe ja an meiner Fernsehserie weiterzuschneiden und gar keine Zeit für derlei Dinge. Außerdem ist das Theater ja nun vorbei, und das Einzige, was ich jetzt will, ist endlich nach Hause.

Mein Vater liebte seine Arbeit im Sommer, wenn er auf den Bergen und in der Natur von Grenzstein zu Grenzstein wandern konnte, um die Staatsgrenze zu vermessen. Im Herbst und Winter, wenn er im Büro die Daten aufarbeitete, überkam ihn die Depression. Ich habe das als Kind gar nicht richtig mitbekommen. Erst als mir meine Mutter nach seinem Tod davon erzählte, wurde mir manches klar. Zum Beispiel die angespannte Situation zwischen meinen Eltern. Ich stand dazwischen und habe mir Harmonie gewünscht, oft herrschte jedoch eine Stimmung von unterdrückter Aggression. Ich begann sie dafür zu hassen und konnte mich nicht entscheiden, zu wem ich halten sollte. Es zerriss mich. Meine beiden Schwestern waren bereits ausgezogen. So begann ich mich immer mehr zurückzuziehen, in mein Zimmer oder zu den Proben mit meiner Band. Sonst hatte ich nicht sehr viele Freunde. Die Band war das Wichtigste für mich. Wir waren fast wie eine Kommune, unternahmen viel gemeinsam und fuhren sogar gemeinsam auf Urlaub. Dazu gäbe es noch viel zu erzählen.

Wir landen in Wien und bereits am Flugfeld erwarten uns sämtliche zur Verfügung stehenden AUA-Mitarbeiter:innen in Uniformen und begrüßen uns. Sogar eine Blasmusik spielt auf. Ein sehr seltsames Aufgebot. Wir werden in die VIP-Räumlichkeiten gebracht und es gibt ein Buffet, Presse und eine Ansprache vom AUA-Direktor mit Entschuldigungen, Danksagungen und so weiter. Ich finde alles sehr befremdlich und will eigentlich nur nach Hause. Also gehe ich bald los. Am Ausgang stehen zwei lächelnde AUA-Mitarbeiterinnen mit Blumensträußen. Sie drücken mir einen in die Hand und ich werde daraufhin richtig aggressiv. Als ob ein Blumenstrauß das wieder gut machen könnte.

Am nächsten Tag möchte ich an der Serie weiterarbeiten. Wie gewohnt kommt der Regisseur um zehn Uhr und wir starten mit Kaffee. Ich erzähle meine Geschichte und sofort kommt der Stress des letzten Tages wieder hoch. Ich bekomme ein heißes, rotes Gesicht und stocke immer wieder. Nach dem Morgenkaffee beginnen wir endlich mit den Feinjustagen am

Pilotfilm. Jedoch kann ich mich kaum konzentrieren und die Arbeit geht nur langsam voran. Das bleibt auch die nächsten Tage und Wochen so. Ich erzähle meine Geschichte immer wieder und jedes Mal kommen die Emotionen, die ich erlebt hatte, hoch. Trotzdem ignoriere ich die Visitenkarte des AUA-Flugbegleiters auf meinem Schreibtisch und nehme keine psychologische Betreuung in Anspruch.

Zum Psychotherapeuten zu gehen, kam für meinen Vater nicht in Frage. Das war in den Siebzigerjahren noch verpönt. Ich glaube, er war bei einem Neurologen oder Psychiater und hatte Tabletten verschrieben bekommen. Das war's dann aber auch schon.

Nach ein paar Wochen, in denen ich immer wieder meine Geschichte erzählte und mich mühsam überwand, meine Arbeit zu tun, bekam ich schließlich einen Hautauschlag und mir wurde klar, dass ich etwas unternehmen musste. In unserer Band spielte eine Ärztin mit. Sie war Homöopathin und hatte immer ein offenes Ohr für die Wehwehchen der Bandmitglieder. So erzählte ich ihr von meinem Problem. Für sie war klar, dass meine körperlichen Zustände eine seelisch-psychische Ursache hatten. So empfahl sie mir eine recht unkonventionelle Gesprächstherapeutin und das erste Mal in meinem Leben musste ich meine bisher geheimsten Gedanken laut aussprechen. Die Überwindung war groß, und nur das Vertrauen zur Therapeutin machte es mir möglich. Es war das erste Mal, dass ich meine eigenen Gedanken beobachtete und wahrnahm, was da abging. Die nicht mehr funktionierende Beziehung wurde ein Thema, das nach langen Monaten des Zögerns und Grübelns in einer Trennung endete. Und viel Zorn kam hoch. Vor allem Zorn auf meine Eltern. Es bedurfte noch einiger Jahre an Coaching, Therapie und Meditationspraxis, um mich mit meinem Vater und meiner Mutter zu versöhnen. Ein sehr treffendes Wort, wenn es um die Wiederherstellung der Liebe des Sohnes zu den Eltern geht.

Langsam konnte ich wieder besser meiner Arbeit nachgehen. Meine Einstellung dazu hatte sich jedoch verändert. Ich fand sie nicht mehr so wichtig wie bisher. Beim Film werden die meisten Projekte zu einer Tour de Force, als ginge es um Leben und Tod. Ich wollte in dieses Drama nicht mehr voll eintauchen.

*„Normalerweise leben wir, als säßen wir in einem Kino und seien vollkommen in den Film eingetaucht, der gerade auf der Leinwand läuft: Abenteuer- oder Liebesgeschichte, Drama, Komödie, Tragödie – und natürlich sind wir die Hauptdarsteller. Dann sagt uns jemand, wir sollen doch den Blick auf die der Leinwand gegenüberliegende Wand richten, um herauszufinden, woher das Licht kommt. Wir drehen den Kopf, und zum ersten Mal entdecken wir, dass das ganze Drama aus einer Serie von Bildern besteht, die durch einen Lichtstrahl auf die Leinwand projiziert werden. Das Licht, klar und strahlend, wird von den Bildern eingefärbt. Doch seine wahre Natur ist rein und unwandelbar.“* (Jack Kornfield, Das weise Herz)

Die Erfahrung der Flugzeugentführung hatte mich dazu gebracht, auch einmal nach hinten, in Richtung Projektor zu schauen. Bald wurde mir klar, dass dieses „zufällige“ Erlebnis keine Katastrophe war, sondern eine Chance. Eine Chance, aufzuwachen aus meinem Taumel. Ich begann mein Berufs- wie Privatleben neu zu betrachten. Die Arbeit im Filmschneideraum erfüllte mich. Nur konnte es nicht länger sein, dass sich der Urlaub auf eine Woche im Jahr beschränkte. So nahm ich mir erstmals eine Woche allein frei und lernte Tennisspielen.

Warum erzähle ich diese Geschichte eigentlich? Ereignisse wie diese hinterlassen Spuren und diese Spuren können lange Zeit nachwirken. In meinem Fall haben sie dazu geführt, dass ich mein Leben überdacht habe und einiges verändert habe, beziehungsweise sich verändert hat und immer noch verändert. Obwohl auch mein Leben immer wieder Hindernisse für mich bereithält, kann ich diese nun manchmal als Geschenk begreifen.

Dieser Dreikönigstag des Jahres 1997 wirkt bis heute in mir und beeinflusst mein Denken und Tun. Letztlich hat er mich auf meinen spirituellen Weg gebracht und dafür bin ich sehr dankbar.
*„Mitunter gibt es Lücken in der Handlung. Das Tempo des Films wird ein bisschen langsamer, vielleicht ist uns sogar langweilig. Wir zappeln in unseren Sitzen herum, merken, dass die Leute um uns herum Popcorn futtern. Wir erinnern uns, dass wir in einem Film sitzen. So ähnlich ist es, wenn wir die Lücken in unserem Gedankenstrom entdecken. Statt uns in Ideen und Gedanken zu verlieren, die unser persönliches Drama bilden, spüren wir plötzlich den Raum rund um unsere Erfahrung. Wir lassen los und entspannen uns. »Diese Lücken«, so meint der Meditationsmeister Chögyam Trungpa, »sind wirklich erfreulich.« Sie erinnern uns daran, dass wir im Bewusstsein verweilen können, dass wir immer die Möglichkeit zur Freiheit besitzen.“* (Jack Kornfield, Das weise Herz)
Die Parallelmontage ist eine Methode des Filmschnitts die ursprünglich aus der Schriftstellerei stammt. Zwei Handlungsebenen werden parallel erzählt. Eine Handlung schreitet an einem Ort voran und wir schneiden zu einer zweiten Handlungsebene, um zu sehen, was an diesem anderen Ort zur selben Zeit passiert. Warum tun wir das? Der bekannte russische Filmemacher Sergei Eisenstein meinte dazu, um Langeweile zu vermeiden. Oder, anders formuliert, um Anspannung zu erzeugen. Wir kennen das aus unzähligen Kriminalfilmen, wenn an einem Ort die Bombe tickt, während gleichzeitig die Polizei danach sucht. Wie und wann werden sich die beiden Handlungsstränge gegenseitig beeinflussen? Im Fall meiner Geschichte liegen die Erlebnisse Jahre und Jahrzehnte auseinander und haben vielleicht trotzdem miteinander zu tun. Zeit ist nur ein Konzept, das wir brauchen, um unser materielles Leben halbwegs geordnet leben zu können. Vielleicht passiert ohnehin alles gleichzeitig und ich schreibe gerade an diesen Seiten, während ich im Flugzeug sitze und zittere. Macht das für mein Bewusstsein einen Unterschied?

Sr. Heidrun Bauer SDS

# … sprich nur ein Wort, so wird meine Seele gesund

Nur ein Wort, ein Wort soll jemand sprechen. Um welches Wort kann, ja soll es sich handeln? In der Geistlichen Begleitung gibt es eine Aussage, die lautet: „Das Wort, dessen du bedarfst, kannst du dir nicht selber geben." Ja, oft weiß ich selbst nicht einmal, was ich eigentlich brauche. Wie soll dann jemand anderer wissen, erspüren, wo meine tiefste Not liegt? Doch da gibt es offensichtlich jemanden, an den sich dieses Gebet richtet: „… aber sprich nur ein Wort, so wird meine Seele gesund."
Christinnen und Christen richten diese Bitte in jeder Heiligen Messe an Jesus. Wie mag das auf Außenstehende wirken, die zum ersten Mal hören und sehen, dass Menschen unmittelbar nach diesem Gebet ein kleines Stückchen unscheinbares Brot empfangen und Wein trinken? Was denken sie sich, wenn ihnen erzählt wird, dass Menschen daran glauben, dass Jesus, der Sohn Gottes, vor mehr als 2000 Jahren von den Toten auferweckt wurde und sich selbst in dieser andächtigen, unspektakulären Handlung als Nahrung verschenkt? Ob das zum Staunen, Nachdenken und Nachfragen anregt und die Sehnsucht weckt, selbst auch zu einer weltweiten Gemeinschaft gehören zu wollen, die dieses rituelle Mahl seit Jahrhunderten gemeinsam feiert?
Der vorangestellte Teil des Gebetes, der für viele sperrig ist, lautet: „Herr, ich bin nicht würdig, dass du eingehst unter mein Dach…" Ein römischer Hauptmann soll das sinngemäß so zu Jesus gesagt haben. Dieser ranghohe Soldat hat von dem jüdischen Rabbi gehört, der sogar Wunder wirkt.

Die Begegnung der beiden Männer findet man in der Bibel im Matthäusevangelium 8,5-13:

*Als er nach Kafarnaum kam, trat ein Hauptmann an ihn heran und bat ihn: Herr, mein Diener liegt gelähmt zu Hause und hat große Schmerzen. Jesus sagte zu ihm: Ich will kommen und ihn heilen. Und der Hauptmann antwortete: Herr, ich bin es nicht wert, dass du unter mein Dach einkehrst; aber sprich nur ein Wort, dann wird mein Diener gesund! Denn auch ich muss Befehlen gehorchen und ich habe selbst Soldaten unter mir; sage ich nun zu einem: Geh!, so geht er, und zu einem andern: Komm!, so kommt er, und zu meinem Diener: Tu das!, so tut er es. Jesus war erstaunt, als er das hörte, und sagte zu denen, die ihm nachfolgten: Amen, das sage ich euch: Einen solchen Glauben habe ich in Israel noch bei niemandem gefunden. Ich sage euch: Viele werden von Osten und Westen kommen und mit Abraham, Isaak und Jakob im Himmelreich zu Tisch sitzen; aber die Söhne des Reiches werden hinausgeworfen in die äußerste Finsternis; dort wird Heulen und Zähneknirschen sein. Und zum Hauptmann sagte Jesus: Geh! Es soll dir geschehen, wie du geglaubt hast. Und in derselben Stunde wurde sein Diener gesund.*

Ein römischer Hauptmann, der zur damaligen Besatzungsmacht in Israel gehört, vertraut sich in seiner Not einem jüdischen Rabbi an. Jesus hört sich die Bitte dieses fremden Mannes an, der nicht um die eigene Gesundheit, sondern um die seines Dieners besorgt ist. Ob es damals üblich war, dass sich ein Ranghöherer um die Gesundheit seines Untergebenen sorgt? Ohne irgendwelche Fragen oder Bedingungen zu stellen, möchte sich Jesus auf den Weg machen. Doch der Hauptmann hält ihn davon ab, indem er Jesus erklärt, warum er allein auf Sein Wort und dessen heilende Kraft vertraut. Er selbst ist es gewohnt, dass Worte Wirkung zeigen, wenn Befehle erteilt werden. Je nach Rang und Stellung hat er selbst oder haben andere ihm zu gehorchen. Als Soldat vertraut er darauf, dass allein Jesu Wort, ja Jesus selbst, Autorität über die Krankheit seines Dieners hat. Es wird berichtet, dass Jesus so handelt, wie es der Hauptmann glaubt.

In derselben Stunde, in der er sich mit seiner Bitte an Jesus wendet, wird sein Diener gesund.
So einfach kann es sein.
Für mich wird durch diese Erzählung sichtbar, dass der Hauptmann aus einer gesunden Geisteshaltung heraus handelt. Sein starkes, fast kindliches Vertrauen in den jüdischen Rabbi zeugt davon, dass er ein sehr gutes Gespür hat für richtig und falsch. Ja, er hat – wie wir heute oft so flapsig dahinsagen – einen gesunden Hausverstand. Dadurch wirkt sich seine gesunde innere Haltung auch auf sein Umfeld aus, sein Diener wird gesund.

*festgefahren?*

*gefangen in eigenen Kreisen*

*kein Ausweg in Sicht…*

*Gott entlockt mir mich*

Ich nehme wahr, dass vielen nur auf sich selbst bezogenen Menschen in unserer materiell übersatten, abgestumpften westlichen Überflussgesellschaft das gesunde Gespür für das Wesentliche und Heilige abhandengekommen ist. Der Weg zum eigenen inneren Kern, zur Seele, der göttlichen Essenz, ist verschüttet und versperrt. Das Wort Jesu hat oft keine Chance, die harte und verkrustete Schale, die die zarte Herzhaut umschließt, zu durchdringen. Den meisten Menschen fehlt es an Freiräumen und Zeiten der Stille, um sich mit den wichtigen Fragen nach dem Sinn des Lebens auseinanderzusetzen. Wer kommt schon auf die Idee, wenn Sorgen und Schwierigkeiten das Gedankenkarussell nicht zur Ruhe kommen lassen, wichtige Fragen an sich heranzulassen: Wieviel Autorität traue ich heute, hier und jetzt Jesu Wort zu? Glaube ich, dass Er mir helfen kann?
Selbst weiß ich aus langjähriger Erfahrung, dass Sein Wort, so wie es uns die Bibel überliefert, zeitlos und stets aktuell ist. Sooft ich mich vertrauensvoll Seinem Wort öffne, entfaltet es nach und nach seine heilvolle Wirkung. In meinem Innersten beginnt ein Heilungs-, Gesundungs- und Wandlungsprozess, der – vergleichbar mit konzentrischen Kreisen – mein ganzes Wesen erfasst. Körper,

Geist und Seele bilden bekanntlich eine Einheit.
Wenn ich mir über Gesundheit und über eine gesunde Geisteshaltung Gedanken mache, dann denke ich nicht vorrangig an einen normierten Body-maßindex, normierte Blutwerte oder sonstige Parameter, die bei jährlichen Vorsorgeuntersuchungen herangezogen werden. Gesundheit, die in einer personalen Gottesbeziehung wurzelt und auch auf andere gesundheitsfördernd wirkt, geht für mich weit über das körperlich Messbare hinaus. Man kann diese Art von Gesundheit, von der ich schreibe, leicht selbst überprüfen. Sie ist bei Menschen erkennbar, bei denen es einfach gut ist zu sein, wo man aufblüht, sich entspannt und öffnet, weil man erfährt, dass man angenommen, respektiert und wertgeschätzt wird, so wie man ist.
Zugleich beobachte ich, wie täglich unzählige krankmachende Gedanken und Worte zu Taten werden und ihre Wirkung entfalten. Ich brauche nur die im Minutentakt auf alle Menschen einprasselnden Nachrichten in den Blick zu nehmen. Die weltweiten Unheilszenarien, die auch mithilfe von Fotos und Videos überallhin übermittelt werden, sind Auswüchse krankmachender menschlicher Systeme und Geisteshaltungen. Die physischen, geistigen und seelischen Schäden, die dadurch sowohl vor Ort real als auch weiter weg durch das ungefilterte, dauerhafte Konsumieren dieser virtuellen Nachrichten entstehen, sind erheblich. Wie kann eine solche Flut an Informationen und Bildern, die uns zumeist überfordern, dauerhaft und konstruktiv verarbeitet, ein- und zugeordnet werden?
Alle Worte, die wir verwenden, sind Kinder einer gesunden oder kranken Geisteshaltung, die, ob gesprochen, geschrieben, gesungen, gedacht, getippt, gepostet, gemailt, gesprayt, gemalt oder gelesen, eine Wirkung haben. Es macht einen großen Unterschied, welche Worte ich verwende, lese, mir anhöre, mir zugesprochen werden. Und die bewegte und unbewegte Bildersprache prägt das Unterbewusstsein noch mehr. Wenn ich in meinem Innersten gesund bin, dann habe ich auch das richtige Gespür, um zu erkennen, was mir und anderen guttut und was nicht.

Dafür braucht man im Normalfall keinen Coach und kein mehrtägiges Seminar. Vieles ist jedoch aus dem Gleichgewicht geraten, das rechte Maß ist verloren gegangen und unter dem Stichwort einer gesunden Mitte kann man viel besser teure Ernährungs- und Fitnesskonzepte vermarkten als die Rückbindung an den göttlichen Ursprung.

Selbst schaue ich gerne hinter das Vordergründige und will große Zusammenhänge begreifen und verstehen. Dazu gehört auch wissen zu wollen, woher ein Wort ursprünglich stammt und welche Bedeutung es hat. Wenn ich erzähle, dass ich daran glaube, dass das göttliche Wort vor mehr als 2000 Jahren Mensch geworden ist in Jesus[77] von Nazareth, wollen mir viele Menschen das zumeist aus- und schlechtreden. Sie meinen, dass das doch gar nicht möglich sei und mein Gedankengang nur einer krankmachenden Phantasie entspringen könne. Viele wollen sich gar nicht vorstellen, dass es einen entscheidenden Unterschied macht zu glauben, dass Jesus vom Wesen her eins ist mit Seinem und unserem Schöpfer, den Er liebevoll Abba, Vater nennt. Ich glaube daran, und es macht für mich auch Sinn, dass sich der göttliche Logos, Gott selbst, in der Geschichte offenbart, inkarniert[78], ja, Fleisch angenommen hat. Das sagt unendlich viel über unser Mensch-Sein, unser menschliches Potential und unsere göttliche Würde aus. Wer glaubt, dass die eigene menschliche Existenz nicht nur einer irdischen Ahnenreihe entstammt, sondern zutiefst einen himmlischen Ursprung und ein himmlisches Ziel hat, wird die gesundheitsfördernde Wirkung am eigenen Leib erfahren. Dieses innere Wissen gibt dem Leben Tiefe, Ausrichtung und Orientierung.

Damit der göttliche Logos als Mensch zur Welt kommen konnte, war es geschichtlich notwendig, dass eine junge jüdische Frau, Maria aus Nazareth, offen und bereit war für Gottes Botschaft, die ihr der Engel Gabriel[79]

[77] Der Name Jesus bedeutet: Gott heilt, Gott rettet.
[78] Lateinisch incarnatio, „Fleischwerdung“.
[79] Der Name Gabriel bedeutet: Gott ist Kraft; (Lukasevangelium 1,26-38).

verkündete. Sie erwägt alles in ihrem Herzen, sie spürt nach, wer da an ihrem Herzen anklopft und für welche Lebensaufgabe sie vorbereitet wird. Es wird ihr angekündigt, dass Heiliger Geist über sie kommen und die Kraft des Höchsten sie überschatten wird. Was kann das bedeuten?

Nur eine überdimensionale, hellstrahlende Lichtquelle, die auf einen großen, kompakten Widerstand trifft, kann einen so großen Schatten werfen, dass es ringsum Dunkel wird. Wer unter diesen Schatten gerät, kann nichts sehen und ist auf andere Sinne angewiesen, um etwas wahrzunehmen. Das könnte eine mögliche Erklärung dafür sein, dass das „Wie" des Geschehens, das Maria durch den Engel verkündet wird, im Dunkeln bleibt und sich menschlicher Verfügungsgewalt entzieht. Es gilt zu vertrauen, dass Gottes Wege gut sind, auch wenn Seine Pläne unsere Vorstellungskraft oft weit übersteigen. Gottes heilbringender Geist kann, wie auch jener Seines Gegenspielers, an den Früchten erkannt werden.

Maria war keiner Willkür ausgesetzt. Sie wurde Teil eines die Welt bewegenden Geschehens, das ganz unscheinbar im Kleinen begann. Sowohl ihre gesunde, reflektierte Geisteshaltung als auch ihr entschiedenes JA bewegen Menschen, auch mich, bis heute. Unzählige Wallfahrtsorte, Rosenkranzgebete, Statuen, Gebetsbildchen, Fürbittbücher geben Zeugnis von dieser jungen Frau, der Mutter Jesu, die auch dann noch bei ihrem Sohn blieb, als Er sterbend Seine Arme am Kreuz ausbreitete und Seinen heilbringenden Geist in die Hände des Vaters übergab, von dem Er ausging und zu dem Er wieder zurückkehrte. Vater-Sohn-Geist sind und bleiben eine Einheit.

*Ich will ein JA leben,*
*weil mir das NEIN*
*den Atem nimmt.*

*Ich will JA sagen zum*
*Leben, weil das NEIN*
*nur Mauern baut.*

*Ich will mein JA*
*bewohnen und das*
*NEIN ins Haus bitten.*

*Ich will im JA mir*
*selber treu sein und*
*das NEIN wird mein*
*Wächter sein.*

Von Maria lerne ich auch in scheinbar aussichtlosen Situationen zu vertrauen, dass Gottes Wege gut sind, denn ihr Sohn ist nicht im Grab geblieben. Während sich die engsten Freunde Jesu noch angsterfüllt und innerlich erschüttert von den hass- und gewalterfüllten Szenen der tödlichen Hetze gegen ihren Rabbi eingeschlossen hatten, trat Er unerwartet in ihre Mitte und sprach ihnen Seinen Frieden zu. Kein Vorwurf, keine Wut, keine Anklage kamen über Seine Lippen, nur die Zusage: „Der Friede sei mit euch." Als auferstandener Herr über den Tod, gezeichnet mit den Wunden der Kreuzigung, brachte Jesus göttlich-heilsamen Frieden dorthin, wo nach Seinem Tod Angst, Kleinmut, Verzagtheit, Schuld und Hoffnungslosigkeit das Sagen hatten. Seine unerwartete Gegenwart inmitten aller Verschlossenheit entmachtete jenen Geist, der nicht mit Gott im Bund ist und den man daran erkennt, dass er niederdrückt, verwirrt, zerstört, vernichtet, überfordert, spaltet und lähmt.

Es wird auch berichtet, dass die Mutter Jesu mit dabei war, als der Auferstandene Seinen Heiligen Geist all jenen zuhauchte, die dafür offen und empfänglich waren. Ausgerüstet mit dieser Gabe sollten sie fortan in Seinem Namen, aus der Verbindung mit Ihm, leben und heilsam handeln. Gottes Geistausgießung ist und war kein einmaliges historisches Ereignis. Sie dauert noch immer an! Auch daran glaube ich.

Bis heute können viele Menschen mit der biblischen Heilsbotschaft nicht wirklich viel anfangen. Es fällt ihnen schwer, daran zu glauben, dass Jesus sowohl Kranke geheilt hat als auch dämonischen Kräften und Mächten durch Sein Wort Einhalt geboten und dadurch Menschen aus deren krankmachendem Einfluss befreit hat. Es braucht eine große Sehnsucht und unerschütterliches Gottvertrauen, sich diesem Glaubensgeheimnis zu öffnen. Im Laufe meines Lebens durfte ich immer wieder die gesundmachende Wirkung der biblischen Botschaft am eigenen Leib erfahren. Ganz besonders damals, mit dreißig Jahren, in einer existenziellen und lebensbedrohlichen Krise, als ich mich nach einem längeren Psychiatrieaufenthalt wieder

langsam Schritt für Schritt ins Leben tastete. Es waren Gottes Zusagen und Menschen, denen ich mein Innenleben anvertrauen konnte, weshalb ich letztendlich nicht am Leben selbst verzweifelte. In dieser Zeit lernte ich auch gesund- und krankmachende Geisteshaltungen zu unterscheiden. Besonders geholfen haben mir dabei die Lebens- und Glaubenszeugnisse von Heiligen und Mystiker:innen, die selbst durch viele dunkle Nächte hindurch an Gott nicht irre wurden. Auch der Selige Pater Franziskus Maria vom Kreuze Jordan (1848 – 1918), der Gründer unserer weltweiten Salvatorianischen Gemeinschaften, ist und bleibt mir ein Vorbild mit seinem unerschütterlichen Gottvertrauen.
Und immer wieder frage ich mich: Wer sehnt sich heute, hier und jetzt danach, sich von den biblischen Zusagen des Auferstandenen Herrn im Herzen berühren zu lassen? Welche Geisteshaltung wird uns Menschen künftig leiten dürfen? Welche Menschen, die nicht auf den eigenen Vorteil bedacht sind, werden künftig Wege aufzeigen dürfen, die das gute Leben aller im Blick haben. Egozentriertheit, Ausbeutung und Besserwisserei werden uns nicht weiterhelfen.
Als Geschöpfe göttlichen Ursprungs sind wir mehr denn je herausgefordert, uns als Teil der Schöpfung und als globale Einheit zu verstehen. Wir sind aufeinander verwiesen und angewiesen. Einheit in Vielfalt leben, Ressourcen teilen, sich als Teil eines großen Ganzen begreifen, wo das Individuum in seiner Originalität genauso viel Bedeutung hat, sowie das Zusammenwirken in und als Gemeinschaft. Diese großen Themen werden die nächsten Generationen prägen.
Zurück zum Satz: „...sprich nur ein Wort und meine Seele wird gesund", der von Christinnen und Christen in der Heiligen Messe gebetet wird, bevor sie Brot und Wein empfangen. Es ist im ersten Brief des Paulus[80] an die christliche Gemeinschaft in Korinth 11,23-25 biblisch überliefert:

[80] Paulus hat im ersten Jahrhundert nach dem Tod Jesu gelebt. Er hat zuerst die christliche Lehre heftig bekämpft und sich später bekehrt, weil ihm Jesus Christus selbst erschienen ist; (Apostelgeschichte 9,1-22).

*Jesus, der Herr, nahm in der Nacht, in der er ausgeliefert wurde, Brot, sprach das Dankgebet, brach das Brot und sagt: das ist mein Leib für euch. Tut dies zu meinem Gedächtnis! Ebenso nahm er nach dem Mahl den Kelch und sagte: Dieser Kelch ist der Neue Bund in meinem Blut. Tut dies, sooft ihr daraus trinkt, zu meinem Gedächtnis!*

*INRI der Lächerlichkeit preisgegeben als Verrückter abgestempelt zu den Gottlosen gezählt verkannt*

Was damals ein Skandal war, ist es auch heute: Wie können vernünftige, aufgeklärte Menschen glauben, dass Jesus sich selbst als Speise hingibt und allen, die Ihn bei einem rituellen Mahl empfangen, real in Fleisch und Blut übergeht? Wo findet man heute noch Menschen, die aus dieser innigen, intimen Gemeinschaft mit Jesus Kraft schöpfen und die Welt aus dieser gesundmachenden Geisteshaltung mitgestalten? Welche gesundmachende Bedeutung und Wirkung hat das Brot, die Hostie[81], in diesem Zusammenhang? Ich will gedanklich etwas ausholen. Im Ablauf der Heiligen Messe, der sogenannten Eucharistiefeier[82], wird vor dem oben zitierten Satz das „Agnus Dei"[83] gebetet. Gemeinsam denkt man an Jesus, der einst wie ein wehrloses Lamm gefangen genommen, verhöhnt, gegeißelt, mit Dornen gekrönt und am Kreuz[84] dahingeschlachtet wurde, um Sein Leben bis zum letzten Blutstropfen aus Liebe hinzugeben.

[81] Lateinisch hostia, „Opfer", „Opferlamm", „Opfertier" oder „Opfergabe".

[82] Die Eucharistie – abgeleitet vom griechischen εὐχαριστέω eucharistéo, „Danksagung" – ist das Kernstück des christlichen Glaubens. Sie vergegenwärtigt die Lebenshingabe Jesu, die sich durch Seinen Tod am Kreuz und in Seiner Auferweckung vollendete. Ihr Ursprung liegt im gemeinsamen Mahl Jesu mit den Seinen am Abend vor Seinem Leiden.

[83] Lateinisch „Lamm Gottes".

[84] Am Kreuz ließ Pontius Pilatus eine Tafel befestigen, deren Inschrift lautete: Jesus von Nazareth, der König der Juden. Lateinisch: Iesus Nazarenus Rex Iudaeorum (INRI); die Inschrift war hebräisch, lateinisch und griechisch abgefasst. (Johannesevangelium 19,19-20).

Und immer wieder stellen Menschen die Frage nach dem Warum? Warum kann Gott das zulassen? Letztendlich liegt auch diese Antwort „im Dunkeln". Ich möchte dennoch eine Erklärung versuchen: Jesu Interpretation des dreifachen Liebesgebotes[85] Gottes war den damaligen Gesetzeshütern und Machthabern ein Dorn im Auge. Sein Handeln entlarvte ihre menschenverachtende Geisteshaltung und wie sie Gottes Gebote zu ihrem eigenen Vorteil missbrauchten.

Bis heute werden Menschen, die Jesus auf Seinem Weg nachfolgen, die – ob es ihnen bewusst ist oder nicht – aus Seiner Geisteshaltung leben, verfolgt, misshandelt, benachteiligt, verspottet und auch getötet. Trotz dieser Grausamkeiten dürfen wir hoffen. Gott selbst, dessen Wesen Liebe ist, hat in Jesus von Nazareth einen qualvollen Tod erlitten und ist durch die Hölle gegangen. Seither hält Jesus für alle Menschen das Tor offen hinein ins Ewige Leben bei Gott, unserem Vater. In Ihm, dem vom Tode Auferweckten, haben wir einen göttlichen Menschenbruder an der Seite, der Himmel und Erde leibhaftig verbunden hat. Er hat alles für uns erlitten und ist seither in jeder noch so aussichtslos scheinenden Situation mit uns verbunden: in Verrat, Verleumdung, Demütigung, Verspottung, Willkür und Qualen aller Art.

Seit Jahrzehnten vertraue ich diesem Jesus. Er hat nach und nach mein Herz erobert, im Besonderen mit Seiner Zusage: „Dein Heil bin ich", die bis jetzt nichts und niemand entkräften konnte.

Wer verstehen möchte, wie Gott in der Person Jesu für uns da sein will, den möchte ich innerlich mitnehmen an jenen Abend vor Jesu Leiden, an dem Er mit den Seinen bei einem gemeinsamen Mahl Brot und Wein teilt. Dadurch zeigt Er ihnen, wie Er Sein Leben, Seine Lebenshingabe versteht: Nur gemahlener Weizen und gepresste Trauben dienen anderen als Nahrung. Wer das eigene Leben für sich selbst zurückhält und es nicht hingibt,

[85] Gott aus ganzem Herzen lieben und den Nächsten wie sich selbst.

lebt vorbei an der eigenen Bestimmung. Jesus trägt den Seinen auf, sich immer wieder zu solch einem Mahl zu versammeln zu Seinem Gedächtnis. Und Er verspricht, dabei selbst gegenwärtig zu sein. Als Er ihnen das gesagt hat, steht Er auf und beginnt den Seinen die Füße zu waschen. Mit dieser dienenden Geste sorgt Er für große Irritation. Er, der Meister, kniet sich vor jene nieder, die von Ihm lernen, und wäscht ihnen die Füße.
Ein Sklavendienst, der das gängige Gottesbild bis heute auf den Kopf stellt: Gott will uns durch Jesus, kraft des heil- und gesundmachenden Geistes dienen, damit alle Menschen und alles Geschaffene ein gutes Leben haben. Heute will Er durch uns, durch unseren persönlichen Einsatz, durch unsere Lebenshingabe die vielfältige und weltweite Not lindern. Er schenkt dafür die notwendige Kraft und Inspiration.
Gott als liebendes Du, in Jesus menschgeworden, will uns von krankmachenden Gottesbildern, von unheilvollen Vorstellungen und Abhängigkeiten befreien und uns dienen. Dadurch haben auch wir Anteil an Ihm. In der Bibel steht geschrieben[86], dass es dem Schüler nicht anders ergehen wird als dem Meister. Jesus verspricht nicht die heile Welt, vielmehr ist Er selbst der Heiland und sagt von sich, dass Er Weg, Wahrheit und Leben ist. In inniger Verbindung mit Ihm gesundet das Leben. Ich muss mir Seine Liebe und Zuwendung nicht verdienen, ich darf sie mir schenken lassen. Seine Geistesgaben wirken wie ein Kompass für ein gelingendes Leben: Weisheit, Erkenntnis, Stärke, Einsicht, Frömmigkeit, Rat und Gottesfurcht[87]. Gesundes Leben ist im Inneren verankert, weiß um den göttlichen Ursprung und wird von dort her genährt.

*Entscheidung*

*ab heute*
*wartet*
*manch*
*alte Antwort*
*vergeblich*
*auf*
*meine Frage*

[86] Matthäusevangelium 10,24 (es lohnt sich, das gesamte 10. Kapitel zu lesen).

[87] Mein Versuch einer Deutung: Vor Ehrfurcht erschauern, Gott als Gott respektieren – jenseits aller selbstgemachten Vorstellungen. Nicht ich und mein Ego stehen im Zentrum, sondern das göttlich liebende DU, das DA IST als unüberbietbare „Größe“.

Wer will heute daran glauben, dass das, was uns letztendlich leben und dauerhaft gesund sein lässt, ein unverfügbares Geschenk ist? Um das zu begreifen, kann es genügen, für kurze Momente dankbar und bewusst den eigenen Atem, die Luft, das Wasser, die Pflanzen und den Boden, der mich trägt, und Menschen, die für mich sorgen, wahrzunehmen. Es lohnt sich, das regelmäßig zu üben, um in dieser Haltung Entscheidungen zu treffen, denen gute Taten folgen.

*Kostbarkeit*

*tief drinnen berührt*
*tief drinnen gemeint*
*tief drinnen wertvoll*

*wo Gott*
*Wohnung nimmt*
*wo Gott*
*Wohnung nehmen*
*darf*
*im*
*Innersten*
*des Menschen*

*da*
*geschieht*
*Heilung*

Mich von Gott beschenken lassen, erfordert Mut und Vertrauen. Ich gebe die Kontrolle aus der Hand. Dann geht es ums Sein und nicht ums Haben. Um gemeinsam mit anderen aus göttlichem Überfluss gut leben zu können, braucht es einen wachen und gesunden Geist, damit ich erkenne: Wenn mir viel gegeben wird, dann nur aus dem Grund, um mit anderen zu teilen. Dadurch werde auch ich als Gebende die Erfahrung des Beschenkt-Werdens machen. Und es wird sogar noch etwas übrigbleiben. Beim Teilen geht es nicht nur um materielle Güter. Wissen, Fähigkeiten, Erfahrungen, Zeit gehören genauso dazu wie Räume, Land, Boden und Besitz. Ja, sich auf Gott einzulassen und Ihm zu vertrauen, ist ein großes Abenteuer. Meine Gottesbeziehung ist eine innere Quelle, die immer fließt. Vom göttlichen Wort lasse ich mich innerlich führen und leiten – auch in alltäglichen Entscheidungen. Für mich hat das ganz viel mit einer gesunden Geisteshaltung zu tun. Oft erzähle ich, nicht nur als Scherz, dass ich einen himmlischen Sekretär habe. Es fügen sich Situationen und Ereignisse so, wie ich es nie hätte planen können. Immer wieder entpuppt sich ein Unglück, ein Missgeschick, ein Schicksalsschlag als Dünger für etwas sehr Gutes. Gottes Wege sind keine überfüllten Autobahnen, eher kleine verschlungene Pfade, wo man von herrlichen Aussichten überrascht wird und ein gemütliches Plätzchen zu einer Rast einlädt, wo bereits Gott selbst für den müden Pilger auf seiner Lebensreise den Tisch gedeckt hat.

Wenn ich an Wegkreuzungen stehe und Gottes leise Stimme im Inneren hören will, muss ich still werden. Beten kommt ja bekanntlich vom Hören. Und wenn ich vom Beten schreibe, dann meine ich nicht, dass ich ständig rede oder nur vorformulierte Gebete herunterleiere. Beten ist ein Beziehungsgeschehen mit dem göttlichen Du, das geübt werden will. Im Laufe der Jahre habe ich gelernt, dass es zu den schwierigsten Übungen gehört, einfach da zu sein und mich beschenken zu lassen. Dazu gehört auch das Warten, das Nichts-Tun, das Sich-überflüssig-Vorkommen, das Aushalten des eigenen Nichts und Unvermögens. Erst, wenn ich alles Schwere und Ungelöste auf Gott hin loslasse und meine innere Leere wahrnehme, kann Er mich beschenken. Gott liebt Überraschungen! Oft bekomme ich auf ganz unterschiedliche Art und Weise etwas geschenkt oder es kommen Projekte auf mich zu, die genau meine Sehnsucht treffen und meinen Begabungen entsprechen. Selbst hätte ich mir das nie ausdenken können. Solange ich alles regeln, planen, managen will, kann Gott höchstens Zuschauer sein in meinem Leben. Ich warte vielleicht noch darauf, dass Er mich beglückwünscht, dass ich ohne Ihn alles so gut geschafft habe. Dadurch kann es soweit kommen, dass man alles nur mehr als schwer, mühsam und ermüdend empfindet und die Lebensfreude schwindet. Aus Erfahrung kann ich sagen, dass Jesu Worte ihre Kraft oft erst dann bestmöglich entfalten konnten, als ich an meine Grenzen stieß und ich mich vertrauensvoll mit der Bitte um Hilfe und Heilung an Ihn wandte. Ich empfehle Ihm im Gebet auch alle Menschen an, die sich mir mit ihren Sorgen und Nöten anvertrauen. Zugleich lasse ich mir von Menschen, die mich auf meinem Lebens- und Glaubensweg begleiten, Worte zusprechen,

die ich in meinem Herzen erwäge und mich wachsen und reifen lassen.
Zuletzt stelle ich eine weitere gesunde Geisteshaltung vor. Ich glaube, dass allem Geschaffenen eine göttliche Ordnung grundgelegt ist, die uns Menschen heil sein und heil werden lässt. Nach diesem paradiesischen Zustand, wo alles gut und harmonisch ist, sehnen wir Menschen uns immer wieder. Gottes Pädagogik zielt darauf ab, dass ich begreifen lerne, dass ich Sein geliebtes Geschöpf bin und Er mich aus Liebe einmalig und unverwechselbar geschaffen hat. Mein Leben ist ein Geschenk und ich bin Gottes geliebtes Kind. Wenn ich erkenne, dass diese Wahrheit nicht nur auf mich, sondern auf alle Geschöpfe zutrifft, dann verändert das die Sicht aufs Leben.
In meinem Leben gab es Zeiten, wo mir Gott sehr fremd war und ich mit dem Glauben nichts anfangen konnte. Diese Erfahrungen sind mir heute kostbar, weil ich mich dadurch besser kennengelernt habe und andere, denen es ähnlich geht, gut verstehen kann. Ich meine, dass es wichtig und lehrreich ist, im Leben auch Irrwege und Umwege zu gehen und sich einzugestehen, dass man schuldig geworden, in eine Sackgasse geraten und auf dem Holzweg ist. Dadurch kann man am eigenen Leib ein inneres Gespür entwickeln für richtig und falsch und dafür, wann der richtige Zeitpunkt für die Umkehr, die Hinwendung zum Guten gekommen ist.
Einerseits können mit einem gesunden Gottvertrauen scheinbar nicht zu bewältigende Herausforderungen gemeistert und andererseits Schwierigkeiten und Hindernisse überwunden werden. Es gibt eine weit verbreitete Meinung, dass Gott uns klein und abhängig möchte, wie willenlose Marionetten. Das ist eine krankmachende Geisteshaltung und eine Lüge, denn jeder Mensch hat einen freien Willen. Es liegt an mir, ob ich mich in Freiheit Gottes Liebe öffne und dem Göttlichen Wort Gehör schenke. Gottes Wahrheit macht frei und führt hinaus ins Weite,[88] das darf und durfte ich immer wieder im eigenen Leben und in der Geistlichen Begleitung von

[88] Psalm 18,20.

unzähligen Menschen erfahren.

Bereits im Buch Deuteronomium 30,11-15;19 – 20, im sogenannten Ersten Testament, das auch Jesus kannte, steht geschrieben, dass, wer das Leben haben will, sich am Wort Gottes festmachen soll: *Dieses Gebot, auf das ich dich heute verpflichte, geht nicht über deine Kraft und ist nicht fern von dir. Es ist nicht im Himmel, sodass du sagen müsstest: Wer steigt für uns in den Himmel hinauf, holt es herunter und verkündet es uns, damit wir es halten können? Es ist auch nicht jenseits des Meeres, sodass du sagen müsstest: Wer fährt für uns über das Meer, holt es herüber und verkündet es uns, damit wir es halten können? Nein, das Wort ist ganz nah bei dir, es ist in deinem Mund und in deinem Herzen, du kannst es halten. Siehe, hiermit lege ich dir heute das Leben und das Glück, den Tod und das Unglück vor. (…) Leben und Tod lege ich dir vor, Segen und Fluch. Wähle also das Leben, damit du lebst, du und deine Nachkommen. Liebe den HERRN, deinen Gott, hör auf seine Stimme und halte dich an ihm fest; denn er ist dein Leben.*

*das wahre SEHEN beginnt jenseits mitten im LEBEN*

Die Menschen damals, die diesen zeitlos gültigen und durch Gottes Geist inspirierten Text verfasst haben, kannten Jesus noch nicht. Doch sie machten vielfältige Heils- und Befreiungserfahrungen mit dem einen Gott, der sich dem Mose als ICH BIN DA offenbarte.

Die Geburt Jesu vor mehr als 2000 Jahren war die Zeitenwende in unserer Menschheitsgeschichte. Alljährlich werden weltweit in der Osternacht dunkle Kirchenräume vom Lichtschein der Osterkerze erhellt. Ihr Licht symbolisiert Christus[89], der vom himmlischen Vater auferweckt wurde aus dem Tod. Dadurch haben auch wir Hoffnung. Jesus Christus ist das Alpha und das Omega, der Erste und der Letzte, der Anfang und das Ende, Er bleibt auf ewig.

[89] Christus: der von Gott Auserwählte, der Gesalbte.

Auch heute, hier und jetzt möchte Sein Wort jedes Dunkel erhellen. In den Erzählungen der Bibel ist uns Seine gesunde und gesundmachende Geisteshaltung überliefert. Aus eigener Erfahrung weiß ich: Wer bereit und offen ist für eine Begegnung mit Jesus und für die Tiefendimension Seiner Botschaft, wird die heilvolle Wirkung an Körper, Geist und Seele im eigenen Leben erfahren und auch mit anderen heilvoll umgehen.

Bibelzitate entnommen aus: Die Bibel, Einheitsübersetzung der Heiligen Schrift, Gesamtausgabe, 2016 Katholische Bibelanstalt GmbH, Stuttgart, ISBN 978-3-460-44000-5.

Lyrik – Gedichte und Texte von Heidrun Bauer entnommen aus den Büchern SEELENSPUREN … dem Leben glaubend ein Wort geben und GLAUBENSSPUREN Nachfolge konkret, erschienen im echter-Verlag, Würzburg 2008 und 2013.

Angela Cooper

# Burnout und ich

Nur meine Nase schaute heraus: Ich war unter Taschentüchern begraben, erschöpft, verschnupft und hustend – wie so oft nach der Arbeit. Der Himmel schien mir auf den Kopf zu fallen – und wie Asterix fürchtete ich nichts mehr als das. Alles war mir zu viel. Die Todo-Liste reichte bis zum Mond und zurück, in meiner Wohnung wankten Papierstapel, Kleiderberge und Geschirr und ans Telefon ging ich schon lange nicht mehr. Denn womöglich wollte mich eine Freundin treffen, dafür hatte ich nun wirklich keine Zeit! Selbst am Weg zum Bäcker ums Eck lehnte ich mich zwischendurch seufzend an eine Häuserwand. Sie bröckelte. „So wie ich", dachte ich. Ich litt an einem Burnout, wie sich später herausstellte.
Heute verwende ich Taschentücher in erster Linie dazu, meiner dreijährigen Nachbarin den Taschentuch-Zauber-Tanz vorzuführen. Ich halte meine Todo-Liste knackig und kurz – und ich *mag* es, in Ruhe einen Todo-Punkt nach dem anderen abzuhaken. Ich genieße es, in meiner meist ausreichend aufgeräumten Wohnung zwischen den Kissen zu versinken. Mehr als alles andere aber liebe ich es, mit der Familie, mit Freundinnen und Freunden zu reden, zu spazieren und zu tanzen.
Was liegt zwischen meinem Burnout und heute? Qigong! Ich entdeckte es auf dem Weg zur Arbeit: Im Park bewegte sich eine schöne Frau, hob die Arme, senkte sie – sanft, zart, geschmeidig. Ich war verzaubert. Das wollte ich auch lernen. Was sie da mache? Sie praktiziere eine Jahrtausende alte Kunst aus China: Qigong. Eine Meditations-, Bewegungs- und Atemkunst, in die ich bald darauf eintauchte, die mich faszinierte und mit der ich meine Lebenskraft wieder spürte. Die Wirkung von Qigong beeindruckte mich tief, denn schon seit vielen Jahren beschäftigte ich mich mit Bewegung, Atem und Vorstellungskraft, hatte mich dabei aber nie so

energiegeladen gefühlt wie beim Qigong. Ich komme aus einem naturwissenschaftlich geprägten Haus und wollte *verstehen*, warum Qigong so intensiv wirkt. So sprang ich kopfüber ins Thema, las Bücher über Bücher und absolvierte mehrere Qigong- sowie TCM-Ausbildungen. Inzwischen bin ich Qigong-Ausbilderin und liebe es, diese Kunst mit anderen zu teilen. Als Leiterin der Qigong Akademie Cooper konnte ich dabei in den letzten zwanzig Jahren feststellen, dass auffallend viele Menschen mit Qigong beginnen, weil sie von einem Burnout-Syndrom betroffen sind. Nachdem ich erlebt hatte, dass nicht nur ich, sondern auch viele meiner Qigong-Schüler*innen Burnout mit Qigong tatsächlich lindern oder sogar überwinden konnten, habe ich mich eingehender mit diesem Thema beschäftigt und auch meine Masterthesis zu Burnout, Qigong und Traditioneller Chinesischer Medizin (TCM) geschrieben.
In der TCM wird Burnout meist als Folge eines Ungleichgewichts zwischen Yin- und Yang-Energien betrachtet. Während Yin etwa mit Ruhe, Entspannung, innerer Kraft und emotionaler Ausgeglichenheit assoziiert wird, steht Yang unter anderem für Aktivität, Herausforderung und schnelle Leistung. Ich habe es bei Betroffenen so wahrgenommen: Das Yin-Yang-Ungleichgewicht umfasst das Burnout wie eine große Klammer. Denn am Anfang eines Burnouts schwächelt das Yin: Es fehlt die beruhigende, entspannende, sanfte Kraft. Das führt zu gesteigerter Aktivität gepaart mit Erschöpfung – dem klassischen Beginn eines Burnouts. Im Endstadion wiederum ist das Yang schwer angeschlagen: Es fehlt die aktive, belebende, frische Kraft des Yang, was zu existenzieller Verzweiflung und Hoffnungslosigkeit führen kann – typische Zeichen eines vollausgeprägten Burnouts in der letzten Phase, wie sie der Psychologe Matthias Burisch in seinem Buch *Das Burnout-Syndrom* beschreibt. Zwischen diesen beiden Polen des Yin-Yang-Ungleichgewichts, die das Anfangs- und Endstadium eines Burnouts begleiten, werden nach meiner Beobachtung die Fünf Elemente angegriffen.

Das Fünf-Elemente-Modell besagt, dass *alles* mit einem oder mehreren der folgenden Elemente assoziiert werden kann: Holz, Feuer, Erde, Metall und Wasser. Diese Fünf Elemente beeinflussen sich gegenseitig und befinden sich in einem dynamischen Gleichgewicht und stätigen Wandel. Daher werden sie oft auch *Wandlungsphasen* genannt. Jedes Element wird durch bestimmte Eigenschaften und Qualitäten repräsentiert, die sich unter anderem auf den menschlichen Körper, die Emotionen und die Persönlichkeit auswirken. So werden jedem Element innere Organe, Sinnesorgane, Körpergewebe, Gefühle, Krankheiten, Werte und Charaktereigenschaften zugeordnet. Mit dem Feuer-Element etwa wird das Herz assoziiert – ebenso Freude, Bewusstsein, Geist, Begeisterung, Hitze, Lachen, Kommunikation, die Zunge, der bitter Geschmack und viele weitere Themen und Qualitäten. Das Verständnis des Fünf-Elemente-Modells kann uns dabei unterstützen, unsere Lebenskraft zu pflegen und uns dadurch gesund, energieladen und freudig zu fühlen. Das Fünf-Elemente-Modell kann uns außerdem Impulse schenken für Harmonie in Beruf, Familie und Freizeit. In der TCM sieht man es so: Sind die Fünf Elemente im gesunden Wandel und Einklang, ist das die Basis für einen klaren Geist, frische Lebensenergie und gute Gesundheit. Sind die Fünf Elemente aber deutlich aus der Balance geraten, kann das zu Erschöpfung, Schmerz und Krankheit führen. Störungen des Fünf-Elemente-Gleichgewichts werden mit verschiedenen Zyklen beschrieben, etwa dem Zerstörungs-Zyklus, bei dem ein Element jeweils ein anderes aus der Balance bringt. In der TCM werden gerne Metaphern verwendet, um die Zyklen zu verdeutlichen – wie hier beim *Zerstörungszyklus*:

- Metall fällt Holz – die metallene Axt einen gesunden Baum.
- Holz laugt Erde aus – eine Monokultur das zuvor gesunde Feld.
- Erde schüttet Wasser zu – einen prachtvollen Teich.
- Wasser löscht das Feuer – die sanfte Glut im Ofen.
- Feuer schmilzt Metall – ein edles Metall-Schmuckstück.

Ich konnte bei mir und anderen Burnout-Betroffenen beobachten, dass der oben beschriebene Zerstörungs-Zyklus den Verlauf des Burnouts recht treffend beschreibt – in Verbindung mit dem Yin-Yang-Modell. Denn Burnout beginnt meist mit Hyperaktivität. Aus TCM-Sicht bedeutet das: Das beruhigende Yin ist *geschwächt*. Denn ein *gesundes* Yin schenkt innere Ruhe. Außerdem sorgt harmonisches Yin laut TCM für ausreichend Feuchtigkeit im Körper. Darum führt eine Yin-Schwäche oft zu Trockenheit im Körper. Trockenheit aber reizt laut TCM die Lungen – und das dazugehörige Metall-Element.

Nun kommt der oben beschriebene Zerstörungs-Zyklus ins Spiel und bringt im schlimmsten Fall nach und nach alle Fünf Elemente aus dem Gleichgewicht, vom Metall- übers Holz-, Erde- und Wasser- bis zum Feuer-Element. Zur Erinnerung: Metall schneidet Holz, Holz laugt Erde aus, Erde verschüttet Wasser, Wasser löscht Feuer. Ein Feuer-Ungleichgewicht wiederum geht laut TCM mit einer Störung der Yang-Energie einher – so sind wir beim Endstadium angelangt: dem gestörten Yang der letzten Burnout-Phase. Daraus ergibt sich folgender Verlauf der sieben TCM-Energie-Stadien des Burnouts:

1. Yin-Schwäche
2. Metall-Ungleichgewicht
3. Holz-Ungleichgewicht
4. Erde-Ungleichgewicht
5. Wasser-Ungleichgewicht
6. Feuer-Ungleichgewicht
7. Yang-Schwäche

Wegen der individuellen Natur jedes Burnouts kann dieses Modell nur einen Überblick der möglichen Symptome und des ungefähren Verlaufs bieten. Denn Burnout ist ein komplexer Prozess, der sich bei jedem Menschen anders auswirkt. Es ist nicht möglich vorherzusagen, welche Symptome in welcher Reihenfolge auftreten werden. Persönlichkeit, Erfahrungen und Umgebung einer Person beeinflussen, wie sich die Symptome entwickeln und wie stark sie ausgeprägt sind. Nach meiner Erfahrung bringt ein Burnout allerdings immer sowohl *Yin* und *Yang* als auch die *Fünf Elemente* aus der Balance – in unterschiedlich starker Ausprägung. Hier einige Beispiele dafür, wie ich es persönlich erlebte und welche Auswege sich auftaten:

## Yin-Harmonie statt Yin-Schwäche: ruhig statt hyperaktiv

Ich wache auf, setze mich an den Schreibtisch, um noch vor dem Frühstück ein paar Aufgaben zu erledigen – nur ganz klitzekleine. Allerdings hänge ich abends immer noch am Computer und arbeite die Todo-Liste ab, in mich zusammengesackt und mit schwarzen Augenringen. Ich habe vergessen, zu essen, mich zu bewegen und Freundinnen oder Familie zu treffen. Ich habe durchgearbeitet und fühle mich erschöpft und unzufrieden. Lange Zeit sah so mein typischer Arbeitstag aus und oft genug auch das Wochenende. Ich arbeitete ohne Pausen, mein *Yin* wurde täglich schwächer. Unter Stress neigte ich dazu, mich ganz in die Arbeit zu versenken und alles um mich herum zu vergessen. Ich musste erst wieder Schritt für Schritt lernen, mir gerade in herausfordernden Phasen Zeit für mich zu gönnen, auf mich zu achten, Pausen zu nehmen, liebe Menschen zu treffen, ausreichend zu essen, zu schlafen und so das gefährdete Yin wieder zu pflegen. Denn ein gesundes Yin schenkt Ruhe, Entspannung, innere Kraft und emotionale Ausgeglichenheit: wunderbare Qualitäten, um dem Burnout die Stirn zu bieten. Ein harmonisches Yin steht außerdem mit einem gesunden Metall-Element in Verbindung; während eine Yin-Schwäche unter anderem zu Trockenheit führt – was laut TCM das Metall-Element und damit Lungen- und Dickdarm-Meridian schädigen kann.

## Metall-Harmonie statt Metall-Ungleichgewicht: frei statt beengt

Während meines Burnouts litt ich an Dauerschnupfen, garniert mit Husten und Atemproblemen. Während der Arbeit, während Gesprächen, ja selbst, während ich versuchte zu entspannen, schnappte ich verzweifelt nach Luft. Gleichzeitig fühlte ich mich ständig eingeengt, spürte den dringenden Wunsch, mich von anderen abzugrenzen, mich zurückzuziehen. Der Gedanke drängte sich in den Vordergrund, ich müsse auf eine einsame Insel flüchten – nur mit meiner Familie. Dort wäre alles anders: einfach, ruhig und entspannt. Mein damaliger übermäßiger Wunsch nach Abgrenzung deutete auf ein Metall-Ungleichgewicht hin, ebenso wie der Husten, der Schnupfen und die Atemprobleme. Erst als ich mir endlich mehr Zeit für meine Liebsten und mich nahm, fühlte ich mich freier. Nach und nach entdeckte ich wieder, wie glücklich es mich machte, Menschen zu treffen und mich auszutauschen. Auch mein Immunsystem erholte sich langsam wieder. Ich fühlte mich endlich kraftvoll, konnte tief durchatmen und pflegte weiterhin mit täglichen Atem-Übungen und Lungen-Qigong mein Metall-Element. Denn das gesunde Metall-Element schenkt laut TCM liebevollen Austausch, Harmonie mit der Umwelt, die Fähigkeit, sich auf gesunde, achtsame Art abzugrenzen und gleichzeitig liebevoll verbunden zu bleiben – mit sich und anderen. Ich bin überzeugt: All das kann helfen, ein Burnout zu lindern oder gar nicht erst in eines hineinzuschlittern. Ein harmonisches Metall-Element wirkt sich außerdem positiv aufs Holz-Element aus, während ein Ungleichgewicht im Metall oft auch das Holz-Element aus der Balance bringt – und damit den dazugehörigen Leber- und Gallenblasenmeridian.

## Holz-Harmonie statt Holz-Ungleichgewicht: gelassen statt gereizt

Als ich im Burnout gefangen war, lagen meine Nerven blank. Ein Glück, dass mein Computer nicht sprechen kann, denn er hätte wohl einiges zu erzählen von unfreundlichen Worten, die ich ihm an den Kopf ...äh... Bildschirm warf. Aber da mein Computer nichts Weiteres darüber erzählen wird, möchte auch ich mich diesbezüglich in Schweigen hüllen. Danach fühlte ich mich jedenfalls schuldig: Wie konnte ich so aus der Haut fahren? Warum hatte ich mich nicht im Griff? Durch regelmäßiges Qigong-Üben und viel Zeit in der Natur reagierte ich nach und nach wieder gelassener auf Herausforderungen. Wenn der Computer heute beschließt, dass es Zeit für einen Absturz ist, erinnere ich mich daran, dass auch mir eine Pause guttut. Und statt mich zu ärgern, übe ich eine Runde Mini-Qigong, bis der Computer wieder neu startet. Ich achte auch heute noch darauf, mein Holz-Element regelmäßig zu harmonisieren, etwa indem ich spazieren gehe oder Leber-Qigong übe. Denn ein gesundes Holz-Element kann helfen, belastende Emotionen weiterziehen zu lassen, insbesondere Wut und Zorn. Außerdem schenkt ein harmonisches Holz-Element Gelassenheit, Toleranz, Akzeptanz, Offenheit für Neues, Flexibilität und Kreativität – Qualitäten, die einem Burnout entgegenwirken können. Ist das Holz-Element in Gleichgewicht, kann sich das laut TCM sehr wohltuend auf das Erde-Element und damit auf Magen- und Milzmeridian auswirken. Ist das Holz-Element aber gestört, belastet das meist auch das Erde-Element.

## Erde-Harmonie statt Erde-Ungleichgewicht: konzentriert statt vergesslich

Während des Burnouts bemerkte ich immer wieder, dass mir vieles schwerfiel, was mir früher ein Leichtes war. So hatte ich mein Leben lang immer große Lust am Lernen und konnte mich gut konzentrieren. Inhalte zu verdauen, ist aus TCM-Sicht eine Fähigkeit, die mit dem gesunden Erde-Element einhergeht. In dieser schwierigen Zeit konnte ich aber neue Informationen kaum mehr aufnehmen: Wollte ich etwas Neues lernen, musste ich nach kurzer Zeit feststellen, dass ich all das scheinbar Erlernte wieder vergessen hatte. Ohnehin war ich in dieser Phase so müde und erschöpft, dass ich mich kaum aufraffen konnte, überhaupt meine Lernunterlagen aufzuschlagen. Und das, obwohl Lernen früher für mich eine besonders schöne Form des Glücks war! Aber damals war die Müdigkeit so groß, dass ich es gerade noch schaffte, aus dem Bett zu steigen. Ich kann mich noch gut daran erinnern, wie eines Tages einen Meter von mir entfernt das Telefon läutete und ich es nicht schaffte, den Arm so weit auszustrecken, um dranzugehen. Mir fehlten Antrieb und Energie. Nachts schlief ich schlecht, meine Gedanken drehten sich im Kreis, ich grübelte und machte mir Sorgen. In dieser Phase hatte ich außerdem deutlich abgenommen und es war mir oft übel. All das sind Zeichen einer Disbalance im Erde-Element. Erst als ich mein Erde-Element mit Magen-Milz-Qigong stärkte, konnte ich wieder besser und freudvoller lernen und mich konzentrieren. Heute studiere ich mit meiner Tochter Kunstgeschichte, fühle mich jedes Mal, wenn ich zur Uni gehe, als wäre ich 20 Jahre jünger, und bin voller Wissbegierde und Vorfreude auf die spannenden Inhalte. Darum achte ich auch jetzt noch darauf, das Erde-Element zu pflegen, etwa mit sanfter Bewegung im Freien, mit regelmäßigen, warmen Mahlzeiten und mit Erde-Qigong. Denn ein gesundes Erde-Element schenkt laut TCM reichlich Energie, Selbstfürsorge, scharfen Verstand, Konzentration, Freude am Lernen sowie die Fähigkeit, mit allen Sinnen zu genießen – gute Voraussetzungen, um einem Burnout aus dem Weg zu gehen. Außerdem unterstützt ein harmonisches Erde-Element laut TCM das Wasser-Element und somit den dazugehörigen Blasen- und Nierenmeridian. Während ein geschwächtes Erde-Element meist auch dem Wasser-Element die Energie abzieht.

## Wasser-Harmonie statt Wasser-Ungleichgewicht: vertrauensvoll statt ängstlich

In meiner Burnout-Zeit schien mir jeder Tiefgang eine sinnlose Energieverschwendung. Ich war zu erschöpft, um den Dingen auf den Grund zu gehen. Auch tiefgehende Gespräche vermied ich. Sie waren mir zu anstrengend, laugten mich aus. Gleichzeitig plagten mich Ängste; sie gingen mir an die Substanz – an die Nieren. All das deutet auf ein Wasser-Ungleichwicht hin. Erst als ich mich von dem Burnout erholt hatte, entdeckte ich wieder meine ursprüngliche Freude daran, mich auf etwas einzulassen und in die Tiefe zu tauchen. Und ich fand nach und nach mein Urvertrauen und meine Urkraft wieder, Themen, die mit dem gesunden Wasser-Element assoziiert werden. Darum bin ich überzeugt: Ein harmonisches Wasser-Element kann helfen, Burnout vorzubeugen. Außerdem wirkt sich ein gesundes Wasser-Element laut TCM heilsam aufs Feuer-Element aus, während ein Ungleichgewicht im Wasser meist auch zu Problemen im Feuer-Element führt und den damit verbundenen Meridianen des Herzens, Dünndarms, Herzbeutels und Dreifacherwärmers.

## Feuer-Harmonie statt Feuer-Ungleichgewicht: aufgeblüht statt ausgebrannt

Erinnere ich mich an meine Kindheit, sehe ich mich als Dreijährige: Ich stemme mich mit dem ganzen Körper gegen das Sofa, schiebe es zur Seite, damit ich genug Raum zum Tanzen habe. Ich springe wild und wirble zur Musik – von einer Ecke des Wohnzimmers zur anderen. Als ich mich viele Jahre später endlich auf der Bühne drehte, meinte ich zu spüren, wie mein brennendes Herz meinen ganzen Körper entflammte. Jede Minute war kostbar! Ich fühlte mich freudig, begeistert und voller Lebenslust. Aber die Proben wurden immer länger, zogen sich oft bis spät in die Nacht. Außerdem begann ich nebenbei auch noch zu unterrichten. Immer öfter war ich krank und litt unter psychosomatischen Beschwerden. Nach besonders anstrengenden Aufführungen lag ich oft nächtelang schlaflos im Bett und hörte mein Herz pochen. Obwohl ich es seit der Kindheit liebte, zu tanzen und auf der Bühne alles zu geben, hoffte ich eines Tages, die nächste Aufführung möge einfach ausfallen. Ich war ausgebrannt und beschloss noch an diesem Tag, dass mein Tänzerinnen-Leben vorbei sei. Erst viele Jahre später tanze ich wieder auf der Bühne; das Feuer der Begeisterung flackert dabei sanft und hell. Es erwärmt mein Herz, statt es zu verbrennen. Aus TCM-Sicht würde ich es so beschreiben: Ich habe gelernt, das Feuer-Element wieder zu harmonisieren. Auch heute achte ich darauf, mein Feuer-Element zu pflegen, etwa mit Herz-Qigong, aber vor allem, indem ich mir Zeit nehme für Glücksmomente mit meinen Liebsten – Momente voller liebevollem Reden, Zuhören und Lachen. Ein gesundes Feuer-Element kann aus TCM-Sicht eine gute Burnout-Prophylaxe sein, außerdem wirkt es sich positiv auf den Yin-Yang-Haushalt aus, während ein Feuer-Ungleichgewicht unter anderem der Yang-Energie schaden kann.

## Yang-Harmonie statt Yang-Schwäche: aktiv statt erschöpft

In der Zeit des Burnouts fühlte ich mich antriebslos und müde. Ich hatte den Eindruck, dass Yin und Yang nicht mehr im Einklang seien. Die aktivierende Kraft des Yang schwand mit jedem Tag mehr und mehr. Erst, als ich mein Burnout überwunden hatte, spürte ich nach und nach wieder Lust auf Aktivität und den Tatendrang, der mit einem gesunden Yang verbunden ist. Heute ist es mir besonders wichtig, Yin und Yang zu harmonisieren, etwa indem ich meditiere, Qigong übe und auf einen sanften Wechsel von Ruhe und Kraft achte. Denn ein gesundes Yin schenkt Ruhe und Erholung – ein gesundes Yang wiederum Kraft und Aktivität. Daher bin ich überzeugt: In Harmonie sind Yin und Yang eine wunderbare Burnout-Prophylaxe.

## Fallen und aufstehen

Yin und Yang in Balance zu halten sowie die Fünf Elemente zu pflegen, ist ein immerwährender Prozess für mich. Da wirbeln Verwirrung, Durcheinander, Ungleichgewicht in mir und um mich herum. Und immer wieder suche ich mein Gleichgewicht. Ich taste mich heran, finde, verliere, stolpere, suche, finde erneut. Alles bleibt im Wandel – auch Gleichgewicht und Ungleichgewicht. Und das ist gut so: Es ist ein Tanz – ein Yin-Yang-Tanz, ein Tanz der Fünf Elemente, ein Tanz des Lebens! Wenn ich kopfüber eintauche in den Moment, genieße ich jede Bewegung dieses Tanzes, der mal sanft, mal wild ist – immer aber echt, nah und berührend für mich. Ich weiß nicht mehr, wo ich es gelesen habe und wer es geschrieben hat, aber es bewegt mich noch heute: *Wenn du stolperst, lass es Teil deines Tanzes sein!*

# BEGLEITUNG

Jutta Flatscher

# Gesund krank

„Wie geht es Ihnen heute?“, frage ich meine Patientin Frau H.
„Danke, alles bestens, ich bin gesund – mir fehlt nichts!“, kommt es prompt. Die Angesprochene sitzt seit über zwanzig Jahren im Rollstuhl, sie leidet am Multipler Sklerose und ist komplett bewegungsunfähig, sie kann nicht allein trinken oder essen und benötigt für alle Verrichtungen Hilfe. Zeitweise leidet sie unter spastischen Verkrampfungen der Muskulatur. Sie hat alle Medikamente abgesetzt und liebt es, zu kochen und den Garten zu gestalten – wobei beide Tätigkeiten von ihren Betreuungspersonen entsprechend ihren Anweisungen ausgeführt werden.
Vor mir in der Praxis sitzt zusammengesunken eine blasse junge Frau.
„Sie können ihr Leben normal weiterleben“, versuche ich, sie zu ermutigen. „Ich kann nicht – es geht mir so schlecht! Ich bin schwerkrank.“ Sie weint. Auf dem Schreibtisch vor mir liegen ihre Befunde – alle nur irgendwie in Frage kommenden medizinischen Ursachen für ihre Beschwerden wurden abgeklärt und ergeben kein morphologisch fassbares Substrat als mögliche Ursache für ihren Zustand. Sie ist gesund, zumindest schulmedizinisch.
Zwei Krankenberichte – beide gesund und doch krank?
Zwei sehr unterschiedliche Beispiele, die verdeutlichen, dass die Grenze zwischen gesund und krank offenbar eine fließende ist und dynamisch in die eine oder andere Richtung abweichen kann.
Was verstehen wir unter Gesundheit?
Ist es lediglich das völlig korrekte Funktionieren unserer Körperfunktionen oder doch viel mehr? Die Weltgesundheitsorganisation definiert Gesundheit als einen Zustand des völligen körperlichen, seelischen und sozialen Wohlbefindens und nicht nur als das Fehlen von Krankheitssymptomen.

Entsprechend dieser Definition wäre dann bei genauer Betrachtung wohl kaum ein Mensch völlig gesund. Wie kann es sein, dass Menschen mit schulmedizinisch „normalen“ Befunden, die als gesund gelten, doch das Gefühl haben, krank zu sein? Darauf bezugnehmend stellt sich sofort die Frage, welchen Stellenwert „normale“ Befunde haben, die letztendlich nur als allgemeingültige Normwerte definiert wurden und die allzu oft über die Befindlichkeit des einzelnen Menschen keine Aussage zulassen.
Fast jeder im medizinischen Bereich hat in seiner Tätigkeit Patienten erlebt, die sich in regelmäßigen, engmaschigen Abständen Gesundheitschecks unterzogen mit völlig unauffälligen Befundergebnissen und bei denen plötzlich zwischen zwei Kontrollen eine schwere Krebserkrankung diagnostiziert wurde, ohne dass zuvor – weder subjektiv noch objektiv – Krankheitssymptome bestanden hätten. Also doch gesund krank?
Andererseits besteht vielfach bei Patienten eine große Diskrepanz zwischen normalen Befunden und einer massiv gestörten Befindlichkeit, wie im von mir anfangs angeführten Beispiel oben. Bei manchen schweren Erkrankungen ist nicht einmal diese gestört – denken wir an Patienten mit einem manisch-depressiven Zustandsbild: Pathologische organspezifische Befunde liegen nicht vor und, wenn sich der Patient gerade in der manischen Phase befindet, fühlt er sich eher besser, obwohl er objektiv gesehen an einer schweren psychiatrischen Erkrankung leidet.
Und Krankheit…?
Eine gängige Definition beschreibt Krankheit als Störung im Ablauf der Lebensvorgänge verbunden mit einer Herabsetzung der Leistungsfähigkeit und mit meist wahrnehmbaren Veränderungen oder körperlichen Beschwerden. Laut Internetrecherche leitet sich das Wort vom mittelhochdeutschen „kranc“ ab, was soviel wie Schwäche oder Schwachheit bedeutet. Schwäche inkludiert immer ein „Zuwenig“, eine mangelhafte oder ineffiziente Tätigkeit eines Organes oder einer Körperfunktion. Das Zuwenig kann rein subjektiv sein, was bedeutet, objektiv (nach schulme-

dizinischer Befundlage) ist die Funktion noch ausreichend, sie wird von demjenigen selbst aber schon als nicht mehr genügend oder zufriedenstellend eingestuft.

Stellen Sie sich vor, Sie leiden permanent unter Übelkeit oder unter extremer Schlaflosigkeit. Sie absolvieren verschiedene Untersuchungen – es findet sich kein krankhafter Befund. Die Symptome zeigen Ihnen aber, dass irgendetwas in Ihrem körpereigenen System falsch läuft. Wir wissen heute, dass subjektive Befindlichkeiten durchaus einen Einfluss auf den Körper und die körperliche Gesundheit haben. Wenn sich keine fassbare Ursache dafür finden lässt, werden ihre Beschwerden als Befindlichkeitsstörungen abgetan oder dem psychosomatischen Formenkreis zugeordnet. Also auch wieder gesund krank?

Krankheit bedeutet demnach eine Abweichung oder Dysbalance des individuellen Wohlfühlpegels, der von faktenbasierten Befunden nicht unbedingt abhängig scheint. Im weitesten Sinn wird hier eine scheinbare Ordnung in Frage gestellt, und, wenn Symptome auftreten, bedeutet das für uns genau hinzusehen, worin denn die Ursache dafür liegen könnte. Alte Definitionen der Begriffe „gesund“ und „krank“ werden dieser Tatsache bei weitem nicht gerecht.

Der Mensch als Individuum und sein Zustand werden von verschiedensten Faktoren beeinflusst und, wie man sieht, kann man gleichzeitig krank und gesund sein. Wenn wir den Menschen als eine Einheit von Körper, Geist und Seele verstehen, resultiert Gesundheit stets aus dem Zusammenspiel mehrerer relevanter Faktoren.

Zum einen aus der Beziehung zwischen unserem persönlichen ICH-Bewusstsein (Geist) und unserer seelischen Befindlichkeit (also unseren Gefühlen) sowie dem weitgehend funktionierenden Zusammenspiel physiologischer Prozesse unseres Körpers oder zumindest einer noch ausreichenden Kompensation derselben (sofern schon Störungen vorliegen); zum anderen – und das ist genauso wichtig – aus einer funktionierenden

Beziehung zu unserem Umfeld beziehungsweise zu den Einflüssen, die von außen auf uns einwirken.
Seele und Geist übernehmen dabei die führenden Rollen, weil sie die Wertigkeiten für die anderen Faktoren vergeben. Unsere Empfindungen und Gefühle (Seele) manifestieren sich in unserem Geist in Form von Gedanken und werden auf der Basis bisher gemachter Erfahrungen eingeordnet und klassifiziert. Was wir glauben und fühlen, wirkt sich somit auf jede unserer Zellen aus und beeinflusst langfristig unseren Gesundheitszustand. Für ein erfülltes Leben – und das bedeutet für mich Gesundheit im weitesten Sinn – sind alle unsere persönlichen Lebensbereiche von Bedeutung. Faktoren wie ein Sinn im Leben, gelebte Spiritualität, das Gefühl von Sicherheit (materiell und immateriell), das Wissen, geliebt und gebraucht zu werden, der Drang, Neues zu erfahren und zu lernen, ausreichend Kommunikation, soziale Beziehungen und somit das „Eingebettet-Sein" in einem Familien- oder Freundesnetzwerk, Lebensfreude und Kreativität, ein Beruf, den man gerne ausübt, innere Ausgeglichenheit, das rechte Maß an Verantwortung (nicht zuviel und nicht zuwenig), zudem ein ausreichendes Ausmaß an innerer Freiheit und Entfaltungsmöglichkeit spielen alle eine wesentliche Rolle in unserem Dasein und damit auch für unsere Gesundheit.
Diese Themen machen uns in unserem innersten Wesen aus und bestimmen damit unser Leben. Und jeder von uns hat bestimmte Vorstellungen, wie die einzelnen Themen im eigenen Leben verwirklicht werden können. Allerdings sind diese Bereiche wiederum in sich selbst veränderlich und bedürfen in bestimmten Abständen abhängig von der persönlichen Entwicklung immer wieder einer Neubewertung und „Nachjustierung". Wenn es uns gelingt, diese Wesensanteile gut zu leben und harmonisch in unser Sein zu integrieren, stellt dies eine tragfähige Basis für unsere Gesundheit dar. Ich glaube nicht, dass primär ein gesunder Körper Voraussetzung für Gesundheit ist. Wie sonst könnten sich körperlich kranke

oder schwer beeinträchtigte Menschen trotzdem gesund und wohl fühlen? Menschen, die sich gesund ernähren und jeden Tag eine Stunde bewegen, tun bereits viel für ihre Gesundheit, aber wenn sie gleichzeitig jahrelang in einer unglücklichen Beziehung leben oder am Arbeitsplatz gemobbt werden, ist die Wahrscheinlichkeit groß, trotzdem zu erkranken. Dies trifft vor allem dann zu, wenn die Betreffenden das Gefühl haben, der Situation hilflos ausgeliefert zu sein.

Ich betreue vielfach (schulmedizinisch) schwerkranke Patienten, die aufgrund einer Erkrankung bestimmte Lebensumstände verändert haben und die sich – trotz immer noch bestehender Erkrankung – dadurch wohler und gesünder fühlen als vor der Diagnosestellung.

Gesundheit ist kein statischer Zustand, sondern ein fließendes Gleichgewicht, das selbst immer wieder Ausgleichsmöglichkeiten findet, wenn Unruhe ins System kommt. Wir werden nicht gleich krank, wenn einzelne Bereiche unseres Lebens nicht optimal laufen. Wenn allerdings zuviel für längere Zeit außer Kontrolle gerät und die Beeinflussung durch äußere Faktoren übermächtig wird, wir „Stress" haben und immer mehr unter Druck geraten und mehr oder weniger von außen „gelebt" werden, also das Gefühl der eigenen aktiven Beeinflussbarkeit unseres Lebens nicht mehr gegeben ist, geraten wir in eine Opferrolle und fühlen uns handlungsunfähig. Daraus resultiert häufig Krankheit.

Nicht selten besteht zuvor ein unbestimmtes Gefühl – sozusagen eine Stimme unseres „inneren Arztes" –, die uns klar machen möchte, dass etwas falsch läuft. Oft wird sie aber nicht gehört oder zu wenig beachtet. Leider haben wir verlernt, auf „unseren Bauch" zu hören. Viele Patienten mit schweren Erkrankungen berichten mir, schon lange vor Ausbruch ihrer Erkrankung mehrere „Warnzeichen" erhalten zu haben, die sie – im Nachhinein betrachtet – als Aufforderung zu einer Änderung eines oder mehrerer ihrer Lebensbereiche hätten sehen können. Wenn wir dies nicht hören oder annehmen wollen, macht uns der Körper nachdrücklich darauf aufmerksam. Unsere Seele lässt uns spüren, wenn etwas außer Balance geraten ist. Unser Geist wandelt diese „Ahnung“ oder dieses unbestimmte Gefühl dann in Gedanken und schließlich – zumindest bei einem Teil von uns – in daraus resultierende Entscheidungen um, die im besten Fall unsere Gesundung unterstützen. Dieser Prozess ist alles andere als leicht. Der Genesungsprozess setzt dann ein, wenn der Betreffende für sich selbst die Entscheidung trifft, den betroffenen Bereich wieder ins Gleichgewicht zu bringen. Und dies geschieht immer zuerst im Geist.

Wohlgemerkt ist aber niemand „schuld“ an seiner Krankheit. Krank zu werden bedeutet nicht, etwas falsch gemacht zu haben oder für etwas bestraft zu werden. Wir sind nicht für unsere Krankheiten verantwortlich, aber sehr wohl dafür, was wir daraus lernen können und wie wir damit umgehen, und, ob wir die darin enthaltene Chance für eine neue Weichenstellung in unseren Leben sehen können. Das bedeutet, dass die Krankheit zuvor als solche akzeptiert werden muss. Krankheit kann somit auch als Impuls zur Weiterentwicklung verstanden werden.

Ein sehr wesentlicher Punkt ist hier die entsprechende Selbstfürsorge, nicht nur in Form eines möglichst gesunden Lebensstils, sondern auch in einer genauen, ehrlichen Evaluierung, welche unserer Lebensbereiche nicht in Harmonie sind und wie sie wieder dorthin gebracht werden können. Verglichen mit dem Spiel eines Orchesters ist Krankheit eine Disharmonie durch falsche Klänge einzelner Instrumente. Es liegt an uns herauszufinden, welche Instrumente falsch spielen, und es dauert oft geraume Zeit, bis jedes Instrument seinen Part richtig spielt und alle zusammen einen harmonischen Klang ergeben beziehungsweise derjenige wieder gesund ist. Die ärztliche Heilkunst kann wunderbar unterstützen und begleiten, die wirkliche Heilung passiert aber in jedem von uns selbst – ich spreche hier von schweren und chronischen Erkrankungen. Akute gesundheitliche Probleme, die ein rasches Eingreifen erfordern, sind eine Domäne unserer heutigen rein wissenschaftlich orientierten Schulmedizin. Hier wären wir mit dem Abwägen bestimmter auslösender Problembereiche sicher verloren. Als Ärztin sehe ich persönlich es als meine Aufgabe, für jeden einzelnen das entsprechende Umfeld zu schaffen, zu informieren, Sicherheit zu geben und heilungsorientiertes Verhalten sowie bestehende Ressourcen zu fördern.

Zudem verfügt jeder Mensch über eine innere Krankheitsschwelle. Durch die Summierung krankmachender Einflüsse zusätzlich zur gegebenen Konstitution – beispielsweise zu vorliegenden genetischen Faktoren – wird diese Schwelle irgendwann einmal erreicht oder überschritten, der Betreffende erkrankt dann. Manche von uns erreichen diese Schwelle erst im hohen Alter, manche erreichen sie gar nicht und versterben dann für die Umwelt ganz plötzlich ohne längere vorherige sichtbare Erkrankung.

Gesundheit ist also für jeden Menschen immer individuell zu betrachten und unsere zukünftige Medizin täte gut daran, Gesundheit für jeden einzelnen auch individuell zu definieren.

Krankheit als Beginn für eine positive Veränderung – dies durfte ich selbst im Rahmen einer schweren Erkrankung vor einigen Jahren am eigenen Leib erfahren. Bestimmte Lebensbereiche bedurften dringend einer Korrektur. Bis zu diesem Zeitpunkt wollte ich dies nicht wahrhaben und vorangegangene kleinere Warnsignale wurden von mir einfach ignoriert. Ohne diese Erkrankung wäre mir vieles nicht bewusst geworden. Seither betrachte ich mein Leben mit wesentlich mehr Gelassenheit, meine Wertigkeiten haben sich eindeutig verschoben. Allerdings fordert die errungene Genesung ein ständiges Wachsamsein in der Betrachtung für mich wesentlicher Bedürfnisse, um nicht wieder in alte krankmachende Lebensmuster abzugleiten.

Jede Erkrankung lässt einen Zustand ohne Beschwerden, der von den meisten als so normal eingestuft wird, dass er nicht einmal eine Erwähnung wert ist, viel mehr wertschätzen. Auch viele meiner Patienten erleben durchgemachte schwere Erkrankungen im Nachhinein als echte Bereicherung, durch die sie eine größere Tiefe ihres Lebens erfahren haben und die

sie auch im momentanen Sein stärkt. Wieder einmal gesund krank?
Weitere hinzukommende Aspekte sind eine gewisse Demut vor dem Leben und auch Dankbarkeit. Die Motivation, sich bewusst mit Gesundheit auseinanderzusetzen und dafür auch Verantwortung zu übernehmen, ist gestiegen. Eine andere Erkenntnis ist die, dass Maßnahmen für ein gutes Wohlbefinden und Gesundheit, die aus einem inneren Bedürfnis heraus erfolgen, wesentlich mehr bringen als jene, die aus einem schlechten Gewissen und Angst vor neuer Krankheit gesetzt werden. Die neu beschrittenen Wege verknüpft mit Leichtigkeit und Lebensfreude fördern die weitere Gesundung auf jeden Fall, Verbissenheit und Druck im Sinn von „Ich muss das und jenes tun, weil es gesund ist…" machen wieder Stress und sind kontraproduktiv.
Nach der Bewältigung der ersten Krankheitsphase sollte nicht mehr die Krankheit im Vordergrund stehen, sondern der Mensch und sein ureigenstes Potential mit all seinen – immer noch – vorhandenen Möglichkeiten. Diejenigen von uns, die es schaffen, ihre persönlichen Lebensbereiche für sich selbst befriedigend zu gestalten und aktiv die Verantwortung dafür zu übernehmen und nicht in der Opferrolle zu verharren, verfügen meist über eine große innere Gelassenheit und Ruhe. Auch wenn sie selbst vielleicht nicht wirklich gesund im schulmedizinischen Sinn sind, sind genau sie es, die anderen in schwierigen Situationen beistehen und helfen können.
Mehrfach durfte ich auch erleben, dass Menschen, die erfolgreich relevante krankheitsauslösende Lebensbereiche verändert hatten, den Weg ihrer Heilung trotzdem erst im Tod erleben durften. Ich gewann den Eindruck, obwohl schwer krank, war es doch innerlich zu einer „Gesundung" gekommen. Meist war das Sterben dann auch friedvoll, weil für diejenigen selbst alles wieder in Balance gebracht war, und nicht nur einmal wurde mir im persönlichen Gespräch eröffnet, „es sei nun alles abgeschlossen und Zeit zu gehen…".

Heilung bedeutet ja auch immer, „ganz werden“ oder etwas in Harmonie bringen. Wenn die einzelnen Bereiche entsprechend der für uns gültigen Wertigkeit ausgeglichen sind, werden wir heil – wenn auch nicht unbedingt gesund im schulmedizinischen Sinn!
Wenn man davon ausgeht, dass unsere Seele unsterblich ist, und, dass wir hier sind, um in jedem unserer Leben unsere Lebensaufgabe zu erfüllen und uns weiterzuentwickeln, damit wir im nächsten Leben durch eine neue Aufgabe lernen, macht dies alles Sinn. Der Tod ist dann nichts anderes als der Abschluss eines Zyklus, er kann als Übergang in einen anderen Seinszustand betrachtet werden, der uns letztendlich zu einem neuen individuellen Leben führt. Der Kreis schließt sich und ein neuer Anfang steht bevor.
Voraussetzung für ein gesundes Leben ist allerdings immer wieder eine klare Bestandsaufnahme unseres Lebens verbunden mit einer ehrlichen Selbstreflexion, eine große Offenheit gegenüber den Zeichen, die uns vom Leben regelmäßig gesendet werden, und der Mut, die notwendige innere Veränderung anzugehen. Gesundheit erfordert Beweglichkeit, nicht nur körperlich, sondern auch im übertragenen Sinn. Während unseres Lebens sind wir gefordert, weiterzugehen in unserer Entwicklung, einen Schritt nach dem anderen. Wenn wir einen falsch gesetzt haben, können wir jederzeit wieder die Richtung ändern. Die Seele gibt uns den Impuls, unser Geist die Zielvorstellung und den Plan, um unser Lebensschiff auf dem für uns persönlich passenden Kurs halten zu können. Wenn beides sich entfalten darf und wir darauf hören, sind wir vielleicht nicht gesund im herkömmlichen Sinn, aber heil!
Aufgrund der von mir gemachten Erfahrungen und Beobachtungen möchte ich mich der Definition von Prof. Klaus Hurrelmann anschließen: „Gesundheit ist der Zustand des objektiven und subjektiven Wohlbefindens einer Person, der gegeben ist, wenn diese Person sich in den physischen, psychischen und sozialen Bereichen ihrer Entwicklung im Einklang

mit den eigenen Möglichkeiten und Zielvorstellungen und den jeweils gegebenen äußeren Lebensbedingungen befindet.“

P.S. Frau H., die ich Ihnen eingangs vorgestellt habe, arbeitet nun an einem Buch über ihre Erkrankung, welches demnächst erscheinen soll.

Jens Tönnemann

# Durch die Zeit

Ob ich einen Artikel für ein Buch schreiben möchte, das uns in tiefere Bedeutungsebenen von Krankheit, Gesundheit und Tod eintauchen lässt? Vielen Dank für die Anfrage, lieber hochgeschätzter Florian Ploberger. Freut mich sehr zu hören, dass dieses Buch entstehen wird und dass du das Projekt betreust. Es ist eine Ehre, eingeladen zu werden. Womöglich aber wäre mein alter Freund Walter viel besser geeignet als ich, um dieser Anfrage gerecht zu werden.

Habe ich ihn dir mal vorgestellt oder dir von ihm erzählt? Vielleicht bist du ihm oder seinen Arbeiten in den unterschiedlichsten Kontexten schon begegnet. Er geht auf das neunzigste Lebensjahr zu und arbeitet noch so viel wie möglich als Wissenschafter, Arzt, Psychotherapeut oder Reisender mit Offenheit und Neugier. Erstmals begegnet sind wir uns 1996 in Sarajevo, nur wenige Monate nach dem Daytoner Friedensabkommen.

## Sarajevo, im Mai 1996

Hamid hatte drei Kriege in Sarajevo erlebt: den Beginn des 1. Weltkrieges, den 2. Weltkrieg und nun auch die mehrjährige Belagerung Sarajevos, die offiziell erst am 29. Februar dieses Jahres 1996 für beendet erklärt worden war. Er schenkte Tee ein und reichte salziges Gebäck dazu. Wir saßen zu fünft in der sonnigen, orientalisch anmutenden Loggia seiner Wohnung in einem fünfstöckigen Altstadthaus und ich war Teil einer Delegation aus der Partnerstadt Innsbruck. Hamids Erzählstil in langen verschachtelten Sätzen war großartig, fesselnd und mitreißend, sein Deutsch mit – für meine Ohren – Wiener Note erweckte seine inneren Bilder zum Leben.

Mitten in unserem Gespräch tauchte dann Walter auf, der – obwohl mittlerweile in den USA lebend und dort in Stanford lehrend – noch eine Wohnung in Sarajevo im Nachbarhaus besaß, die er erstmals seit dem Balkankrieg wieder aufgesucht hatte. Zumindest das, was von der Wohnung beziehungsweise dem völlig zerschossenen Haus übriggeblieben war. Es war unsere erste Begegnung. Vor dem Krieg war er zumindest zweimal im Jahr nach Sarajevo gereist und hatte dort jedes Mal seinen langjährigen Patienten Hamid besucht. Hamid hatte vor 20 Jahren eine Herzklappenoperation durchführen lassen müssen und Walter hatte seine ärztliche sowie später dann auch seine psychotherapeutische Nachbetreuung übernommen.

Was für eine Begegnung. Auf der einen Seite der Mann, der drei große Kriege hautnah miterlebt hatte und mit jeder Geste oder der Art des Erzählens eine würdevolle Ruhe ausstrahlte. Ganz egal, wie detailliert er im gleichen Moment die Gräueltaten der Scharfschützen schilderte, die aus den umliegenden Bergen auf die Bewohner:innen der Stadt geschossen und diesen zermürbenden, paranoiden Dauerzustand des Beobachtungsgefühls bei jedem Schritt im Freien erzeugt hatten, Hamid schuf eine Atmosphäre der Geborgenheit und Sicherheit. Diese umrahmte und öffnete einen Möglichkeitsraum für jeden nur vorstellbaren Austausch an diesem Nachmittag.

Dann war da noch dieser Arzt, Walter, der fast unmerklich und ohne unser Gespräch zu unterbrechen aufgetaucht war, gleichsam zurückhaltend und doch mit einer Hamid ganz ebenbürtigen Präsenz. Völlig auf seinen Patienten konzentriert und ihn in all seinen Facetten wahrnehmend, war er gleichzeitig in der Lage, unsere Gesprächskonstellation behutsam zu erfassen und Teil des Miteinanders zu werden. Mit jeweils drei Fingern tastete er Hamids Puls an beiden Handgelenken. Ganz selbstverständlich öffnete Hamid kurz den Mund und zeigte Walter seine Zunge. Der Arzt berührte beide Ohren Hamids, nahm dann nochmals den Puls an einer

bestimmten Stelle und es schien, als habe er wahrgenommen, was er erwartet hatte. Große Kunst der ärztlichen Hingabe und doch unaufgeregt und wie nebenbei in jahrelanger Vertrautheit mit seinem Patienten. Von diesem Menschen durfte ich in den folgenden Jahren lernen und mich mit ihm verbunden fühlen.
Alle, auch die mehrheitlich eigentlich unfassbaren Facetten der entmenschlicht erscheinenden Gewalt dieses brutalen Krieges, mit denen ich während der Zeit in Sarajevo und meiner Auseinandersetzung mit dem Balkankrieg in den folgenden Jahren konfrontiert wurde, waren für mich seit dieser Begegnung mit Hamid und Walter besser zugänglich und somit doch erfassbar geworden. Die beiden waren für mich der lebende Beweis, dass die Menschlichkeit nicht besiegt worden war, und dies hatte meinen inneren Resonanzraum erweitert.

## Kathmandu, im September 1997

Der Krieg und die Arbeit mit schwerst traumatisierten Menschen ließen Walter nicht los. Selbst das bis dato als besonders friedvoll geltende und 1997 Noch-Königreich Nepal befand sich seit einem Jahr inmitten eines blutigen Bürgerkriegs. Walter hatte in den letzten acht Jahren jeweils zwei seiner Urlaubswochen in Nepal verbracht, wo er als Repräsentant einer amerikanischen Hilfsorganisation in einer öffentlichen Klinik in Kathmandu an der Seite eines befreundeten deutschen Chirurgen zahlreiche Operationen ehrenamtlich für besonders bedürftige Patient:innen durchgeführt hatte. Dies war ihm ein Anliegen, um neben der psychotherapeutischen Praxis, der Wissenschaft und der Lehrtätigkeit nicht das chirurgische Handwerk zu verlernen. Er wollte den Anfängergeist in sich bewahren und stärken, den er als notwendig erachtete, um der komplexen Verwobenheit des Lebens immer wieder erfrischt und mit Neugier entgegentreten zu können.

An den Abenden nach den langen Kliniktagen traf Walter seine langjährige Lehrerin für Tibetische Medizin und Meditation Dr. Pema-la, eine tibetische Ärztin, nahe der großen Stupa in Boudnath. Zu Beginn machten sie am Fuße des Stupa 21 Niederwerfungen, dann umrundeten sie den Stupa sieben Mal im Uhrzeigersinn, während sie ein bestimmtes Mantra rezitierten und dabei die Gebetsmühlen drehten. Teil dieser Menge von Menschen zu sein, die alle für sich und doch in einem großen Miteinander ihre tägliche spirituelle Praxis durchführten, bleibt ein unvergessliches Erlebnis. Noch immer kann ich in diesen murmelnden und in konstanter Bewegung befindlichen Strom der Pilger:innen in meiner eigenen Erinnerung eintauchen, die Stimmen hören und die zahlreichen Räucherfeuer riechen, ich kann mit meinen Gedanken den Stupa umrunden, die dann mehr und mehr zur Ruhe kommen, um irgendwann nach etlichen Runden ganz im Jetzt anzukommen.

Walter machte nach der abendlichen Praxis noch Besuche bei befreundeten tibetischen Ärzt:innen. Wie immer bewegte er sich wie selbstverständlich in den unterschiedlichsten Momenten und in seiner Gegenwart war es nicht nötig, sich selbst ständig zu hinterfragen oder zu korrigieren. Nach und nach während dieser gemeinsamen Tage verwandelte sich meine bis dahin über Jahre nahezu alle Situationen meines Lebens subtil beeinträchtigende kritische innere Stimme, wurde ruhiger, bis sie erstmals phasenweise verstummte.

Spät am Abend kamen noch Patient:innen zu Walter. Zu dieser Zeit waren das vor allem Mitarbeiter:innen internationaler Gesundheitsprojekte, die in Anbetracht der Armut und des Gefühls der Hilflosigkeit und der fehlenden Ressourcen an die Grenzen ihrer Belastbarkeit gekommen waren. Alles hatte Platz und Walter lebte und lehrte konsequente und bedingungslose Hingabe, die nur durch ebenso konsequente Selbstfürsorge möglich war. „To cure others, you have to cure yourself, every day…", zitierte er einen berühmten tibetischen Arzt. Eindrucksvoll, wie viele Momente der Selbstfürsorge an einem solch dichten Tag möglich waren und wie viel Ruhe inmitten all des Trubels.

Kathmandu zeigte sich anfangs vor allem laut, hektisch und dreckig. Mehr und mehr jedoch offenbarten sich Orte der Schönheit und Begegnungsmomente voll aufrichtiger Freude inmitten all des Drecks. Walter nannte die Stadt einen riesigen Altar ohne jedwede Abgrenzung zum Alltäglichen. Dieses Nebeneinander von scheinbar völlig unvereinbaren Teilen, das er in Kathmandu in radikaler Nähe ohne jede Abgrenzung kennenlernte, wo in einem Moment eine großartige und überaus festliche Zeremonie wie aus einer anderen Zeit von Gestank und Verkehrschaos abgelöst wird, inspirierte ihn nachhaltig und wurde zu einem Grundelement seiner psychotherapeutischen Arbeit mit schwer traumatisierten Menschen. Denn er sah in diesem Nebeneinander eine zutiefst menschliche Möglichkeit zur Stabilisierung und Gesundwerdung in Anbetracht aller, auch der unfassbarsten Phänomene. Immer wieder arbeitete er mit Menschen daran, dieses radikale Nebeneinander zulassen zu können, anstatt in der Ambivalenz von unvereinbaren Gegensätzen aufgerieben zu werden, sodass selbst schwerst belastete Menschen Möglichkeiten fanden zu erfahren, dass ihre eigenen verletzten und zuweilen auch völlig zerstörten inneren Anteile, all die gespeicherten Kränkungen und Demütigungen, nicht weiter unterdrückt oder gar entfernt werden mussten. In der traumasensiblen Arbeit mit Walter gelang es ihnen nach und nach, auch den ungeliebtesten persönlichen Erfahrungen einen eigenen Raum geben zu können und aus dem Teufelskreis der Selbstabwertung hinauszufinden.

Am vorletzten Tag unserer gemeinsamen Zeit in Nepal war der Strom in Kathmandu schon in der Nacht ausgefallen und nicht wie sonst erst zu gewissen Zeiten untertags. Die Reserven der Klinik waren einem längeren Stromausfall nicht gewachsen und Treibstoff für Notstromaggregate stand in dieser Phase des Bürgerkriegs nicht zur Verfügung. Die geplanten Operationen mussten verschoben werden und alle zur Verfügung stehenden Mitarbeiter:innen sollten sich inzwischen um die Bedürfnisse der Patient:innen kümmern. Um in Anbetracht der schwierigsten Hindernisse in der Behandlung von Patient:innen handlungsfähig bleiben zu können, so formulierte es Walter, sind stabile und gewachsene Kooperations-Beziehungen zu anderen Kolleg:innen von großem Nutzen. Im Miteinander ließe sich vieles bewirken. Unter anderem dann, wenn die moderne High-Tech-Medizin damit konfrontiert wurde, dass die Technik unerwartet nicht einsatzbereit war. So wie an jenem Septembermorgen in Kathmandu.

Walter hatte bereits einen Boten per Taxi nach Boudnath gesendet, um möglichst viele der befreundeten tibetischen Ärzt:innen so schnell wie möglich in die Klinik zu bringen. Nach einer Stunde waren bereits sieben befreundete Kolleg:innen im Einsatz. Da, wo sonst Blut abgenommen oder eine apparative Diagnostik durchgeführt wurde, kam jetzt die Puls- und Urindiagnostik zum Einsatz. Mit besonderer Sorgfalt gelang es, fast allen wartenden Menschen Aufmerksamkeit zu schenken, und unter den tibetischen Ärzt:innen waren einige der erfahrensten und kompetentesten Kolleg:innen, die im nepalesischen Exil lebten. Sie waren daran gewöhnt, in kurzer Zeit viele Menschen zu untersuchen und jedem Anliegen ihr Mitgefühl und die volle Aufmerksamkeit zu schenken. Es wurde viel hergezeigt, geredet und auch gelacht, denn der Humor schien ein ganz wesentlicher Bestandteil der Begegnung während einer tibetischen Konsultation zu sein. Die Klinik wirkte verändert an diesem Morgen. Herzlicher, wärmer, weniger klinisch, nicht so distanziert, sondern vielmehr wie ein Ort, der wirklich für alle offen ist. Stunden später kam endlich der Strom zurück und es konnte wieder operiert werden. Die tibetischen Ärzt:innen blieben trotzdem und führten ihre Arbeit eng am Menschen fort.

Walter wirkte glücklich trotz der Verzögerungen und all der zusätzlichen Arbeit. Womöglich lag dies daran, dass er an diesem Tag die Klinik so erlebt hatte, wie er sich das eigentlich für immer wünschte: Unity in diversity, ein Ort der Kompetenz und des Miteinanders zum Wohle derer, die Unterstützung benötigten.

## Valtice, im Oktober 2002

Walter hatte die Einladung eines befreundeten Arztes in das pittoreske und malerisch von Weinhügeln umgebene südmährische Weinstädtchen Valtice angenommen, um dort mehrere Vorträge und psychotherapeutische Gruppen im Kontext der Entwicklung einer zeitgemäßeren Palliativmedizin zu gestalten, einem seiner Haupt-Forschungsgebiete. Beim Betreten des alten Krankenhauses von Valtice hatte ich das Gefühl einer Zeitreise in die 1980-er Jahre und ich erinnerte mich an die Szenerie einer unvergesslichen tschechischen Fernseh-Serie, die ich Anfang der 1980-er Jahre gesehen hatte: „Das Krankenhaus am Rande der Stadt".

Das Krankenhaus war in den letzten Jahren sukzessive und völlig unbeabsichtigt zu einer Palliativklinik geworden, nachdem alle modernen diagnostischen oder therapeutischen Behandlungen in das neugebaute Krankenhaus der größeren Kreisstadt verlegt worden waren, die gut 20 Kilometer entfernt lag. Gleichzeitig wurden für das Krankenhaus in Valtice keine neuen Ressourcen für die Bewältigung der entstandenen palliativmedizinischen Herausforderungen zur Verfügung gestellt, weder auf Patient:innen-Ebene noch auf Seiten des Personals.

Der ärztliche Leiter, Pavel, war bereits über 70 Jahre alt, ein eindrucksvoller, großer Mann mit einer heutzutage wieder modernen Hornbrille, die sein halbes Gesicht zu bedecken schien. Er lebte in unmittelbarer Nähe zur Klinik und war rund um die Uhr erreichbar. In seiner freien Zeit widmete er sich dem Weinanbau und der Pflege der Weine in seinem Gewölbekeller.

Vor Jahren war er selbst in Therapie bei Walter gewesen, nachdem ihn schwere biographische Belastungen aus der Zeit nach der Niederschlagung des Prager Frühlings eingeholt hatten. Mit Walters Begleitung habe er wieder in die Freude am Leben als Arzt zurückgefunden. Seitdem versuchte er in Tschechien, wo psychiatrischen oder psychotherapeutischen Behandlungen aufgrund der Geschichte vor der Öffnung der Grenzen im Jahre 1990 berechtigterweise großes Misstrauen entgegengebracht wurde, auch andere Menschen zu motivieren, sich mit ihrer eigenen inneren Geschichte zu befassen, anstatt sich von der äußeren daran hindern zu lassen. Um schwere traumatische Erfahrungen zu verarbeiten, brauche es – wie er es nannte – eine Vergrößerung des inneren Raums, damit alle Erfahrungen Platz finden und transformiert werden könnten. Mir gefiel dieses Bild: Den inneren Raum vergrößern. In den meisten Fällen braucht es für diesen womöglich langen und beschwerlichen Weg der Trauma-Transformation aus Pavels Sicht sehr erfahrene Wegbegleiter:innen. Solche wie Walter.

In den von Pavel liebevoll wie ein Lokal aus dem Prag der 1920-er Jahre gestalteten Eingangsbereich zu seinem Weinkeller hatte er eine außergewöhnliche Gruppe von neun Personen eingeladen: fünf Frauen und vier Männer, der Altersdurchschnitt lag zwischen 40 und 50 Jahren und alle waren aktuell mitten in einer Chemotherapie aufgrund einer Krebserkrankung. Wie schon in der Vorstellungsrunde klar wurde, waren die Heilungsaussichten bei den Teilnehmenden eher gering und allen war dies auch bewusst. Walter leitete das Gespräch und Pavel, dessen ärztliche Hingabe und Fürsorge alle neun zu Beginn als unverzichtbar wichtig in dieser Zeit der Ungewissheit beschrieben hatten, erwies sich als perfekter Dolmetscher. Seine prägnante und sehr konzentrierte Übersetzungsarbeit rhythmisierte das Gespräch und mir schien es, als verstärkte die Verlangsamung durch das Dolmetsch-Setting das Zuhören und Aufeinander-Eingehen.

Für Radka, die drei kleine Kinder im Kindergarten- und Volksschulalter hatte und über 20 Jahre als Köchin im Krankenhaus Valtice gearbeitet hatte, war es das erste Mal, dass sie es sich erlaubte, über ihren möglichen nahen Tod zu sprechen. In ihrer Familie hatte sie das zum Schutz der Kinder bisher komplett vermieden und sowohl ihr Mann wie auch ihre Eltern wollten keine Sekunde an ein Scheitern der Behandlung denken und sie bei jeder möglichen Therapie unterstützen, damit sie wieder gesund werde. Sie erzählte von ihrem kleinen Sohn Marek, der noch keine Worte für dieses Gefühl hatte, das ihn beim Versuch des Einschlafens innerlich zu zerreißen schien und im letzten Moment am Loslassen hinderte, sodass er die letzten Nächte im 10-Minutentakt aufgeschreckt war und voller Verzweiflung nach seiner Mama gerufen hatte. Radka hatte in diesen Nächten versucht, für Marek stark zu bleiben, war aber gleichzeitig so erschöpft, dass sie irgendwann tief eingeschlafen und erst vom bebenden Schreien und Heulen des kleinen Marek wieder aufgewacht war. Die Gruppe reagierte und es wurde geweint, getröstet, einander gehalten und wieder ermutigt, noch etwas zu teilen und neuerlich Worte zu finden für das Unaussprechbare.

Walter und Pavel waren hochkonzentriert und in jedem Moment aufmerksam, gleichzeitig teilten sie die Emotionen mit allen neun Teilnehmer:innen und zeigten ihr Mitgefühl. Mir ist es noch heute in der Erinnerung rätselhaft, wie es möglich war, dass dieser zweieinhalbstündige schweiß- und tränenreiche Austausch irgendwann ein sehr stimmiges und bestärkendes Ende finden konnte. Walter leitete die Verabschiedungsrunde jedoch völlig pünktlich ein und alle Anwesenden beschrieben auf jeweils ganz individuelle Weise die für sie persönliche Bedeutung dieses Austauschs. Es war dann nochmals Radka, die abschließend sagte, dass sie diesen Moment ihres Lebens hier im Weinkeller um nichts in der Welt missen wollte, und sich danach herzlich von allen Beteiligten verabschiedete, um wieder bei ihren Kindern sein zu können.

Pavel hatte in der Wand seines Gewölbekellers eine Flasche Sauvignon Blanc aus dem Jahr der Grenzöffnung 1990 hinter roten Ziegelsteinen eingemauert, die er für einen besonderen Moment aufheben wollte. Dieser war nun gekommen.

Für mich war es der Moment, in dem ich mich innerlich dafür entschieden hatte, den Beruf des Arztes und Psychotherapeuten auszuüben: Ich durfte heute mit neun Menschen eine Atmosphäre des Austauschs erleben, wo wirklich alles Platz zu haben schien während einer für Außenstehende unvorstellbar schweren Zeit der Belastung. Nun wollte ich alles erdenklich Mögliche dazu beizutragen, dass diese überwältigende Offenheit, diese heilsamen und geradezu befreienden Gedanken auch zu anderen Zeiten des Lebens möglich sein konnten und nicht erst dann, wenn der Tod nahe schien. Oder ging es gerade darum, diese Nähe des möglichen Todes in jedem Moment des Lebens zuzulassen, um ganz da zu sein und Momente des Gesundseins und der Verbundenheit erfahren zu können? Um wirklich zu leben?

## Wien und Valtice, im Februar 2022

20 Jahre später stiegen wir in Wien in einen Zug, um nach Valtice zu Pavels Beerdigung zu fahren. Mit schwarzen FFP2-Masken.
Walter hatte eine schwere Covid-Infektion in den USA letztlich recht gut überstanden und die Zeit der Genesung genutzt, um neue Methoden auszuprobieren, durch die er während der Pandemie mit all den vielen Menschen in Verbindung bleiben konnte, die er durch die Zeit begleitete. Er hatte sich in die verschiedenen Möglichkeiten eingearbeitet, online Vorträge bei Tagungen zu halten oder auch Therapiegespräche anzubieten. Diese Form der Begegnung ohne die für ihn mittlerweile recht beschwerlichen Reisen hatte ihn sehr motiviert, gleichwohl er das Bemühen um einen direkten Austausch nicht vernachlässigen wollte. Die Nachricht von Pavels Tod nach einer zwar kurzen, aber äußerst schmerzvollen Krebserkrankung ohne die Möglichkeit, für ihn da sein zu können oder ihn in der Nähe zu begleiten, hatte Walter zutiefst erschüttert.

Die Beerdigung war aufgrund der Pandemie-Bedingungen anders organisiert als gewöhnlich und so sammelten sich die mehr als 500 Menschen nicht an einem Ort, sondern verteilten sich mit Abstand in der ganzen Stadt. Pavels Sarg wurde auf einem Pferdewagen durch die Straßen Valtices gezogen, sodass alle in Behutsamkeit Abschied nehmen konnten. Es war ein überaus sonniger und geradezu warmer Februartag.
Walter erzählte, dass solche Tage in der Kinderheilkunde der Tibetischen Medizin als Metapher für eine gesunde Kinderfrühförderung hergenommen werden. In den alten Texten hieß es, dass an sehr sonnigen und warmen späten Wintertagen manchmal Obstbäume zu früh erblühen. Zu früh deshalb, da zu dieser Jahreszeit noch hartnäckige Frosttage folgen können, durch die dann die frühen Blüten und somit die ganze Ernte gefährdet ist. Auf Kinder übertragen sei es wichtig, diese nicht zu früh und zu intensiv mit leistungsorientiertem Fokus in Hinblick auf ihre Fähigkeiten zu fördern, damit sie nicht zu früh und zu schnell erblühten. Denn dann bestünde gleichwie bei den frühen Blüten die Gefahr, während zukünftigen frostigen Tagen der Kälte nicht gewachsen zu sein. Vielmehr gelte es, die besonderen Begabungen eines Kindes primär nur zu erkennen, um sie beschützend durch die Zeit zu begleiten, damit sie zu einem Zeitpunkt erblühen könnten, an dem die Sonne stark genug sei.
An verschiedenen Stationen, wo der Pferdewagen mit Pavels Sarg vorbeifuhr, hielten Leute kurze Gedenkreden und es war Jirzci, ein bereits pensionierter ärztlicher Kollege aus dem Krankenhaus von Valtice, der nahe unserem Standplatz zum Mikrofon griff, das mit einer Box verkabelt war, die auf einem kleinen Bollerwagen von zwei jungen Männern gezogen wurde. Er erzählte, wie sehr ihn Pavels Fähigkeit, auch in den schwierigsten Situationen zur Ruhe kommen zu können, beeindruckt und zum eigenen Handeln inspiriert hatte. Oft habe Pavel mitten in einer langen Operation gebeten, eine kurze Pause einlegen zu dürfen, um für einen Powernap die Augen zu schließen. Nach zwei Minuten habe er dann weiter-

operiert, erleichtert, da er den quälenden Gedanken, die Augen schließen zu wollen, der ihn zuvor von der Operation abgelenkt habe, nun nicht mehr bekämpfen musste.

Wie oft hatte ich gegen ein starkes Bedürfnis angekämpft und diesem nicht nachgegeben, um konform zu bleiben oder keine Schwäche zu zeigen? Wie wichtig waren Vorbilder, die einem zeigten, dass dies nicht notwendig war. In diesem Moment hatte ich das Bild Pavels vor Augen, der mir seit unserem Kennenlernen 2002 zu einem Freund geworden war, den ich ein- bis zweimal im Jahr in Valtice besucht hatte. Das innere Bild dieses großen kräftigen Mannes, der mitten unter einer Operation die Augen schloss, war in der Lage, den Zugang zu meiner Trauer zu öffnen, und mit der Trauer kamen dann auch meine Tränen.

Später im Restaurant unseres Hotels, in dem pandemiebedingt nur wenige Menschen gleichzeitig essen durften, teilten Walter und ich den Tisch mit einem engen Freund Pavels aus Estland. Olev war Urologe in Tallinn und er hatte sich auf Sexualmedizin im andrologischen Kontext spezialisiert. Ohne ihn hätte es in Estland wohl kaum einen wissenschaftlichen Diskurs zu diesem wichtigen und oft tabuisierten Bereich der Medizin gegeben, und er hatte auch auf Einladung von Pavel in Tschechien Vorträge gehalten. Der zum Essen gereichte Sauvignon Blanc erinnerte uns an die bewegende Therapie-Gruppe in Pavels Weinkeller vor 20 Jahren und an die Menschen, die ihre tiefsten Erfahrungen mit uns geteilt hatten. Ich konnte ihre Gesichter noch immer vor mir sehen und wähnte, ihre Stimmen zu hören, so sehr hatte sich dieser für meinen beruflichen Werdegang bedeutsame Tag in meinem Bewusstsein verankert.

In dieser Atmosphäre des Erinnerns in Verbundenheit stellte ich meinem Mentor und Wegbegleiter Walter Fragen zu seinem eigenen Lebensweg. Konkret fragte ich nach seinen Beziehungen außerhalb der professionellen Kontexte, nach Liebesbeziehungen und Partnerschaften. Wir hatten so viele Momente des Lebens geteilt und doch noch nie über Walters Pri-

vatleben gesprochen. Es gebe keines, hatte er geantwortet. Er habe kein anderes Leben als jenes, das ich kennengelernt hatte. Keine Trennung, kein verstecktes privates Leben innerhalb des öffentlichen, keine Distanzierung von der Hingabe für die Menschen, die er durch die Zeit begleite. Keine Work-Life-Balance, nur Life.
Er hatte geliebt, oh ja. Oft. Und wie. Es hatte Momente der Leidenschaft gegeben, in denen er sich gewünscht hätte, in einer festen Beziehung auf diese Weise weiterleben zu können. Und doch war jeder dieser Momente vom Gefühl bestimmt gewesen, noch nicht bereit für diesen Schritt zu sein. Zu traumatisiert war er, zu stark geprägt von den eigenen gewaltvollen Erfahrungen in seiner Kindheit und Jugend, die sehr stark von männlich dominierter Machtausübung bestimmt gewesen waren. Zu groß die Angst davor, dass die eigenen Erfahrungen ihn einholen und die Aggression durch ihn weiterwirken könnte. Er hatte als junger Mann den Entschluss gefasst, diesen Teil von ihm, der sich nach Beziehung und Liebe sehnt, tief im Inneren zu vergraben. Um nicht selbst zu einer Gefahr für Andere zu werden und um die Spirale der transgenerationalen Gewalt zu durchbrechen. Heute wusste er, dass es auch einen anderen Weg gegeben hätte, denn mittlerweile hatte er viel inneren Raum dazugewonnen und womöglich sogar genug Platz für eine Partnerschaft, jedoch hatte sich die Gelegenheit im Außen nicht mehr ergeben, denn sein äußeres Leben war komplett ausgefüllt von seiner Arbeit und seiner Hingabe für diese. Er hatte die nichtgelebten Teile in den Jahren seiner beruflichen Tätigkeit aktiv transformiert, anstatt sie weiter zu unterdrücken. Sie hatten sich nach innen aufgelöst und waren somit befriedet. Glücklicherweise hatte er am Weg gute Lehrer:innen gefunden und sich ihnen auch anvertrauen und öffnen können. Dass auch er selbst gut und professionell durch die Zeit begleitet wurde, bezeichnete er als unerlässlich und zitierte neuerlich jenes Zitat, dass Yuthok Yönten Gönpo zugeschrieben wird, einem berühmten tibetischen Arzt im 12. Jahrhundert, der als Begründer der modernen ti-

betischen Medizin angesehen wird und auf den sich alle tibetischen Mediziner:innen beziehen: „To cure others, you have to cure yourself."
Walter empfahl mir, mich auch diesem – mir bis dahin bis auf die Erfahrungen mit Walter in Nepal noch wenig vertrauten – Zugang zur Medizin zu öffnen, um meine Perspektive auf die Ursachen des Leids und die Möglichkeiten, dieses zu verändern, zu erweitern. Im fundierten Wissen der Tibetischen Medizin im Hinblick auf mentale Zusammenhänge und die Arbeit mit Geist und Bewusstsein sah er eine große Möglichkeit zur Selbstschulung, um im Angesicht schwerster Belastungen und Hindernisse handlungsfähig bleiben zu können, vielleicht sogar zusehends belastbarer zu werden.
Olev, der estische Kollege, der unserem Gespräch beigewohnt hatte, lud mich gegen Ende des Abends ein, im Sommer 2023 nach Estland zu kommen, wo ein internationaler Kongress der Tibetischen Medizin stattfinden werde, um genau dieses Thema unter dem Titel „Towards a better mental health" zu vertiefen.
Unser Gespräch dauerte bereits die ganze Nacht an, als Olev kurz nach Sonnenaufgang eine Nachricht erhielt und voller Bestürzung mit uns teilte. Russische Truppen hatten den befürchteten und doch international nicht in diesem Ausmaß erwarteten Großangriff auf die Ukraine begonnen. Sein Land lag nun an der Grenze eines kommenden Krieges. Er bat uns, in der nächsten Zeit in Verbindung zu bleiben, denn es brauche alle nur möglichen Kontakte vor allem auch im Bereich der Medizin, um in Anbetracht der Gewalt für den Frieden eintreten zu können. Dieser gilt in der medizinischen Friedensarbeit als eine der Grundbedingungen für Gesundheit, da Krieg jedes vorhandene Bemühen um die Gesundheit der Bevölkerung zerstört.

Am Morgen dieses 24. Februars 2022 wurde eine Dynamik der Gewalt entfacht, die unser aller Leben verändern würde. Wir waren in diesem Moment des Schocks dankbar für die Geborgenheit unseres Miteinanders und voller Hoffnung, dass viele Menschen sich aus dem temporär hilfreichen „Social distancing" aus der Zeit der Pandemie wieder in die soziale Nähe begeben würden, um Menschlichkeit und friedvolles Miteinander in grenzüberschreitender Verbundenheit zu leben.

Sepp Bodo Fegerl

# Ungezählte Wege

Es gibt ungezählte Wege, die einen aus der persönlichen Mitte in den Zustand von Krankheit führen. Manche Schritte hin zur Krankheit werden von uns bewusst begangen, um sie dann im Nachhinein als Versäumnis zu beklagen. Oft wird Schicksalhaftes die Ursache sein. Gerade wenn dies zur Erschütterung der geistigen Gesundheit führt, wird es besonders schwerwiegend erlebt.

In jedem Fall aber wird Krankheit als eine Veränderung erlebt, die meine Wahrnehmung, mein „Selbst", mein Vermögen, Pläne zu leben und Zukünftiges zu realisieren, oft nicht nur vorübergehend massiv bestimmt. Mal als schleichende Veränderung über lange Zeit hinweg aber mitunter auch als Paukenschlag, der Existenzen in einem Augenblick in den Grundfesten erschüttert.

So unglaublich viel Energie, Beobachtung und Weisheit wurde darauf verwendet zu erklären und zu erfassen, worin die Ursachen für Krankheit liegen. Ähnlich viel Aufwand wurde und wird betrieben, um Gesundheit wieder herzustellen. Therapeutisch möchte ich keine Erfahrung, keinen Artikel, kein Gespräch missen, die mich auf Möglichkeiten aufmerksam gemacht haben, Kranken im rechten Augenblick das Rechte zukommen zu lassen. Jedoch fühle ich mich seit meinem ersten Tag in der Praxis laufend an den Umstand erinnert, dass in den allermeisten Fällen ungenutzte Heilungsressourcen im Patienten schlummern, die es freizuspielen gilt. Hier sehe ich ein großes Potential in der breiten Weitergabe des wertvollen Wissens der Erfahrungsheilkunde an junge Mediziner:innen im Rahmen ihrer Ausbildung. Die globale Digitalisierung und Verfügbarkeit dieser Wissenswelt stellt sich dabei als einmalige Chance dar.

Mit Menschen zu arbeiten, sie kennenzulernen, erlaubt mir, beständig zu staunen, wie unterschiedlich Krankheit begegnet wird. Wie Betroffene beginnen, das Wesen und die Tragweite dieser Veränderung für sich einzuordnen. Wie diese Bedeutung sich auf Familie, Freunde und Arbeit ausdehnt. Sich wie eine Bewegung in Wellen an Innerem wie Äußerem bricht, manches auslöscht und anderes verstärkt. Ein Prozess tritt dann in Gange, der im besten Falle – von meist kreatürlicher Erwartung und Hoffnung gespeist – sehr energetisch in so etwas wie Heilung mündet.

Abgesehen vom korrekten Ausrichten gebrochener Gliedmaßen und der rechten ärztlichen Intervention zur günstigsten Zeit, ist es dieser individuell zu gehende Weg, der den betroffenen Menschen das Wiedererlangen von „echter" Gesundheit ermöglicht. Ich möchte meinem Staunen Ausdruck verleihen darüber, aus welchen sehr persönlichen und manchmal scheinbar „unwichtigen" Aspekten Betroffene Kraft ziehen, um mit der aktuellen Situation Frieden zu schließen. Mit welcher Vehemenz, welchem mentalen Einsatz und Energieaufwand der Weg zurück beschritten wird, egal wie widrig die Zeichen stehen.

Drei Beispiele illustrieren dies: Ein autodidaktischer Techniker und Unternehmer, der seit einer mit 64 Jahren diagnostizierten Krebserkrankung ungezählte Therapieschritte mit großem Vertrauen in die Medizin durchlaufen hat. Viele dieser therapeutischen „Tänze" mit schweren Medikamenten haben tiefe Spuren hinterlassen. Zusammen machen sie die Selbstversorgung praktisch unmöglich, belasten die Lebensgestaltung der Familie. Das bis dahin leidenschaftlich gelebte „Weltenbummeln" wurde ersetzt durch konsequentes Tragen poppiger Sonnenbrillen und quietschbunter Hawaiihemden. Der „Macher" verwandelte sich in einen „Interessierten", voll freudigem Staunen seiner Umgebung gegenüber. Die Frage nach dem „Warum" konnte er für sich sehr rasch und subjektiv befriedigend mit einem „keine Ahnung, aber so ist es halt" beantworten. Laut Gattin wurde dadurch aus dem ewig getriebenen, perfektionistischen „Grantler" letzt-

endlich ein „Leuchtender". Ein Mensch, der Energie und Aufmerksamkeit spendet, auch wenn ihm gerade, wie zuletzt, eines der Beine abgenommen werden musste und seine Tage nur noch knapp bemessen sind.
Ein Förster wird bestimmt durch das Vertrauen in die eigene Kraft, Gesundheit und Konsequenz sowie eine gewisse Skepsis anderen Menschen gegenüber. Ab der Lebensmitte beginnt ihm eines der Knie unglaubliche Schmerzen zu bereiten. Es schwillt an, ist heiß und macht ihn lahm. Im Röntgen reibt Knochen ohne Knorpelschutz auf Knochen in dieser durch schwere körperliche Arbeit hervorgerufenen Degeneration des Gelenks. Operation und Intervention wird abgelehnt, der Kontakt abgebrochen. Nach persönlicher Recherche wird das Knie „gesundgebetet". Der Erfolg gibt ihm recht. Hätte ich es nicht selbst gesehen und durch Orthopäden bestätigt bekommen, erschiene es mir unglaublich. Das Knie war wieder gesund. Aber der Förster wurde plötzlich auf seine selbst gewählte Einsamkeit zurückgeworfen und konnte für sich die Heilung leider nicht annehmen. Die ersehnte Wiedererlangung der Unversehrtheit, für die leidenschaftlich gebetet wurde, das Vermögen, vermeintlich Unmögliches zu schaffen, hatte einen Blick auf bis dahin ungelebte Sehnsüchte aufgetan. Erst die berufliche Neuorientierung in eine Werkstatt mit Kollegen hat die Krise abschließend beseitigt.
Eine Sportlerin wird nach erfolgreicher Karriere zum perfekten Zeitpunkt zur leidenschaftlichen Mutter. Bewegung, Ernsthaftigkeit, Liebe, Natur und Kraft, die Qualitäten in ihrem Leben. Eine Infektion führt sie in eine bleierne Schwäche. Depression, Verwahrlosung, Jobverlust, Verlust der Perspektive und Selbstachtung wurden über Jahre für sie bestimmend. Unglaublich viele Wege wurden frustran beschritten, in dem Versuch, sich die Kraft wieder „zurückzuerobern". Erst der Moment, in dem ihr das „Warum" nachvollziehbar wurde, nicht als Macherin, sondern als Lebewesen, konnte sie ihre verbleibende Energie erfolgreich für ihre Genesung einsetzen.

Das sind Beispiele von Einzelpersonen und nicht die Regel in der hausärztlichen Praxis. Was aber allen kranken Menschen gemein ist, ist ein unbändiger Willen am Leben zu bleiben. Oft ist das der betroffenen Person in ihrem Elend gar nicht mehr bewusst, wird zu geringgeschätzt oder schlicht nicht körperlich wahrgenommen.
Hier ist es für mich immer wieder erstaunlich zu beobachten, wie wichtig physische Berührungen in der Therapie sind. Oft gelingt es erst mit diesem Moment des „Erfühlens", im Betroffenen den wirklichen Wunsch und Willen zur Heilung zu wecken. Diesen Weg zu sehen und dann auch zu gehen. Das einfachste Beispiel hierfür ist die empfundene Berührung durch einen Therapeuten, die zu wohltuender Reaktion oder erfahrbarer Lebendigkeit führt. Und dabei geht es mitunter gar nicht darum, ausgleichend direkt am größten Leiden zu behandeln. Meist reicht es aus, freundlich an einem der archaischsten Bewohner unseres Körpers zu rühren, dem Darm. Die schmerzlose Lymphdrainage und Mobilisation im Rahmen einer manuellen Bauchbehandlung führt immer zu gesteigert wahrgenommener Lebendigkeit. Gerade auch in Verbindung mit der behutsamen Lenkung der Atmung. Nach modernen wissenschaftlichen Gesichtspunkten erklärt sich diese Wahrnehmungsveränderung nicht nur durch Verbesserung der nährenden Resorptionsleistung der Darmschleimhaut, sondern auch durch die Stimulation der unglaublich vielschichtig verzahnten, neuro-psychoimmunologischen Bahnen, die den gesamten beseelten Körper erreichen.
Aus diesem oft wortlosen Erlebnis entsteht meist die grundsätzliche Bereitschaft, sich Veränderungen und Erläuterungen zu öffnen. So lässt sich eine kaskadenartige Zunahme der Zuversicht einleiten, die mitunter in ein natürliches „Heilen" einmündet. Das hat nicht immer etwas zu tun mit dem „Auslöschen" von Krankheit, von Spuren, die das Schicksal oder Leben schlug, sondern mit dem Wiedererreichen erlebten Gleichgewichts und Ordnung. Diese oft winzigen Entwicklungsschritte des Patienten in die maximal mögliche Unversehrtheit müssen wir als Ärzte aktiv dem Be-

troffenen gegenüber anerkennen und hervorheben. Sonst würden diese Erfolge in der gemeinsamen Wahrnehmung verloren gehen und damit eine wertvolle Quelle von Zuversicht und Kraft ungenutzt bleiben.

Umso mehr die Lebensführung und die therapeutischen Mittel der individuellen Konstitution entsprechen, desto rascher ist es dem betroffenen Menschen möglich, seine „Balance" wieder zu erreichen und auch gelten zu lassen. Konstitution, Phlegma, Typ, das klingt wenig greifbar oder modern und ist doch jedem von uns vertraut: So ist uns und unseren Mitmenschen beispielsweise – je nach Typ – das eine Verhalten zuträglicher und das andere definitiv nicht. Nicht erst die Chrono- und Gendermedizin gibt diesen Gegebenheiten den wissenschaftlichen Rahmen. Es sind die in allen medizinischen Traditionen grundsätzlichen wiederkehrend beobachteten Typologien der Menschen. Egal ob man es nun mit genetischer Bedingung erklärt oder aber als zufällige Gegebenheit versteht: Entsprechend den persönlichen Eigenheiten zu handeln, zahlt sich für den Betroffenen aus. Effizienz und Leichtigkeit sind die Folge!

In der Tradition der temporären, im Alltag gelebten Reduktion, dem „Fasten", wird diese „Typuszugehörigkeit" für jeden wieder erlebbar. Es macht sich hierbei bezahlt, sich durch Kundige anleiten zu lassen, um die Reaktionen des Körpers durch die typgerechte Wahl der unterstützenden Entscheidungen bestmöglich zu verstehen und zu beeinflussen. Aus solcher Erfahrung geborene Erkenntnisse verändern tiefgreifend und sehr positiv das Verständnis für den eigenen Körper und Geist.

In diesem Zusammenhang möchte ich an den Ausspruch von Prof. Dr. Karl Pirlet erinnern, der aus meiner Sicht so nüchtern die Realität mit den unterschiedlichen medizinischen Erkenntnissen verschränkt *„Wir dürfen dem Körper nur so viel zuführen, als er im Verdauungsapparat abbauen, im Stoffwechsel umsetzen, und den Rest über die Ausscheidungsorgane vollständig eliminieren kann."*

Vor allem in der Behandlung chronischer, nicht-infektiöser Erkrankungen kann das Fastenerlebnis fruchtbarer Ausgangspunkt für ausgleichende Veränderung und Heilung des Einzelnen sein. Hier kann man von der Gunst des rechten Augenblicks profitieren oder im Gegenzug – bei unzureichender innerer Bereitschaft – einen Therapiestart verschieben. Dann aber erlaubt das angeleitete Fasten dem Therapeuten, den Patienten in jeder Phase dieser tiefgreifenden Transformation unmittelbar zu erleben. Mit allen Facetten seiner persönlichen Geschichte und seiner individuellen biologischen Gegebenheiten. Das stärkt das verbindende Verständnis zwischen diesen beiden Menschen und bringt Klarheit bei der Auswahl der effektivsten Therapiestrategie. Gerade auch in Hinblick auf die Zeit nach dem Fasten lässt sich so die Regulationsbereitschaft nachhaltig fördern: Dem Patienten fällt es leichter, im rechten Moment die je richtige Entscheidung für sein körperliches und seelisches Wohl zu treffen.

Als Arzt möchte ich abschließend eine Lanze brechen für eine gesunde Neugierde auf den Mitmenschen. Es gibt so Vieles zu entdecken, was man therapeutisch positiv nutzen kann. Damit schlummernde Vitalität wieder zu erlebter Gesundheit wird!

Gerhard Tucek

# Musik in der Therapie und die Bedeutung emotionaler Resonanz für den Genesungsprozess

Musik gehört zur evolutionären Ausstattung des Menschen. 97 Prozent der Menschen sind musikalisch, während 3 Prozent keinen empfindungsmäßigen Zugang zu Musik finden. Ähnlich wie Gerüche vermag sie im Menschen starke Emotionen hervorzurufen.

Die grundsätzliche menschliche Musikaffinität lässt sich mittels der Theorie einer phylogenetisch parallelen Entwicklung von Sprache und Musikalität begründen. Im Gehirn werden bei Sprache und Musik ähnliche Hirnregionen angesprochen. Einerseits aktiviert Musik über die Hörbahn das limbische System und den Hirnstamm, und beeinflusst so autonome körperliche Prozesse wie Atmung, Wachheit und Kreislauf. Zudem wirkt sie auch auf jene Hirnareale, in denen individuelle Erinnerungen abgelegt werden. Menschen verknüpfen daher mit ein und demselben Musikstück situationsgebundene Erinnerungen und Gefühle.

Obgleich die sprachliche Vermittlung von Gefühlen an natürliche Grenzen stößt, vermögen wir anhand von Stimmlage und Gestik den emotionalen Gehalt von etwas Gesagtem richtig zu erfassen. Demnach entwickelt sich das frühkindliche Sprachverständnis klanglich zunächst ohne zwingendes Verstehen von konkreten Wortinhalten über den Tonhöhenverlauf – das Kleinkind versteht beispielsweise ärgerliche Laute ebenso wie den sogenannten „Baby Talk“. In diesem Zusammenhang ist die von Trevarthen und Malloch entdeckte *„kommunikative Musikalität“* zwischen Mutter und Baby bemerkenswert: Im Rahmen von 30-Sekunden-Sequenzen bildet sich ein Spannungsbogen von Einleitung, Höhepunkt und Ausklang.

Die menschliche Fähigkeit zur emotionalen Resonanz und mentalen Interaktion mit anderen ist Teil der psychischen Grundausstattung von Säuglingen. Allerdings bedarf es zur mentalen Ausdifferenzierung spezifischer kommunikativer Muster von *Synchronisierung und Passung* – Kompetenzen, die auch für das gemeinsame Musizieren bedeutsam sind. Auf der Ebene von Biomarkern ermöglicht eine musikalische Interaktion, über die Ausschüttung von Dopamin eine als unsicher wahrgenommene Situation zu transformieren. Musik vermag zu überraschen, aber durch Wiederholung und Antizipation gleichzeitig das Gefühl von Sicherheit hervorzurufen.

Ein physiologisches Korrelat starker emotionaler Bewegtheit durch Musik ist der sogenannte *Gänsehauteffekt:* Bei der Frage, welche Musik einen solchen Gänsehauteffekt auslöse, ging *Altenmüller* zunächst von der Annahme aus, dass sich in der Musik universell wirkende Elemente finden ließen. Indem er die Wirkung von Lieblingsmusik auf Versuchspersonen überprüfte, sammelte er 6000 Gänsehauterlebnisse. Etwa 70 Prozent der Proband*innen zeigten unter intimen Rahmenbedingungen den Gänsehauteffekt, der allerdings in als weniger intim wahrgenommenen Gruppensettings ausblieb. Dies verweist auf eine Kontextgebundenheit von emotionaler Musikrezeption. Weiters ließ sich zeigen, dass starke emotionale Reaktionen auf biografischen Erfahrungen mit der gewählten Musik gründen. Mit kulturell fremder Musik ließ sich in der Regel kein vergleichbarer Effekt erzielen.

Fasst man die Ergebnisse mehrerer Gänsehautstudien zusammen, stellt sich heraus, dass es keine universelle musikalische beziehungsweise ästhetische „Gänsehautrezeptur“ gibt. Der Gänsehauteffekt scheint vom individuellen Musikgeschmack in Verbindung mit biografischen Ereignissen abzuhängen. Daneben dürfte es eine zweite bestimmende Variable geben: die *Persönlichkeit* des/der Hörenden. Sensible und stärker an sozialen Phänomenen orientierte Personen neigen eher zum Gänsehauteffekt als sozial unabhängige oder weniger feinfühlige Persönlichkeiten. Die einzige Gemeinsamkeit von den Gänsehauteffekt hervorrufender Musik ist ein unerwarteter musikalischer Strukturwechsel wie beispielsweise Unterschiede in der Lautstärke

oder ein unvermittelt auftretendes neues Melodieinstrument.
Hirnphysiologisch betrachtet ist Musik eine „Vernetzungskunst", die unterschiedliche Hirnregionen gleichzeitig aktiviert, innere Bilder hervorruft sowie Antizipation und Erwartung bewirkt. Sie schafft Erinnerungen und vermag selbige später auch wieder auszulösen. Aufgrund dieser Besonderheit zeigt sie in der Demenzarbeit beeindruckende Erfolge.

## Regulation und bio-psycho-soziale Aspekte klinischer Musiktherapie

Das hier besprochene Musiktherapiekonzept folgt einem *bio-psycho-sozialen Grundverständnis*. Aus dieser Sicht definiert sich Gesundheit und Krankheit unter anderem über die Fähigkeit, (auto)regulativ mit belastenden Faktoren umzugehen. Gesundheit ist demnach kein „starrer" Zustand, sondern oszilliert dynamisch zwischen den Polen „gesund" und „krank". *Die Entwicklung von Therapiezielen* orientiert sich dabei am Patient*innenbedürfnis sowie am jeweiligen klinischen Kontext. So wird Musiktherapie in psychiatrischen Kontexten anders strukturiert sein als in der Intensivmedizin.
Musiktherapie im Feld der Intensivmedizin versucht eine für Patient*innen anonyme und bedrohlich wirkende *„Umwelt"* in eine gemeinsam geteilte *„Mitwelt"* zu transformieren. Methodisch wird dies durch *körpernahes Arbeiten*[90] sowie eine Bezugnahme auf die *„musikalische Biografie"* des Patienten oder der Patientin umgesetzt, wobei sich die Musikauswahl auch an dem der Musik innewohnenden strukturellen Regulationspotential orientiert.

[90] *Körpernahes Arbeiten* meint z.B. in Kontexten der Intensivmedizin und der Neurologischen Rehabilitation den Einsatz achtsamer, nicht funktional intendierter Berührungen (wie z.B. in der Physiotherapie), die primär eine menschliche Präsenz und Anteilnahme vermitteln.

Hierzu ein Beispiel:

*Herr P., ein etwa 70-jähriger Patient mit Lungenkrebs in der terminalen Phase, liegt bereits seit mehreren Wochen in der Intensivstation für innere Medizin einer Universitätsklinik. Die medizinische Behandlung hat leider nicht den erhofften Erfolg gebracht.*

*Die Musiktherapeut*innen wurden hinzugezogen, um dem Patienten und seiner Gattin emotionale Unterstützung zu geben. Laut Auskunft der Gattin ist das Ehepaar bewusst kinderlos geblieben, um sich einander ganz widmen zu können. Die Therapeut:innen haben bereits drei Mal mit ihm gearbeitet und haben in dieser Zeit eine Liste seiner Lieblingslieder (entlang seiner musikalischen Biografie) erhoben.*

*Als wir nach einer Woche Pause die Station wieder betreten, wird uns mitgeteilt, dass Herr P. seit einer Woche nicht mehr gesprochen habe. Auch auf die mehrmals täglich versuchte Kontaktaufnahme durch das Pflegepersonal habe er keine sichtbare Reaktion mehr gezeigt. Aus diesem Grund würde es wenig Sinn machen, ihn musiktherapeutisch betreuen zu wollen.*

*Trotz dieser Information entschied ich mich dazu, einen Therapieversuch zu unternehmen. Meine (anthropologisch geprägte) Überlegung war, dass das Stationspersonal für ihn in gewisser Weise „fremd" war – also Umwelt. Um kommunizieren zu wollen, bedarf es jedoch einer gewissen Vertrautheit im Sinne von „Mitwelt". Diese ließe sich vielleicht über Lieder aus seiner musikalischen Biografie herstellen.*

*Die Therapeut*innen begannen zunächst, im Rhythmus seiner angestrengten Atmung einzelne Lieder aus seiner musikalischen Biografie zu spielen und ihm gleichzeitig mit sanften Berührungen an Armen und Schultern die Botschaft zu vermitteln, dass sie für ihn da waren. Nach wenigen Minuten begann der Patient deutlich merkbar auf uns zu reagieren. Nach etwa siebzehn Minuten sang Herr P. den Text seines Lieblingsliedes mit und öffnete am Ende der Sitzung die Augen und blickte um sich.*

*Epilog: Es gelang, Herrn P. so weit zu stabilisieren, dass er die Intensivstation verlassen konnte und zwei Monate später im Beisein seiner Gattin friedlich verstarb.*

Der zuvor genannte Begriff des *strukturellen Regulationspotentials* bezieht sich auf das *Autonome Nervensystem*, welches körperliche Funktionen wie Herzschlag, Körpertemperatur, Verdauung, Entgiftung, Geschlechtsorgane sowie pupillo-motorische Funktionen reguliert, und so die Erhaltung des inneren Gleichgewichts im menschlichen Organismus gewährleistet. Das *Autonome Nervensystem* bedarf beständiger rhythmischer Ordnungselemente, die aus endogenen (z.B. innere Uhr) und exogenen (z.B. Licht, Tag/Nacht, Musik) Zeitgebern bestehen. Ein gesunder Mensch ist in der Lage, diese vielfältigen endogenen und exogenen Impulse dynamisch auszugleichen. Krankheit drückt sich durch eine Störung dieses dynamischen Wechselspiels aus. Musik kann dieses Gleichgewicht wieder herstellen.
Zusätzlich wurde in obigem Fallbeispiel bei der Musikauswahl darauf geachtet, dass die gewählten Lieder so strukturiert waren, dass sie neben der biografisch bedeutsamen Wirkung auch dem Aktivitätsniveau des Patienten entsprachen. Daraus wird verständlich, weshalb in diesem Fall der Einsatz von vorproduzierten Tonträgern mit den Lieblingsliedern des Patienten nicht angebracht gewesen wären. Die Therapeut*innen passten Dynamik, Lautstärke, Tondichte und Intensität an den Atemrhythmus und das Erscheinungsbild des Patienten an.
Wie ein Al Farabi (870-950 n.Chr.) zugeschriebenes Zitat zeigt, gab es bereits im Mittelalter den Versuch, Menschen über ästhetische und affektiv wirkende Sinnesreize zu harmonisieren:
*„Der Körper ist krank, wenn die Seele geschwächt ist, und er ist beeinträchtigt, wenn sie beeinträchtigt ist. Daher geschieht die Heilung des Körpers durch die Heilung der Seele, indem ihre Kräfte wiederhergestellt und ihre Substanz in die rechte Ordnung gebracht wird [entspricht der Regulation] mit Hilfe von*

*Klängen, die dies bewirken können und dafür geeignet sind.*“[91]
(Kümmel 1977, S.126).

Dieses Verständnis wurde auf andere Sinnesmodalitäten ausgeweitet und gleichermaßen kurativ wie präventiv angewendet:

- *Hörsinn:* harmonische Gesänge & Poesie (Musiktherapie & Geschichtenerzähler in Spitälern)
- *Visueller Sinn:* Naturbetrachtung (Blumenhaine in Spitälern), Außen- & Innenarchitektur
- *Geruchssinn:* ätherische Öle & Blütenessenzen
- *Verdauung:* maßvolle Ernährung, gesundheitsfördernde Lebensmittel, Fastenperioden
- *Tastsinn:* weiche und runde Oberflächen, weiche Materialien
- *Sprache:* freundliche Gespräche, Singen, Lachen, Gespräche mit hoffnungsvollem Inhalt
- *Allgemeines Wohlbefinden:* Gymnastik, Diätetik, Tanz

Auch ein dem persischen Arzt und Wissenschaftler Avicenna (980–1037 n.Chr.) zugeschriebenes Zitat veranschaulicht dieses Denken:
*„Schließlich lässt sich Schmerz auch stillen durch ruhigen Gesang, langandauerndes Spazierengehen, weil es den Körper lockert und entspannt; ebenso auch durch dünnes Fett und die genannten Öle; außerdem durch sanften Gesang, besonders solchen, der den Schlaf herbeiführt. Alles, was Freude macht und den Geist mit Lust erfüllt, kann wirksam Schmerz beheben“*
(Müller-Busch 1997).
Im Wesentlichen haben die Prinzipien von *Harmonisierung* leiblicher und seelischer Zustände *mittels ästhetisch ansprechender Sinnesreize* weiterhin ihre Gültigkeit.

[91] Aus der Sicht des Kremser Konzepts sind dies biografisch bedeutsame Musik, miteinander selbst gestaltete (improvisierte) Musik sowie eine als „schön“ empfundene Musik.

In einem kürzlich von der WHO veröffentlichten Bericht wird das gesundheitsfördernde Potential der Künste diskutiert. Dort wird auf den positiven Einfluss gemeinsamen Musizierens auf psychosoziales Handeln eingegangen. Durch die Gemeinschaftserfahrung des Musizierens kann der Fokus auf belastende Lebensumstände reduziert, und Hoffnung, Geduld sowie allgemeines psychisches Wohlbefinden etabliert werden. Neuere neurowissenschaftliche Arbeiten zur *Expositionstherapie* zeigen, dass ein Fokus auf *positive Lebenserfahrungen* generell Ängste signifikant reduzieren und Depressionen lindern kann. Dies könnte auch erklären, warum die *ästhetisch-empathische Wirkung der Künste das* allgemeine Wohlgefühl verbessert. Zudem gibt es deutliche Hinweise auf einen Langzeiteffekt.
Nach Akutereignissen wie beispielsweise einem Herzinfarkt oder Schlaganfall ist die anschließende Rehabilitationsphase unter anderem deshalb emotional besonders herausfordernd, weil es nicht nur um die möglichst vollständige Wiedererlangung von verloren gegangenen Fertigkeiten geht, sondern auch um die seelische Verarbeitung des traumatisch erlebten Ereignisses und den damit einhergehenden Vertrauensverlust in den eigenen Körper. Leider liegt der primäre Fokus im Rehabilitationsprozess auf der Rückgewinnung von rein funktionalen Aspekten, während es wenig Bewusstsein für die Notwendigkeit der emotionalen Verarbeitung des erschütternden Geschehens durch die Patient*innen und deren Angehörigen gibt. Als Indiz hierfür mag die gegenwärtige Strukturreform der psychiatrischen Rehabilitation gelten, die Therapie weitgehend durch Trainings ersetzt.
Wie folgendes Fallbeispiel zeigt, hat Musiktherapie ein großes Potential, wenn sie aus einer spezifischen therapeutischen Haltung heraus angeboten wird:
*Frau K. ist nach einem Schlaganfall rechtsseitig gelähmt. Sie liegt in der Rehabilitationsabteilung einer neurologischen Klinik. Abgesehen von ihrer körperlichen Einschränkung ist vor allem ihr psychischer Zustand besorgniserregend.*

*Sie fühlt sich durch die Krankheit in ihrer Attraktivität als Frau entwertet und ist in sehr schlechter psychischer Verfassung. In dieser Stimmung verweigert Frau K. die für den Rehabilitationserfolg so notwendige Kooperation bei den Regeltherapien (Logopädie, Physiotherapie, Ergotherapie). Der Chefarzt bittet den Musiktherapeuten, sich um sie zu kümmern. Der Physiotherapeut der Station begleitet den Musiktherapeuten, da Frau K. seine Rehabilitationsmaßnahmen bisher zurückgewiesen hat. Er erhofft sich einen neuen Zugang zur Patientin zu finden.*

*Der Musiktherapeut spielt zunächst für Frau K. auf seiner Kniespießgeige (Rebab) und einer Bambusflöte (Ney). Er hat auch ein größeres Wassergefäß mit zwei kleinen Schalen mitgebracht. Der Physiotherapeut begleitet die Musik mit sanftem Wassergeplätscher, indem er das Wasser aus den beiden kleinen Schalen in das größere Gefäß gießt. Dieser Vorgang scheint Frau K. zu faszinieren. Sie signalisiert (erstmals) den Wunsch, sich am Geschehen aktiv zu beteiligen.*

*Zunächst nimmt sie eine Wasserschale in ihre gesunde Hand und gießt sehr geschickt das Wasser in das große Gefäß. Im Verlauf der Therapiesitzung nimmt Frau K. eine weitere Schale in ihre versehrte Hand und gießt – zwar ungelenk, aber mit sichtlicher Freude – das Wasser ins große Becken. Erste ansatzweise koordinierte Bewegungsabläufe entstehen, Begeisterung steht Frau K. ins Gesicht geschrieben.*

*Die in der ersten Musiktherapiesitzung zwanglos und aus der Freude hervorgerufenen Bewegungen motivierten das Therapeutenteam (Musiktherapeut und Physiotherapeut) zur weiteren Zusammenarbeit. Dabei entwickelte das Therapeutenteam eine große Erwartungshaltung: Was in der ersten Therapiestunde ungeplant und aus Neugierde entstanden war, sollte nun stabilisiert und ausgebaut werden.*

Was den Betrachter beim Videostudium der ersten Sitzung tief berührt, ist die freudvolle Spontanität, die bei der zweiten Sitzung nicht mehr auftrat. Patientin und Therapeuten waren sichtlich bestrebt, die Erfahrung der vorangegangenen Sitzung zu wiederholen beziehungsweise zu vertiefen. Plötzlich ging es nicht mehr um spielerisches Erkunden von aktuellen Möglichkeiten, sondern um eine zu wiederholende Leistung. Die Bewegungen sollten koordinierter und präziser ablaufen. In der gemeinsamen Nachbesprechung des Videos berichteten beide Therapeuten übereinstimmend, wie sehr sie – sich selbst unter Leistungsdruck setzend – den Verlust der ursprünglichen Leichtigkeit und Spontanität wahrgenommen hätten. Dieser Verlust habe sich auch auf Frau K. übertragen.

Dieses Beispiel illustriert, dass der gegenwärtige, ausschließliche Fokus auf Funktionsgewinn durch Übung und Training wesentliche menschliche Bedürfnisse ignoriert. Qualitäten wie geistige Präsenz und spontanes Handeln drohen ins Hintertreffen zu geraten. Darüber hinaus lassen sich offensichtlich Therapieziele durch einen freudvoll-spielerischen Zugang in der Musiktherapie leichter erreichen als mittels eines primär leistungsfördernden und -fordernden Therapieansatzes (wie z.B. einer Physiotherapie). Damit erklärt sich auch der in der Musiktherapie häufig anzutreffende Fokus auf eine positive Gestaltung der zwischenmenschlichen Beziehung. Ein Aspekt, der einer genaueren Betrachtung wert ist:

## Synchronie und Verbindung des Selbst mit dem anderen

Eine grundlegende und für das soziale Miteinander unerlässliche menschliche Qualität ist die Fähigkeit zur *interpersonellen Synchronie.* Sie beschreibt die Art und Weise, wie sich unsere Körper und Stimmen gemeinsam bewegen und sich zeitlich aneinander anpassen und synchronisieren. Hierfür müssen wir allerdings mit uns selbst synchron sein (*Intrapersonelle Synchronizität*).

Mittlerweile weiß man, dass die Erfahrung von Synchronizität mit anderen die Voraussetzung dafür ist, um Wissen zu teilen und Empathie zu erleben. Studien zur *rhythmischen Synchronizität* zeigen deren Bedeutung für Freundschaft, Intersubjektivität und Einfühlungsvermögen. Diese Resonanzprinzipien gelten gleichermaßen für therapeutische wie auch für alltägliche Interaktionen. Menschen sind ohne bewusstes Zutun in der Lage, sich auf unterschiedlichen Ebenen aufeinander einzustellen und miteinander zu synchronisieren. In der *Musikpsychologie* bezeichnet man die soziale Fähigkeit, sich mit anderen in einen gemeinsamen Rhythmus zu begeben als *Entrainment.*

*Musikalische Synchronizität* (z.B. takt-basierte Synchronisation) und *Entrainment* scheinen soziale Kooperation zu fördern, die Erfahrung von Zugehörigkeit zu erleichtern und – wenn entsprechend geübt – die Fähigkeit zur Empathie zu verbessern. Allerdings können Menschen in ihren Interaktionen nicht permanent synchron mit anderen sein, sondern erleben nur synchrone *„Momente"* von Entrainment.

In ihrer Arbeit über die *Praxis des sozialen Miteinanders* äußert Gill die Vermutung, dass ein als gelungen empfundenes Spiel zwischen Nähe und Distanz von einem stimmig erlebten Wechsel zwischen synchronen und asynchronen Phasen abhängt. In der Musiktherapie wird dieses spielerische Zueinanderfinden und Auseinanderdriften musikalisch gestaltet. Anhand von Therapieprotokollen sehen wir, dass Musiktherapeut*innen spontan erspüren können, wann sie in Resonanz mit ihren Patient*innen beziehungsweise am *„Problem dran"* sind.

Im Therapieverlauf manifestieren sich Fortschritte in Form „besonderer" Momente, den *Moments of Interest* – MOI. Dabei scheint entscheidend zu sein, dass diese Momente aus dem Fluss der Ereignisse hervortreten und im Idealfall von beiden Kommunikationspartnern gleichermaßen als bedeutsam empfunden werden. Im Rahmen des Kremser *Josef Ressel Zentrums für die Grundlegung einer personalisierten Musiktherapie*[92] wurde im Feld der Neurorehabilitation an der Objektivierung solcher *Moments of Interest* geforscht.

[92] In Kooperation zwischen der IMC FH Krems und der Anglia Ruskin University in Cambridge.

Für die Weiterentwicklung *personalisierter Therapieangebote* haben diese Erkenntnisse große Bedeutung. So beruht etwa die Methode der *„musiktherapeutischen Improvisation“* darauf, Kommunikationsangebote und Handlungen von Patient*innen spontan aufzugreifen. Dabei stimmen sich die Therapeut*innen von Moment zu Moment dynamisch mit ihren Patient*innen ab und gehen intuitiv auf die Absichten und Impulse des Gegenübers ein. Auf diese Weise verfeinern die handelnden Personen ihre *kommunikative Musikalität* und legen so den Grundstein für einen erfolgreichen Austausch mit der Umwelt. Dies vermindert das Gefühl von Isolation und fördert Empathie. Damit wird ein weiteres Mal die Bedeutung stimmiger zwischenmenschlicher Prozesse jenseits ausschließlich übender Verfahren für einen erfolgreichen Therapieverlauf deutlich.

## Kulturelle Prägung und die Geborgenheit der vertrauten Klangumgebung

Um den Begriff der *individuellen musikalischen Biografie* in der Musiktherapie zu vertiefen, möchte ich diesen Beitrag mit Gedanken über die Bedeutung von *kultureller Prägung* abschließen. Zunächst ein Blick in die Geschichte: Die „*Lauteren Brüder*“ (*Ikhwan as-Safa*) schreiben um 900:
*„Wisse, mein Bruder - möge Gott dir und uns mit Seinem Geist beistehen! -, dass die Säfte des Körpers viel Aspekte zeigen und dass die Veranlagung der Lebewesen zahlreiche Unterarten aufweist. Jedem Saft und jeder Veranlagung entsprechen ein Rhythmus und eine Melodie; deren Zahl im Ganzen kennt nur Gott der Erhabene!*
*Die Wahrheit dieser Aussage und die Richtigkeit dieser Beschreibung wirst du erwiesen finden, wenn du in Erwägung ziehst, dass jedes Volk eigene Melodien und Rhythmen besitzt, die seinen Kindern Freude bereiten, während sich sonst niemand daran zu ergötzen vermag. So verhält es sich mit der Musik der Daylamiten, Türken, Araber, Armenier, Äthiopier, Byzantiner und anderer*

*Völker, deren Sprachen, Naturell, Charakter und Sitten jeweils unterschiedlich sind.“*
(Shiloah, S.161 in: Lewis 2002)

Unter kultureller Prägung verstehen wir von frühester Kindheit an prägende Erfahrungen wie Umgebungsgeräusche, Musik, Sprachmelodie der Muttersprache sowie die Stimmen konkreter Angehöriger, die auch für spätere Lebensphasen bedeutsam bleiben. So helfen demenzerkrankten Menschen beispielsweise Alltagsgeräusche wie der Motorenklang eines Traktors, Vogelgezwitscher, das Hämmern einer nahen Werkstatt oder das Geläut der Kirchenglocken dabei, sich zu orientieren. Bei einer vielfach unfreiwilligen Übersiedlung in eine Pflegeeinrichtung werden diese Menschen nicht nur von ihrem gewohnten Umfeld getrennt, sondern erleben zusätzlich einen Verlust der *strukturierenden Klangumgebung*.
Ich darf im eigenen Familienverband erleben, wie eine Person, die seit frühester Jugend begeisterte Opernliebhaberin ist, in einem fortgeschrittenen Stadium einer Alzheimer Demenz beim Opernbesuch zwei Stunden lang glückselig der Musik lauscht, ohne sozial auffällig zu werden. Auf dem Heimweg verhält sie sich still und beinahe andächtig, und auch das Pflegepersonal berichtet regelmäßig, wie glücklich sie am nächsten Morgen von ihrem Opernerlebnis berichtet. Therapeutisch betrachtet ist das Repertoire und die Oper als Erlebnisort ein Schlüssel für biografisch kodierte Erinnerungen, indem Gefühle der Sicherheit und des Verstanden-Werdens vermittelt werden.
In rezenten Studien konnte gezeigt werden, dass in der Musik ebenfalls kulturelles Lernen stattfindet. Es gibt Hinweise auf die Entwicklung eines kulturellen Gedächtnisses für Musik: Beispielsweise konnten 1972 selbst Komponisten in 12-Ton-Kompositionen fehlerhafte Noten nicht von „richtigen“ unterscheiden. 2011 wurde das Experiment mit Psychologiestudent*innen wiederholt. Dieses Mal konnten die Versuchspersonen die

falschen von den richtigen Tonreihen unterscheiden. Musik hat damit auch kulturell *transformative Funktion.*
Dies bedeutet, dass kulturelles und individuelles ästhetisches Empfinden wandelbar ist. Hierauf verweist auch die (demoskopische) Allensbach-Studie über „die Deutschen und Musik“ aus dem Jahr 1980.[93] Diese Studie beschreibt den Wandel von Musikgeschmack über die Lebensspanne hinweg. Mit den Worten von Sir Simon Rattle: *„Musik ist nicht einfach, was sie ist; sie ist das, was sie dem Menschen bedeutet, was sie für ihn tun kann.“*

Die sozialen Neurowissenschaften zeigen also, wie unverzichtbar gelingende Kommunikation für den Menschen ist. Das menschliche Gehirn ist auf erfolgreiche soziale Interaktion „geeicht“, wodurch ein gelungener sozialer Austausch zu DEM wichtigsten Auslöser für vegetative Reaktionen (wie etwa Stressabbau) wird. Wir wissen heute, dass wir mittels Musik und sorgsam gewählten Worten in der Lage sind, das menschliche Immunsystem direkt zu beeinflussen. Es ist mein Wunsch und meine Hoffnung, dass sich trotz zunehmender Digitalisierung in unserem Gesundheitssystem ein differenzierter Umgang mit Musik und ein Bewusstsein für die Notwendigkeit achtsamer zwischenmenschlich-therapeutischer Beziehung durchsetzen wird.

[93] https://www.ifd-allensbach.de/studien-und-berichte/veroeffentlichte-studien.html?tx_studies_studieslist%5Baction%5D=search&tx_studies_studieslist%5Bcontroller%5D=Research&cHash=94ec651a685695dad801404a73658c9e.

# Literatur


Aldridge, D. (1996). Music therapy research and practice in medicine. From out of the silence. London.

Aldridge, D. (2004). *Case Studies in Music Therapy Research*. London. Jessica Kingsley Publishers.

Allen, J. J. B., Keune, P. M., Schönenberg, M., & Nusslock, R. (2018). Frontal EEG alpha asymmetry and emotion: From neural underpinnings and methodological considerations to psychopathology and social cognition. *Psychophysiology, 55* (1), e13028.

Allen, J. J. B., and Cohen, M. X. (2010). Deconstructing the 'resting' state: exploring the temporal dynamics of frontal alpha asymmetry as an endophenotype for depression. *Front. Hum. Neurosci.* 5:12. Doi: 10.3389/fnhum.2010.00232.

Altenmüller, E., Schurmann, K., Lim, V. K., and Parlitz, D. (2002). Hits to the left, flops to the right: different emotions during listening to music are reflected in cortical lateralisation patterns. *Neuropsychologia* 40, 2242–2256. doi: 10.1016/S0028-3932(02)00107-0.

Altenmüller, E. et al.: *Starke Emotionen und Gänsehaut beim Musikhören: Evolutionäre und musikpsychologische Aspekte. In: Zeitschrift für Audiologie: Hörkultur. 16. Multidisziplinäres Kolloquium der Geers-Stiftung am 13. und 14. Februar 2012 in Berlin.* S. 51–58, 2013.

Amir, D. (1992). Awakening and expanding the self: meaningful moments in the music therapy process as experienced and described by music therapists and music therapy client. UMI Distribution Services, Ann Arbor, Mich.

Ansdell G. (2014). How music helps. In: Music Therapy and Everyday Life (1st ed.). Routledge. https://doi.org/10.4324/9781315587172.

Ansdell G, Davidson JW, Magee W. (2010). From „this f***ing life" to „that's better" ... in four minutes: an interdisciplinary study of music therapy's „present moments" and their potential for affect modulation. Nord J Music Ther 2010; 19 (1): 3–28.

Aorn J. (2008). The anxiety- and pain-reducing effects of music interventions: a systematic review. Apr. 87 (4):780-807. doi: 10.1016/j.aorn.2007.09.013.

Arjmand, H.-A., Hohagen, J., Paton, B., and Rickard, N. S. (2017). Emotional responses to music: shifts in frontal brain asymmetry mark periods of musical change. *Front. Psychol.* 8:2044. doi: 10.3389/fpsyg.2017.02044.

Babiloni, F. & Astolfi, L. (2014). Social neuroscience and hyperscanning techniques: past, present and future. *Neuroscience and biobehavioral reviews*, 44, 77-93.

Binswanger, L., (1963) *Being-in-the-world:* Selected Papers of Biswanger. New York: Basic Books.

Brown, S., & Pavlicevic, M. (1996). Clinical improvisation in creative music therapy: Musical aesthetic and the interpersonal dimension. *The arts in psychotherapy*, 23 (5), 397-405.

Brown, S. (2000). *The „Musilanguage" Model of Music Evolution.* In N. L. Wallin, B. Merker & S. Brown (Eds.), The Origins of Music (pp. 271- 300.). Cambridge: MIT Press.

Cho, E. (2019). The relationship between small music ensemble experience and empathy skill: A survey study. *Psychology of Music.* https://doi.org/10.1177/0305735619887226.

Clayton, M., Sager, R., & Will, U. (2004). In time with the music: The concept of entrainment and its significance for ethnomusicology. European Meetings in Ethnomusicology, 11 (ESEM Counterpoi1), 1–82. https://www.open.ac.uk/Arts/experience/InTimeWithTheMusic.pdf

Condon, W. S., & Ogston, W. D. (1966). Sound film analysis of normal and pathological behavior patterns. *Journal of Nervous and Mental Disease*, 143 (4), 338–347. https://doi.org/10.1097/ 00005053-196610000-00005.

Condon, W. S., & Sander, L. W. (1974). Synchrony demonstrated between movements of the neonate and adult speech. *Child Development,* 45 (2), 456–462. https://doi.org/10.2307/1127968.

Coomans, A. (2016). Moments of resonance in musical improvisation with persons with severe dementia: An interpretative phenomenological study. (PhD), University of Aalborg.

Cross, I., Laurence, F., & Rabinowitch T.C. (2012). *Empathic creativity in musical group practices.* In G. McPherson, and G. Welch, (Eds.), *The Oxford Handbook of Music Education* (pp.337-353). Oxford: Oxford University Press.

Cross, I. (2014). Music and communication in music psychology. Psychology of Music, 42 (6), 809–819. https://doi.org/10.1177/0305735614543968.

Eco, U. (2004). *Die Geschichte der Schönheit. Aus dem Italienischen von Friederike Hausmann und Martin Pfeiffer.* München: Hanser.

Egger, J. W. (2020). *Die Einheit von Körper und Seele: Die bio-psycho-soziale Perspektive auf Krankheit.* Baden-Baden: Deutscher Wissenschafts-Verlag.

Eisenberger, N.; Lieberman, M.; Williams, K. (2003). Does rejection hurt? An FMRI study of social exclusion. Science 302 (5643): 290-292.

Enke, H., & Teufel, R. (1985). Gruppenpsychotherapie-Situationsforschung: psychologisch-physiologische Kovarianz. In D. Czogalik, W. Ehlers, & R. Teufel (Hrsg.), Perspektiven der Psychotherapieforschung: Einzelfall – Gruppe – Institution (S. 268–278). Freiburg: HochschulVerlag.

Fachner, J. (2014). Communicating change - meaningful moments, situated cognition and music therapy: A response to North (2014). *Psychology of Music,* 42 (6), 791-799. doi:10.1177/0305735614547665.

Fachner, J. (2017). Music, moments and healing processes: Music therapy In R. Ashley & R. Timmers (Hrsg.), *Routledge Companion to Music Cognition* (S. 89-100). London: Routledge.

Fachner, J., Maidhof, C., Grocke, D., Nygaard Pedersen, I., Trondalen, G., Tucek, G., & Bonde, L. O. (2019). „Telling me not to worry…" Hyperscanning and Neural Dynamics of Emotion Processing During Guided Imagery and Music. *Frontiers of Psychology,* 10 (1561). doi:10.3389/fpsyg.2019.01561.

Fachner, J., Maidhof, C., Heine, A., Vogl, J., Steinhoff, N., & Tucek, G. (2021). From the lab to the field - EEG hyperscanning and qualitative analysis of moments of interest in music therapy for stroke rehabilitation. [„Vom Labor ans Krankenbett": EEG-Hyperscanning und qualitative Analyse bedeutsamer musiktherapeutischer Momente in der Neurorehabilitation – ein Studienprotokoll]. *Musiktherapeutische Umschau,* 42 (4), 360-375. https://www.vr-elibrary.de/doi/abs/10.13109/muum.2021.42.4.360.

Fachner, J., Maidhof, C., Vogl, J., Heine, A.M., Tucek, G. (2021). Vom Labor ans Krankenbett – EEG-Hyperscanning und qualitative Analyse bedeutsamer musiktherapeutischer Momente in der Neurorehabilitation. *Musiktherapeutische Umschau.* Under review.

Fancourt D, Finn S. What is the evidence on the role of the arts in improving health and well-being? A scoping review. Copenhagen: WHO Regional Office for Europe; 2019 (Health Evidence Network (HEN) synthesis report 67).

Frick, E (2015). *Psychosomatische Anthropologie.* Kohlhammer Verlag.

Finzen, A. (2002). *Warum werden unsere Kranken eigentlich wieder gesund? Räsonieren über das Heilen.* Bonn: Edition Narrenschiff im Psychiatrie Verlag.

Förstl, Hans (2012). *Theory of mind; Neurobiologie und Psychologie sozialen Verhaltens.* Springer.

Gill SP (2002). The parallel coordinated move: case of a conceptual drawing task. CKIR Working Papers, CKIR-1, ISBN 951-791-660-4.

Gill, S.P. (2007). Entrainment and musicality in the human system interface. AI&Society 21 (4): 567-60.

Gill, S. P. (2012). Rhythmic synchrony and mediated interaction: Towards a framework of rhythm in embodied interaction. *AI & Society,* 27 (1), 111–127. https://doi.org/10.1007/s00146-011-0362-2.

Gill, S. P. (2015). *Tacit engagement: Beyond interaction.* Springer.

Gindl, B. (2002). Anklang. Die Resonanz der Seele. Paderborn: Jungfermann.

Gold, C., Fachner, J., and Erkkilä, J. (2013). Validity and reliability of electroencephalographic frontal alpha asymmetry and frontal midline theta as biomarkers for depression. *Scand. J. Psychol.* 54, 118–126.

González-Suhr, C., Salgado, S., Elgueta, H., & Alcover, C. M. (2019). Does visual aesthetics of the workplace matter? Analyzing the assessment of visual aesthetics as antecedent of affective commitment and job crafting. The Spanish Journal of Psychology, 22. e38. Doi:10.1017/sjp.2019.37.

Gradenwitz, P. (1977). *Musik zwischen Orient und Okzident. Eine Kulturgeschichte der Wechselbeziehungen.* Verlag: Heinrichshofen Hamburg 1977.

Greenberg, N., Weston, D., Hall, C., Caulfield, T., Williamson, V., and Fong, K. (2021). *Mental health of staff working in intensive care during COVID-19.* Occupational Medicine. doi:10.1093/occmed/kqaa220.

Grocke, D. (1999). A Phenomenological Study of Pivotal Moments in Guided Imagery and Music (GIM) Therapy. (PhD Monograph) Melbourne, VIC: University of Melbourne.

Heinrichs M, von Dawans B, Domes G. (2009). Oxytocin, vasopressin, and human social behavior. Front Neuroendocrinol 2009; 30 (4):548–57.

Hillecke TK, Bolay HV (2000). Musiktherapie bei chronischen Schmerzen – theoretische Grundlagen – das Heidelberger Modell. Anästhesiologie Intensivmedizin Notfallmedizin Schmerztherapie 35: 394–400.

Hillecke, T.K. (2005). Chronischer, nicht maligner Schmerz. In H. V. Bolay, A. Dulger & H. J. Bardenheuer (Hrsg.), Evidenzbasierte Musiktherapie. Berlin: Uni-edition.

Hillecke TK, Wilker FW (2007). Ein heuristisches Wirkfaktorenmodell der Musiktherapie. Verhaltenstherapie & Verhaltensmedizin 28: 62–85.

Hove, M. J., & Risen, J. L. (2009). It's all in the timing: Interpersonal synchrony increases affiliation. Social Cognition, 27 (6), 949–960. https://doi.org/10.1521/soco.2009.27.6.949.

lnsel, T. (2003). *Is social attachment an addictive disorder?* Physiology and Behavior 79. 351-357.

Insel, T. & Fernald, R. (2004). *How the brain processes social information. Searching for the social brain.* Annual Review of Neuroscience 27: 697.

Kandel, Eric (2012). *Das Zeitalter der Erkenntnis – Die Erforschung des Unbewussten in Kunst, Geist und Gehirn von der Wiener Moderne bis heute,* Siedler. München.

Kim, Jin Hyun (2020). From the body image to the body schema, from the proximal to the distal: Embodied musical activity toward learning instrumental musical skills, in: Front. Psychol. 11: 101. doi: 10.3389/fpsyg.2020.00101/full.

Kümmel, W. F. (1977). Musik und Medizin, Ihre Wechselbeziehung in Theorie und Praxis von 800 bis 1800. Verlag Karl Alber, Freiburg.

Juslin, P. N., & Sloboda, J. A. (2010). The past, present, and future of music and emotion research. In P. N. Juslin & J. A. Sloboda (Eds.), Handbook of music and emotion: Theory, research, applications (pp. 933–955). Oxford: Oxford University Press.

Juslin, P. N. (2013). From everyday emotions to aesthetic emotions: Towards a unified theory of musical emotions. *Phys. Life Rev.* 10, 235–266. doi: 10.1016/j.plrev.2013.05.008.

Kim, J. H., Reifgerst, A., & Rizzonello, M. (2019). Musical social entrainment. *Music and Science,* 2, 205920431984899. https://doi.org/10.1177/2059204319848991.

King, E., & Waddington, C. (Eds.). (2017). *Music and empathy.* Routledge.

Klassen JA, Liang Y, Tjosvold L, Klassen TP, Hartling L (2008). Music for pain and anxiety in children undergoing medical procedures: a systematic review of randomized controlled trials. Ambul Pediatr. 2008 Apr; 87 (4): 780-807. doi: 10.1016/j.aorn.2007.09.013.

Koenig, J., Jarczok, M.N., Warth, M., Hillecke, T.K. & Thayer, J.F. (2014). The Quick Inventory of Pain Sysmptoms (QIPS): A First Evaluation on Concurrent Validity and Sex Differences. SAGE Open, Oktober – Dezember 2014, 1-7.

Koenig, J., Kaess, M., Oelkers-Ax, R., Parzer, P., Lenzen, C., Hillecke, T.K. & Resch, F. (2013). Efficacy of Specific Music Therapy Techniques in the Treatment of Primary Headache Disorders in Adolescents: a Randomized Attention-Placebo-Controlled Trial. Journal of Pain, 14 (10), 1196-1207.

Koenig, J., Warth, M., Oelkers-Ax, R., Wormit, A.F., Bardenheuer, H.J., Resch, F. & Hillecke, T.K. (2013). I need to hear some sounds that recognize the pain in me: an integrative review on ten years of research on active music therapy in the outpatient treatment of patients with recurrent or chronic pain. Music and Medicine, 5 (3), 150-161.

Koole, S., & Tschacher, W. (2016). Synchrony in Psychotherapy: A review and and integrative framework for the therapeutic alliance. *Frontiers in Psychology,* 7 (862): 1-17. Doi: 10.3389/fpsyg.2016.00862.

Konvalinka, I. and Roepstorff, A. (2012). The two-brain approach: how can mutually interacting brains teach us something about social interaction? Front.Hum.Neurosci., 6, 215. Doi: 10.3389/fnhum.2012.00215.

Kosfeld, M., Heinrichs, M., Zak, P.J. Fischbacher, U., Fehr E. (2005). Oxytocin increases trust in humans Nature, 435 (2005), pp. 673-676.

Kühlmann, A.Y.R., de Rooij, A, Kroese, L.F., van Dijk, M., Hunink, M.G.M, Jeekel, J. (2018). *Meta-analysis evaluating music interventions for anxiety and pain in surgery.* British Journal of Surgery, 2018, 105 (7):773-783. doi: 10.1002/bjs.10853.

Lee, J.Y. (2016). *The Effects of Music on Pain: A Meta-Analysis.* J Music Therapy, 2016; 53(4):430-477. doi: 10.1093/jmt/thw012.

Lin, C.L., Hwang, S.L., Jiang, P., Hsiung, N.H. (2020). *Effect of Music Therapy on Pain After Orthopedic Surgery-A Systematic Review and Meta-Analysis.* Pain Practice, 20(4):422-436. doi: 10.1111/papr.12864.

Lin, M.-F., Hsu, M.-C., Chang, H.-J., Hsu, Y.-Y., Chou, M.-H., and Crawford, P. (2010). Pivotal moments and changes in the Bonny method of guided imagery and music for patients with depression. *J. Clin. Nursing* 19, 1139–1148.

Lindenberger, U., Li, S.-C., Gruber, W. & Muller, V. (2009). Brains swinging in concert: cortical phase synchronization while playing guitar. *BMC Neuroscience,* 10 (1), 22. doi: 10.1186/1471-2202-10-22.

MacDonald, G. & Leary, M. (2005). *Why does social rejection hurt? The relationship between social and physical pain.* Psychological Bulletin 131 (2): 202-223.

Malinowski, B. (1923). The problem of meaning in primitive languages. In C. K. Ogden & I. A. Richards (Eds.), *The meaning of meaning* (pp. 296–336). K. Paul, Trend, Trubner.

Malloch, S.N. (1999). Mothers and Infants and Communicative Musicality. Musicae Scientiae, https://doi.org/10.1177/10298649000030S104.

Malloch, S. & Trevarthen, C. (Eds.) (2009) *Communicative musicality: exploring the basis of human companionship.* Oxford: Oxford University Press.

Malloch, S., & Trevarthen, C. (2010). *Communicative musicality.* Oxford University Press.

Miall, D.S., Dissanayake, E. (2003). The poetics of babytalk. *Hum Nat* 14, 337–364 (2003). https://doi.org/10.1007/s12110-003-1010-4.

Mikutta, C., Altorfer, A., Strik, W., and Koenig, T. (2012). Emotions, arousal, and frontal alpha rhythm asymmetry during Beethoven's 5th Symphony. *Brain Topogr.* 25, 423–430. doi: 10.1007/s10548-012-0227-0.

Müller, V., Sänger, J., & Lindenberger, U. (2013). Intra- und Inter-Brain Synchronization during Musical Improvisation on the Guitar. *PLoS ONE,* 8 (9): e73852. doi:10.1371/journal.pone.0073852.

Müller-Busch, C.H. (1997). *Schmerz und Musik: Musiktherapie bei Patienten mit chronischen Schmerzen.* Stuttgart: G. Fischer.

Neugebauer, L., & Aldridge, D. (1998). Communication, Heart Rate and the Musical Dialogue. *British Journal of Music therapy,* 12 (2), 46-52.

Panksepp J (2003). *Neuroscience: Feeling the pain of social loss.* Science 302 (5643): 237–239.

Paulick, J., Deisenhofer, A.-K., Ramseyer, F., Tschacher, W., Boyle, K., Rubel, J., & Lutz, W. (2017). Nonverbal Synchrony: A New Approach to Better Understand Psychotherapeutic Processes and Drop-Out. Journal of Psychotherapy Integration. Advance online publication.

Pfeiffer, U., Timmermans, B., Vogeley, K., Frith, C., & Schilbach, L. (2013). Towards a neuroscience of social interaction. *Frontiers of Neuroscience,* 7, 22. doi: 10.3389/fnhum.2013.00022.

Porges, S. (2019). *Die Polyvagal-Theorie und die Suche nach Sicherheit. Gespräche und Reflexionen.* (3. Auflage) Lichtenau/Westfalen: G.P. Probst Verlag.

Presch, M.; Hartl, L.; Tucek, G.; Minnich, B.; Kullich, W.; Bernatzky, G. (2011). Einflüsse von aktiver und rezeptiver Musiktherapie auf Kognition, Verhalten, Schlaf und allgemeine Befindlichkeit von Demenzpatienten - eine Pilotstudie (Influence of Active and Receptive Music Therapy on Cognition, Behaviour, Sleep and the General Wellbeing of Dementia Patients - a Pilot Study). *Schweizerische Zeitschrift für Ganzheitsmedizin (Swiss Magazine for Holistic Medicine),* 23: 218-223.

Rabinowitch, T., Cross, I., & Burnard, P. (2012). Long-term musical group interaction has a positive influence on empathy in children. *Psychology of Music,* 41 (4), 484–498. https://doi.org/10.1177/ 0305735612440609.

Rabinowitch, T. C., & Cross, I. (2019). Joint rhythmic tapping elicits distinct emotions depending on tap timing and prior musical training. *Emotion,* 19 (5), 808-817.

Rabinowitch, T. C., Cross, I., & Burnard, P. (2013). Long-term musical group interaction has a positive influence on empathy in children. *Psychology of Music,* 41 (4), 484-498.

Rabinowitch, T. C., & Knafo-Noam, A. (2015). Synchronous rhythmic interaction enhances children's perceived similarity and closeness towards each other. *PLoS ONE,* 10, e0120878.

Rabinowitch, T. C. (2017). Synchronisation – a musical substrate for positive social interaction and empathy. In E. King & C. Waddington (Eds.) *Music and empathy* (pp. 89-96). Routledge.

Rabinowitch, T-C., & Meltzoff, A.N. (2017a). Enhancing preschoolers' cooperation through experience with synchronized movement. *Journal of Experimental Child Psychology,* 160, 21-32.

Rabinowitch, T-C., & Meltzoff, A.N. (2017b). Joint rhythmic movement increases 4-year-old children's prosocial sharing and fairness towards peers. *Frontiers in Psychology,* 8, 1050.

Redcay, E., & Schilbach, L. (2019). Using second-person neuroscience to elucidate the mechanisms of social interaction. *Nature Reviews Neuroscience,* 20 (8), 495–505. https://doi.org/10.1038/s41583-019-0179-4.

Richardson, D. C., Dale, R., & Shockley, K. (2008). Synchrony and swing in conversation: Coordination, temporal dynamics, and communication. In I. Wachsmuth, M. Lenzen, & G. Knoblich (Eds.), *Embodied communication* (pp. 75–93). Oxford University Press.

Richter M., Weiss T. (2018). *Der Einfluss von Schmerzwörtern auf die Schmerzverarbeitung. Schmerzpatient.* 1 (4): 168-75 DOI: 10.1055/a-0641-7376.

Ritter A., Franz M., Miltner W. H. R., Weiss T. (2019). *How words impact on pain.* Brain Behav. 2019; 9 (9): e01377.

Robledo Del Canto, J. P., Hawkins, S., Cross, I., & Ogden, R. (2016). Pitch-interval analysis of periodic and aperiodic Question+Answer pairs. In J. Barnes, A. Brugos, S. Shattuck-Hufnagel, & N. Veilleux (Eds.), *Speech prosody* (pp. 1071–1075). http://www.isca-speech.org/archive/SpeechProsody_2016/index.html

Scherer, Klaus R. (2004). *Which Emotions Can be Induced by Music? What Are the Underlying Mechanisms? And How Can We Measure Them?* Journal of New Music Research, 33:3, 239-251, DOI: 10.1080/0929821042000317822.

Schiller, B., Domes, G., Heinrichs, M. (2020). Oxytocin changes behavior and spatio-temporal brain dynamics underlying inter-group conflict in humans, European Neuropsychopharmacology, Volume 31, 2020, Pages 119-130, ISSN 0924-977X.

Schmidt, L. A., and Trainor, L. J. (2001). Frontal brain electrical activity (EEG) distinguishes valence and intensity of musical emotions. *Cogn. Emot.* 15, 487–500. doi: 10.1080/02699930126048.

Schwab, Astrid (2012): Resonanz in der Herzratenvariabilität – Musiktherapie mit Menschen im Wachkoma. Unpublished bachelor thesis submitted at IMC University of Applied Sciences Krems.

Simon, P., Wenzel, C., Pammer, P. & Tucek, G. (2016). Darstellbarkeit circa- und ultradianer Rhythmen mit Hilfe der Herzratenvariabilität bei Patientinnen und Patienten in der Neurorehabilitation. In: *Tagungsband 10.* Forschungsforum der Österreichischen Fachhochschulen 2016.

Sin, W.M. & Chow, K.M. (2015). *Effect of Music Therapy on Postoperative Pain Management in Gynecological Patients: A Literature Review.* Pain Management Nursing, 16 (6): 978-87. doi: 10.1016/j.pmn.2015.06.008.

Shockley, K., Baker, A. A., Richardson, M. J., & Fowler, C. A. (2007). Articulatory constraints on interpersonal postural coordination. *Journal of Experimental Psychology: Human Perception and Performance,* 33 (1), 201–208. https://doi.org/10.1037/0096-1523.33.1.201

Stern, D. N. (2010). *Der Gegenwartsmoment. Veränderungsprozesse in Psychoanalyse, Psychotherapie und Alltag.* Frankfurt: Brandes & Apsel Verlag.

Stern, D. (2010a). The issue of vitality. *Nordic Journal of Music Therapy,* 19 (2), 88–102.

Stern, D. N. (2010b). *Forms of vitality. Exploring dynamic experience in psychology, the arts, psychotherapy and development.* Oxford University Press.

Sprenger, R. (2015). *Das Anständige Unternehmen.* DVA.

Storch, M. & Tschacher, W. (2014). *Embodied Communication. Kommunikation beginnt im Körper, nicht im Kopf.* Bern: Hans Huber.

Tracey, K. J. (2002): *The inflammatory reflex. Nature* 420 (6917): 853–859.

Tracy, L.M., Jarczok, M.N., Ellis, R.J., Bach, C., Hillecke, T.K., Thayer, J.F. & Koenig, J. (2018). Heart rate variability and sensitivity to experimentally-induced pain – A replication. Pain Practice, Volume 18, (5), 687-689, doi: 10.1111/papr.12652.

Trondalen, G., & Bonde, L. O. (2012). Music therapy: Models and interventions. In R. A. R. Macdonald, G. Kreutz, & L. Mitchell (Eds.), *Music, health, and wellbeing* (pp. 40–64). Oxford University Press.

Trost, W., Labbé, C., Grandjean, D. (2017). Rhythmic entrainment as a musical affect induction mechanism. Neuropsychologia; 96:96-110. doi: 10.1016/j.neuropsychologia.2017.01.004.

Tschacher, W., & Meier, D. (2019). Physiological synchrony in psychotherapy sessions. *Psychotherapy Research,* 30 (5), 558-573. doi:10.1080/10503307.2019.1612114.

Tucek, G. (2007). *Ausgewählte Aspekte des Kulturtransfers. Ethno-Musik-Therapie im Wandel.* Die Maske. Zeitschrift für Kultur- und Sozialanthropologie, Nr. 1: 39-42.

Tucek, G. (2018). *Der Wandel von einer Altorientalischen Musiktherapie über die Ethno-Musiktherapie zum „Kremser Studienkonzept".* In: Kurzlehrbuch Musiktherapie Teil I. Wiener Ringvorlesung Musiktherapie – Grundlagen und Anwendungsfelder (2. Aufl.). Hrsg: Stegemann, T. & Fitzthum, E. Wien: Praesens.

Tucek, G. (2020). *Ethnomusiktherapie.* In: Lexikon Musiktherapie. 3. überarbeitete und erweiterte Auflage. Hrsg: Decker-Voigt, H.-H., Weymann, E., Nöcker-Ribaupierre, M. & Pfeifer, E. Hogrefe.

Tucek, G., Heine, A., Simon, P., Sobotka, M., & Zoderer, I. (2021). Das Kremser Konzept der Musiktherapie – Zur Bedeutung personalisierter Therapie und Forschung. *Musiktherapeutische Umschau,* 42 (3), 315–324.

Tucek, G.; Maidhof, C.; Vogl, J.; Heine, A.; Zeppelzauer, M.; Steinhoff, N.; Fachner, J. EEG Hyperscanning and Qualitative Analysis of Moments of Interest in Music Therapy for Stroke Rehabilitation—A Feasibility Study. *BrainSci.* 2022,12, 565. https:// doi.org/10.3390/brainsci12050565.

Tucek, G., Zoderer, I., Simon, P., Sobotka, M., Wenzel, C.; (2014). Grundideen des „Kremser Modells der Musiktherapie" im Spiegel der Feldpartitur. In: Moritz, Christine (Hrsg.) Videotranskription in der Qualitativen Sozialforschung. Multidisziplinäre Annäherungen an einen komplexen Datentypus. Wiesbaden: Springer.

Tucek, G., Ferstl, E. & Fritz, F. M. (2006). Psychophysiologisches Monitoring während einer Altorientalische Musiktherapie – Untersuchung der Beziehung zwischen Therapeut und Patient. *Musik-, Tanz- und Kunsttherapie,* 17 (2), 88-95.

Vogl, J., Heine, A. M., Steinhoff, N., Weiss, K. and Tucek, G. (2015) Neuroscientific and neuroanthropological perspectives in music therapy research and practice with patients with disorders of consciousness. *Frontiers of Neuroscience,* 9 (273). doi: 10.3389/fnins.2015.00273.

Wiltermuth, S. S., & Heath, C. (2009). Synchrony and cooperation. *Psychological Science,* 20 (1), 1–5.

Zhang, M., Ding, K., Jia, H., Yu, D. (2018). *Brain-to-brain synchronization of the expectation of cooperation behavior: A fNIRS hyperscanning study.* 40th Annual International Conference of the IEEE Engineering in Medicine and Biology Society (EMBC), Honolulu, HI, 2018, pp. 546-549, doi: 10.1109/EMBC.2018.8512315.

Ingrid Marth

# Leben, was ist – Annehmen, was kommt

Die Auseinandersetzung mit den Themen Gesundheit und Krankheit, im weitesten Sinne mit Altern, Krankheit und Tod, geht in ihren Wurzeln bis in meine Kindheit zurück. Ich bin als Älteste von sieben Kindern in einem Bergbauerndorf im Tiroler Oberland geboren. Dem Tod bin ich bewusst im Alter von sieben Jahren das erste Mal begegnet, als eine meiner Großmütter starb und noch zu Hause aufgebahrt wurde. Kurze Zeit später starb meine neugeborene Schwester an den Folgen eines damals inoperablen Herzfehlers. Auch an ihre Aufbahrung zu Hause erinnere ich mich sehr gut. Meine um zwei Jahre ältere Schwester ist bei der Geburt gestorben, das habe ich von meinen Eltern erfahren. Friedhöfe habe ich immer schon gerne besucht, das ist auch heute noch so. Ich finde diese Orte nicht abschreckend oder beängstigend, im Gegenteil.

Mein großes Freiheitsbedürfnis und mein Interesse an Menschen und mir fremden Kulturen rieben sich an den tradierten Normen und Regeln der dörflichen Gemeinschaft. So habe ich meine Heimat sehr früh verlassen und bin im Alter von fünfzehn Jahren nach England gegangen, um eine Stelle als Au-Pair-Mädchen anzunehmen. Das war auch als Überbrückung gedacht, um die Zeit bis zur Aufnahme in die Krankenpflegeschule in Innsbruck sinnvoll zu nutzen. Dass ich mich für diesen Beruf entschieden habe, hat mit meiner Freude an der Arbeit mit Menschen zu tun – ich bin ein Beziehungsmensch. Medizinsysteme und komplementäre Heilmethoden interessierten mich auch damals schon. Und ich wusste bereits in der Krankenpflegeschule, dass die Begleitung Sterbender das ist, wofür mein Herz brennt und wo ich mich später sehe. Mein Beruf hat es mir unter anderem ermöglicht, viel zu reisen, Menschen aus dem Pflegeberuf waren immer schon gefragt. Ich habe in Saudi-Arabien gearbeitet, in Phnom

Penh und in Zürich, und das hat mich noch mehr motiviert, die Welt kennenzulernen. Es folgte eine intensive Reisetätigkeit nach Afrika und Asien im Rhythmus von einem Jahr reisen, einem Jahr arbeiten, um Geld zu verdienen. Mein Aufenthalt in Tibet hat mich mit dem tibetischen Buddhismus in Kontakt gebracht, seit damals ist das mein spiritueller Halt und meine Inspiration. Traditionelle Tibetische und Chinesische Medizin, Feng-Shui, Qi Gong, Heilsame Berührungen – es gab so vieles, was mich interessierte und womit ich mich intensiv befasste.

Wien war die Stadt, in der ich mich niederlassen wollte, um all das umzusetzen, was ich in den vielen Jahren der Wanderschaft kennengelernt hatte. Seit 2006 arbeite ich im Mobilen Palliativteam der Caritas Socialis. Pflegende, Ärzt:innen, Physiotherapeut:innen, Sozialarbeiter:innen, Psychotherapeut:innen, Seelsorge und ehrenamtliche Mitarbeiter:innen begleiten und betreuen Menschen mit lebenslimitierenden Erkrankungen, die zu Hause sterben möchten. An- und Zugehörige sind wichtige Partnerinnen und Partner, die gut unterstützt werden müssen, damit sie diesen Wunsch der Betroffenen mittragen können. Wir führen Entlastungsgespräche und suchen gemeinsam nach Lösungen, wenn die Herausforderungen zu Hause über alle Maßen zunehmen. Belastende Symptome werden durch gute medikamentöse und nichtmedikamentöse Schmerztherapie, Maßnahmen gegen Atemnot, Übelkeit, Erbrechen, Unruhe, Juckreiz und so weiter so gut wie möglich verbessert. Wir planen vorausschauend und gemeinsam mit den Betroffenen unter Einbeziehung ihre Autonomie, Selbstbestimmung und Würde. Unser Ziel ist es, eine möglichst hohe Lebensqualität zu gewährleisten, damit die Tage und Wochen, die Menschen noch zu leben haben, gut genutzt werden können. Lebensqualität ist etwas sehr Individuelles und bedeutet für jeden Menschen etwas anderes. Wir führen Verbandswechsel durch, betreuen Schmerzpumpen, wechseln Drains, Katheter, Portnadeln, machen Einreibungen und andere komplementäre Maßnahmen wie Aromapflege, Ernährungsberatung oder Energiearbeit.

Das soziale Umfeld wird immer miteinbezogen, offene Wünsche oder Pläne werden erörtert, finanzielle oder psychische Belastungen angesprochen und Lösungen gesucht. Alles, was den begleiteten Personen wichtig ist, unterstützen wir so gut es uns möglich ist.
Bilanzieren und erkennen, was im eigenen Leben gelungen und was offen geblieben ist, nimmt jetzt mehr Raum ein. Menschen wollen sehen, welche Spuren sie im Leben anderer hinterlassen haben, sie möchten sich zugehörig, angenommen und willkommen geheißen fühlen auf dieser Welt. Auf ein sinnerfülltes Leben zurückschauen zu können, erleichtert das Loslassen und so kann man leichter aus der Welt gehen. Wie Menschen gelebt haben, so werden sie auch sterben, das habe ich oft beobachten können. Wenn wir das erkennen, nutzen wir jeden achtsamen Moment, um uns auf den Tod vorzubereiten. Manchmal geht es nur darum, eine Situation miteinander auszuhalten – nicht alles kann gelindert und verbessert werden. In der Zeit nach dem Tod sind wir für An- und Zugehörige da und unterstützen sie in Form von Abschlussgesprächen, Angehörigen-Trauergruppen und zweimal jährlich Gedenkfeiern für die Verstorbenen. Nach vier bis sechs Wochen telefonieren wir noch einmal mit den Angehörigen und bei Bedarf gibt es Angebote für Einzeltrauerbegleitung.
Menschen beim Sterben zu begleiten, ist immer wieder ein ganz besonderes Geschenk. Den Tod und das Sterben habe ich immer bei mir, sei es bei der Arbeit oder in meinem Privatleben. Niemand kann sich vor persönlichen Verlusten und Abschieden schützen. Kurz vor Beginn der Covid-Pandemie habe ich viele geliebte Menschen verloren, allen voran meinen Partner, mit dem ich die letzten zwölf Jahre in Wien zusammengelebt habe.
Gesundheit und Kranksein ist nichts Statisches, sondern vielmehr ein Kontinuum mit graduell wechselnden Schwerpunkten. Aus meiner Perspektive gibt es kein hundertprozentiges Kranksein und kein hundertprozentiges Gesundsein. Im biopsychosozialen Krankheitsmodell von Josef W. Egger

wird das eindrücklich dargestellt. Krankheit und Gesundheit sind in diesem Modell nicht als ein Zustand definiert, sondern als ein dynamisches Geschehen. Demnach ist es nicht relevant, auf welcher Ebene eine Störung auftritt, sie hat aber immer Einfluss auf alle Ebenen des Seins. So betrachtet muss Gesundheit in jedem Lebensmoment neu geschaffen werden. Für einfache krankhafte Vorgänge mag ein simples mechanisches Verständnis wie das biomedizinische Krankheitsmodell ausreichen. Bei komplexen Krankheitsprozessen kommt dieser Ansatz schnell an seine Grenzen. Es braucht ein Modell, das den Menschen nicht nur als komplex organisierte Materie oder als Aneinanderreihung von einzelnen Organsystemen versteht.[94]

Im biopsychosozialen Modell bedeutet *Gesundheit* die ausreichende Kompetenz des Systems „Mensch“, beliebige Störungen auf beliebigen Systemebenen autoregulativ zu bewältigen. Nicht das Fehlen von krankmachenden Faktoren oder das Nichtvorhandensein von Störungen auf der psycho-sozialen Ebene bedeuten demnach Gesundheit, sondern die Fähigkeit, diese pathogenen Faktoren wirksam zu kontrollieren. *Krankheit* stellt sich ein, wenn der Organismus die autoregulative Kompetenz zur Bewältigung von auftretenden Störungen auf beliebigen Ebenen des Systems „Mensch“ nicht ausreichend zur Verfügung stellen kann und relevante Regelkreise für die Funktionstüchtigkeit des Individuums überfordert sind beziehungsweise ausfallen. Wegen der parallelen Verschaltung der Systemebenen ist es nicht von Bedeutung, auf welcher Ebene oder an welchem Ort die Störung generiert und offensichtlich wird, sondern welchen Schaden diese auf der jeweiligen Systemebene, aber auch in den unter- oder übergeordneten Systemen zu bewirken imstande ist.[95]

[94] Egger, Josef W. 2017: Theorie und Praxis der biopsychosozialen Medizin. Körper-Seele-Einheit und sprechende Medizin.

[95] Psychologische Medizin 16. Jahrgang 2005, Nr. 2.

Der Übergang von Gesundheit zu Krankheit liegt demnach nicht in der Struktur begründet, sondern in Änderungen in den dynamischen Funktionen des Organismus.

Aus der Neurowissenschaft wissen wir, dass der Mensch als soziales Lebewesen auf soziale Isolation und Ausgrenzung beinahe identisch wie auf körperlichen Schmerz reagiert. Wertschätzung, Zuwendung oder Zuneigung zu erfahren, ist der Kern aller menschlichen Motivationen.[96] Aus der Entwicklungspsychologie ist bekannt, dass der Mensch das vielleicht einzige Lebewesen ist, das nicht nur die Befriedigung seiner Bedürfnisse anstrebt, sondern auch noch deren Anerkennung.[97] Leben erfahren wir vor allem in Begegnung, in der Interaktion mit Menschen, in Berühren und Berührt-Werden.

Der israelisch-amerikanische Medizinsoziologe Aaron Antonovsky, der das Konzept der Salutogenese als komplementären Begriff zu Pathogenese entwickelte, belegt in seiner Arbeit die gesundheitsfördernde und stärkende Kraft der Empathie. Empathie und Mitgefühl sind unverzichtbare Elemente in schwierigen Lebenssituationen und in der Begleitung von Menschen. Sie sind aber auch als Haltung sich selbst gegenüber wichtig und Bausteine für die körperliche und seelische Gesundheit sowie für Stabilität und Resilienz. Die pathogene Sicht auf die Erkrankungsursachen betont die Risikofaktoren und besitzt möglicherweise die Wirkung einer selbsterfüllenden Prophezeiung. Der salutogenetische Ansatz fragt: Was bewirkt, dass Menschen gesund bleiben? Bewährte Bewältigungsstrategien werden gesucht, die es Menschen ermöglichen, trotz belastender Umstände, negativer Veränderungen im Leben oder Dauerstress gesund zu bleiben.

Aaron Antonovsky unterscheidet die drei Faktoren Verstehbarkeit, Handhabbarkeit und Bedeutsamkeit, die zusammen das sogenannte Kohärenz-

[96] Bauer, Joachim 2007: Warum ich fühle, was du fühlst. Intuitive Kommunikation und das Geheimnis der Spiegelneuronen.

[97] Dornes, Martin 1997: Die frühe Kindheit. Entwicklungspsychologie der ersten Lebensjahre.

gefühl ausmachen. Dieses ist ein zentraler Punkt in der Salutogenese und die drei Aspekte sind als Kern von Selbstachtung, Selbstidentität und Selbstvertrauen zu sehen.

*Verstehbarkeit* meint, dass Ereignisse, die sich im eigenen Leben zugetragen haben, nachvollziehbar sind und zugeordnet werden können. *Handhabbarkeit* meint die Überzeugung, dass Herausforderungen im Leben angenommen, bewältigt und gemeistert werden können. *Bedeutsamkeit* oder *Sinnhaftigkeit* äußert sich darin, als wie sinnvoll das eigene Leben wahrgenommen wird und betrifft die Motivation.[98] Kohärenz ist das Gefühl, dass es Zusammenhang und Sinn im Leben gibt und dass das Leben nicht einem unbeeinflussbaren Schicksal unterworfen ist.

Dies kann als Gesundheits-Krankheits-Kontinuum gedacht werden: Bei jedem Menschen können wir gesunde und kranke Aspekte feststellen, solange er lebt. Auch bei Sterbenden findet man noch gesunde Anteile. Jeder bewegt sich auf einem Kontinuum und ist somit nicht entweder gesund oder krank, sondern immer im Prozess von sowohl gesund als auch krank. Heil-Sein ist primär eine innere Haltung, die einen heilsamen Prozess initiieren kann.

Demnach braucht es nach der Meinung der klinischen Psychologin Elisabeth Karrer BSc MSc bestimmte Voraussetzungen, um gesund zu bleiben. Dazu gehört, einen liebevollen, wertschätzenden Umgang mit sich selbst zu pflegen, eigene Bedürfnisse wahr- und ernstzunehmen sowie Verantwortung für das eigene Handeln zu übernehmen und die Opferhaltung aufzugeben. Wer sich entscheidet, sich als Opfer der Umstände zu fühlen, setzt bereits eine selbstschädigende Handlung! Befürchtungen, Ängste, schlechtes Gewissen, Schuldgefühle sind hinderlich, wenn es um die Wahrnehmung dieser Bedürfnisse geht. Es ist klug, Verantwortung zu teilen und für sich selbst Hilfe und Unterstützung zu suchen und anzunehmen.

[98] Antonovsky, Aaron 1997: Salutogenese. Zur Entmystifizierung der Gesundheit.

Wer auf liebgewonnene Hobbies oder Interessen zugunsten eines Verpflichtungsgefühls verzichtet, sollte dies als Warnhinweis verstehen. Dann gilt es Ausschau zu halten nach Menschen im eigenen Umfeld, die gut für sich sorgen und Hilfe annehmen können – diese können als Rollenmodelle fungieren. Von Zeit zu Zeit muss hinterfragt werden, was man für sich und was für andere Menschen tut.
Nur wer gut für sich selbst sorgt, kann sich vor den gesundheitlichen Folgen von Überbelastung schützen. Gut für sich selbst zu sorgen bedeutet, dass man auf seine körperlichen Bedürfnisse achtet, also auf regelmäßige und gesunde Ernährung, die Ausübung von Sport beziehungsweise Bewegung und ausreichend Schlaf. Auf emotionaler Ebene bedeutet Genießen-Können, sich mit angenehmen Menschen zu umgeben, seinen Freundeskreis und Liebesbeziehungen zu pflegen, Dinge zu tun, die Freude machen. Auf psychischer Ebene kann das heißen, dass man sich im Nein-Sagen übt, therapeutische Unterstützung in Anspruch nimmt, Mußestunden lebt oder sich Zeit nimmt, einfach nur seinen Gedanken nachzuhängen. Selbstfürsorge auf spiritueller Ebene kann bedeuten, dass man neugierig bleibt, sich öffnet für Neues und Inspirierendes, sich Zeit nimmt, seine Spiritualität zu leben oder in der Natur zu sein.

*„Wir müssen lernen, nein zu den Dingen zu sagen, die uns schaden, und ja zu den Dingen, die uns guttun.“* (Wunibald Müller)

Wir alle leben und spielen oft unbewusst Rollen, die uns zu bestimmten Verhaltensweisen drängen. Wir legen uns Erwartungen zurecht und handeln danach, ohne dass ein Außenstehender das von uns verlangt. Wir begeben uns freiwillig hinter Gefängnismauern und bemerken gar nicht, dass die Tür zu unserem Gefängnis nie abgeschlossen war. Der wichtigste Stressor ist, nicht zu realisieren, dass wir unsere Sichtweisen über alle Wahrnehmungen stülpen und auf dieser Basis laufend werten und urteilen. Die innere Balance kann wiederhergestellt werden, indem uns das bewusst wird und wir Mitverantwortung übernehmen und so aus den selbst zugewiesenen Rollen heraustreten. Lernen wir, diesem Verhalten mit Achtsamkeit zu begegnen, werden wir uns der Fesseln dieser Rollen entledigen und frei sein. Um unsere eigene Identität bewahren zu können, müssen wir gut in Kontakt sein mit uns selbst, gleichzeitig offen bleiben für neue Einflüssen und Inspirationen und die Veränderungen in Kauf nehmen. Joachim Bauer formuliert es so: „Der bedeutsamste Einfluss, dem der Mensch ausgesetzt ist, solange er sich unter seinesgleichen aufhält oder mit seinesgleichen kommuniziert, beruht auf Resonanz."[99]

Der Leitspruch von Asklepios, dem griechische Gott der Heilkunst lautet: „Zuerst heile durch das Wort, dann die Pflanze, zuletzt durch das Messer!" Zu Empathie gehört aufmerksames Zuhören, sensibles Beobachten und Wahrnehmen der verbalen und nonverbalen Signale und Botschaften. Einfühlungsvermögen heißt auch, authentisch zu kommunizieren und sich nonverbal adäquat zu verhalten. Narrative, empathische Kompetenz, Intuition und Präsenz sind gefordert, um einen anderen Menschen, aber auch sich selbst weiterzubringen und partnerschaftlich verbunden zu bleiben. Diese Haltung ermöglicht es mir, mich auf gleiche Augenhöhe mit dem Menschen zu begeben, den ich begleite. Ich wende mich ihm zu mit einem offenen Herzen und möglichst ohne Vorbehalte und mit meiner ganzen Aufmerksamkeit. Ich zeige mich dort nicht als die kraftvolle, gesunde, alleswissende Pflegeperson, die sich hinter ihrem weißen Kittel versteckt, ich will nicht belehren oder manipulieren. Ich akzeptiere andere Meinungen und Haltungen. Meine eigene Haltung ist geprägt von Offenheit und wertschätzender Anerkennung. Das ist Voraussetzung, um Selbsterkennen sowie gegenseitiges Wachsen zu ermöglichen, sagt Martin Buber.[100]

[98] Bauer, Joachim 2019: Wie wir werden, wer wir sind: Die Entstehung des menschlichen Selbst durch Resonanz.

[100] Buber, Martin 2012: Das dialogische Prinzip.

Menschen wollen wahrgenommen werden, sich verstanden fühlen und Anteilnahme erfahren. Wir als soziale und verletzliche Wesen sind seit unserer Geburt auf Beziehung, Bindung und Unterstützung angewiesen. Nur in der Gemeinschaft können wir Herausforderungen bewältigen.[101] Patienten und Patientinnen begegne ich auf der Ebene eines sterblichen Menschen zu einem sterblichen Menschen. Erst dann erlebe ich Begegnungen auf Augenhöhe, erst dann wird es zur Demutsarbeit. *„Wenn wir beabsichtigen, einen Menschen zu einer bestimmten Stelle hinzuführen, müssen wir uns zunächst bemühen, ihn dort anzutreffen, wo er sich befindet und dort anfangen. Jeder, der dies nicht kann, unterliegt einer Selbsttäuschung, wenn er meint, anderen helfen zu können. Wenn ich wirklich einem anderen helfen will, muss ich mehr verstehen als er, aber zuallererst muss ich begreifen, was er verstanden hat. Falls mir dies nicht gelingt, wird mein Mehr-Verständnis für ihn keine Hilfe sein. Würde ich trotzdem mein Mehr-Verständnis durchsetzen, dürfte dieses wohl in meiner Eitelkeit begründet sein. Ich möchte meine Unterstützung durch seine Bewunderung ersetzen. Aber jede wahre Kunst der Hilfe muss mit einer Erniedrigung anfangen. Der Helfer muss zuerst knien vor dem, dem er helfen möchte. Er muss begreifen, dass zu helfen nicht zu herrschen ist, sondern zu dienen; dass Helfen nicht eine Macht, sondern eine Geduldausübung ist.*“[102] Ich muss mich als Person zurücknehmen und, wenn ich diesen sicheren Raum wahrnehme, der durch achtsame Präsenz entsteht, stelle ich meine Fragen, die ermutigen sollen, die Verzweiflung zuzulassen und einen Blick in den Abgrund zu wagen. Für Menschen ist es wichtig zu wissen, dass jemand da ist und diese Seins-Zustände mit ihnen teilt, der die Fragen stellt, die normalerweise niemand stellen will.

[101] Elias, Norbert 1983: Über die Einsamkeit der Sterbenden in unseren Tagen.
[102] Kierkegaard, Sören 1859: Eine einfache Mitteilung. Die Schriften über sich selbst.

Ich weiß, dass ich mit der Unsicherheit und der permanenten Veränderung von allem leben muss. Ich habe ohnehin keine Wahl und keine Kontrolle darüber und es ist leichter, damit zu sein, wenn ich nicht in Widerstand gehe. Mein Bestreben ist es nicht, Glück zu erreichen und Leid fernzuhalten. Es ist eine Illusion zu glauben, ein leid- oder schmerzfreies Leben wäre möglich! Indem ich mich tagtäglich mit meiner eigenen Endlichkeit und Verletzlichkeit auseinandersetze, akzeptiere ich sie als zu meiner Existenz gehörend. Das ist geteilte Hilflosigkeit und Unsicherheit und, wenn ich sie als zu mir gehörend anerkenne, kann ich nicht vollkommen davon überwältigt werden, wenn mir Unglück oder Leid widerfährt. Dieses Nicht-Ausschließen des Todes aus dem Leben kann aufrütteln und lässt mich hinterfragen, was ich aus meinem Leben mache. Nutze ich es sinnvoll, bin ich authentisch und wahrhaftig, erfahre ich tiefe persönliche Begegnungen, wertschätze ich mein Leben? Irvin Yalom ist Vertreter der These, dass ein gutes Leben nur auf Basis von Selbsterkenntnis möglich ist. Diese entstehe aus der Auseinandersetzung mit Tod, Freiheit, Isolation und Sinnlosigkeit.[103] Dadurch wird eine existenzielle Angst hervorgerufen, die seiner Meinung nach notwendig ist, um ein authentisches Leben zu führen.
Achtsamkeit in diesem Zusammenhang bezieht sich auf den individuellen Umgang mit den Herausforderungen des Lebens. Ich möchte einfühlsames Verständnis und wohlwollenden Respekt mir selbst gegenüber entwickeln. Das verhilft mir zu einer Haltung von Selbstakzeptanz und innerer Gelassenheit. Diese führt dazu, dass ich mich und die Schwierigkeiten, mit denen ich konfrontiert werde, leichter annehmen kann. Selbstakzeptanz unterstützt den eigenen Umgang mit Krisen und Ängsten. Selbstachtung stärkt auch die Widerstandskraft, Herausforderungen im Alltag können besser angenommen und so als weniger belastend erlebt werden.

[103] Yalom, Irvin D. 2010: Existentielle Psychotherapie.

Achtsam mit den eigenen Gefühlen umzugehen, bedeutet auch, diese nicht zu vermeiden, sondern sie wahrzunehmen und zu beobachten. So lernt man, mit seinen Emotionen und Verhaltensmustern besser klarzukommen. Für die persönliche Entwicklung ist es förderlich, die Fähigkeit der Selbstbeobachtung zu kultivieren.

*„Der Schlüssel zu grundlegendem Glück liegt darin, im Moment – so wie er ist – ganz präsent zu sein – daran sollten wir uns gewöhnen. Je mehr wir im gegenwärtigen Moment sein können, umso weniger kann uns die alte Gewohnheit, von einem Gedanken zum nächsten zu springen, beherrschen und ablenken.“* (Phakchok Rinpoche) In meiner Arbeit erlebe ich das tagtäglich hautnah. Ich koordiniere und plane unter anderem die Einsätze und Hausbesuche bei unseren Patientinnen und Patienten und es ist naheliegend, dass Veränderung permanenter Begleiter meiner Arbeit ist.

Seit vielen Jahren übe ich mich in formeller Meditationspraxis, das hilft mir immens in meinem Alltag. Ich lebe mit der Veränderung und der Vergänglichkeit, beides ist ja Bestandteil meiner Arbeit und meines Lebens. Ich habe mich entschieden, achtsam durch das Leben zu gehen und meine Aufmerksamkeit im Hier und Jetzt zu lassen. Ich kann mich immer entscheiden, wie ich mit einer bestimmten Situation oder Tatsache umgehe. Es handelt sich nur um einen kleinen Switch in der Wahrnehmung. Ich versuche nicht zu urteilen, konstruiere mir keine in mein Konzept passende Wirklichkeit, die besser oder anders sein sollte. So kann ich meine Energien bündeln, fokussieren und optimal einsetzen, wo immer sie gebraucht werden. Schon lange ist Realität geworden, was ich mir früher oft gesagt habe – dass ich Veränderungen liebe und gerne mit allen Facetten des Lebens mitgehe.

Selbstachtsamkeit ist Voraussetzung, um jederzeit kurz innezuhalten und aus dem Arbeitstrott auszusteigen. Pausen unterstützen die Fähigkeit zur Selbstwahrnehmung. Es gibt viele kurze Entspannungsmethoden und Wahrnehmungsübungen, die das fördern und unterstützen. Sich ein paar

Minuten auf den Atem fokussieren oder die Hände auf den Bauch legen und spüren, wie die Bauchdecke sich hebt und senkt, lassen geübte Praktizierende sehr schnell in ihre Mitte kommen. Eine weitere Übung für bewusstes Wahrnehmen ist die Konzentration auf die Fußsohlen und das Spüren der Verbindung mit der Erde, also dem Boden unter uns.

*„Auf sich selbst hören zu können, ist eine Voraussetzung dafür, dass man auf andere hören kann. Bei sich selbst zu Hause zu sein, ist die notwendige Voraussetzung dafür, damit man sich zu anderen in Beziehung setzen kann."* (Erich Fromm)

Die Bereitschaft zur Selbstreflexion und das Einnehmen eines anderen Blickwinkels sind Voraussetzungen für das Streben nach Wahrhaftigkeit. Beides fördert das persönliche Wachstum und die Souveränität. Wer zu Selbstlosigkeit erzogen wurde, definiert sich häufig darüber, für andere da zu sei. So nehmen wir oft Grenzen erst wahr, wenn wir in eine Krise kommen. Dann gilt, sich selbst mehr in den Mittelpunkt zu rücken und eine reflektierte, selbstbestimmte und lustvolle Lebenseinstellung einzuüben. Die eigenen Grenzen zu kennen und diese klar und eindeutig zu kommunizieren, ist hilfreich und notwendig. Wenn ich nicht darauf achte, setzt mir mein Körper Grenzen. Die innere und äußere Balance zu halten, kann als Gesundheitsprävention verstanden werden. Gesundheit und Krankheit unterliegen wesentlichen Einflussfaktoren, die dazu beitragen, wie sich Menschen entfalten und entwickeln können. Einige Gruppen von Menschen erweisen sich als besonders resilient. Das sind in der Regel solche, die einen starken Zusammenhalt haben, eher kollektivistisch als individuell orientiert sind und sich durch starke Werte auszeichnen, die von den meisten Menschen aus der entsprechenden Gruppe geteilt werden.

Säulen von Resilienz zur Erreichung von innerer Stärke sind: Optimismus, Akzeptanz, Bewältigungsorientierung, Verlassen der Opferrolle, Übernehmen von Verantwortung, Bilden von Netzwerken, aktive Zukunftsplanung. Resilienz ist die Fähigkeit, Krisen zu bewältigen und sie durch

Rückgriff auf persönliche und sozial vermittelte Ressourcen als Anlass zur Entwicklung zu nutzen. Es ist die Fähigkeit, aus widrigen Umständen gestärkt und mit größeren Ressourcen ausgestattet als zuvor herauszukommen. Die eigenen Kraftquellen zu kennen ist wichtig, um bei Bedarf jederzeit die Reißleine ziehen und darauf zurückgreifen zu können. Das kann bedeuten, dass eine Verabredung kurzfristig abgesagt werden muss, um einen ruhigen Abend allein zu verbringen. Rituale, wie laufen beziehungsweise spazieren zu gehen oder sich zur Meditation zu setzen, sich für einen längeren Zeitraum zurückzuziehen oder ein Dankbarkeitstagebuch zu führen, unterstützen das Nähren der inneren Quellen.

Geld, Besitz, Konsum und Status allein machen nicht glücklich, sie sind allzu vergänglich. Hinter solchen Zielen herzujagen ist sinnlos. Wir dürfen darauf vertrauen, dass der Fluss des Lebens uns mitnimmt, wenn wir nicht dagegen ankämpfen. Und was natürlich immer zählt, ist die Liebe. Die Liebe zu einem Menschen, der uns wichtig ist, zu unseren Familien, Freunden, im Grunde zu allen Lebewesen, dem Universum und, was wir manchmal vergessen, was aber als Basis für all das unbedingt notwendig ist – die Liebe zu uns selbst!

Richard Geier

# Heilende Präsenz

Der Mensch ist ein Geheimnis, sich selbst und anderen. Es fällt schwer, das Denken und Fühlen eines anderen Menschen zu verstehen. Wer weiß wirklich, wie der andere Schmerz empfindet, seine Angst erlebt oder seine Freude? Kein Mensch steckt in der Haut (oder im Gehirn) seines Mitmenschen! Ich kann mir immer nur eine Vorstellung machen von dem Zustand, in dem sich ein anderer befindet. Doch diese Vorstellung hat oft mehr mit mir selbst zu tun als mit der Realität des Mitmenschen. Ich bin seit über 35 Jahren Seelsorger und weiß, dass es nicht nur schwierig ist, den anderen Menschen zu verstehen, sondern auch sich selbst. An sonnigen Tagen, an denen mein Leben läuft wie ein munteres Bächlein, ist alles klar. Da gibt es keine Fragen. Doch wenn der Körper nicht funktioniert, wenn Hindernisse auftauchen, ein mitmenschlicher Konflikt mich plagt, dann wird es schnell mühsam. Dann stellen sich Fragen ein: Wer bin ich? Warum reagiere ich so und nicht anders?

Solche Fragezeiten sind immer Gnadenzeiten. In fragwürdigen Situationen bin ich mir tatsächlich näher als in Zeiten, in denen alles läuft wie geschmiert. Dann kann eine neue Selbsterkenntnis aufbrechen, weil die gewohnten Wahrheiten nicht mehr tragen. Im Grunde gibt es solche „Wahrheiten“ gar nicht. Was ich über mich denke, ist meistens eine Sehgewohnheit, die ich für die Wahrheit halte, zum Beispiel: „Ich bin stark … gesund … sozial.“ Die Menschen um mich herum haben oft ganz andere Vorstellungen von mir: „Der ist aber kompliziert … empfindlich … von der Rolle.“ Darum sind Krisen, in denen ich meine Vorstellung von mir überprüfen kann, so wichtig! Allerdings kann man sich im Dickicht einer Krise schnell verirren. Ein Mensch, der einem bei der Bewältigung der Krisen zuhört und beisteht, ist etwas sehr Kostbares.

Ich halte die solidarische Präsenz eines anderen Menschen für einen wesentlichen Schlüssel, um die eigenen Krisen zu durchschauen und einzuordnen. Das geht sogar ohne Worte. Schon die stille und zurückhaltende Gegenwart eines Menschen trägt dazu bei, dass traumatische Situationen leichter verarbeitet werden können.
Um andererseits als Begleiter vom Leid des Gegenübers nicht verschlungen zu werden, braucht man die Fähigkeit zur inneren Distanzierung. Je mehr ich als Zeuge von Menschen mitgenommen werde auf die manchmal abschüssigen und dunklen Wege ihrer Wahrheitsfindung, umso mehr brauche ich selbst ein festes geistiges Fundament, ein Ordnungssystem, das mir ermöglicht, die Zumutungen des Lebens zu durchschauen und zu entwirren. Ich möchte im Folgenden einige meiner Zugänge zur Seelsorge vorstellen. Ich bin katholischer Priester. Doch keine Angst, es wird nicht allzu fromm!

## Ich

Das Leben ist kein Gebäude mit fest gemauerten Wahrheiten, vielmehr eine ständig fließende Reise, die hauptsächlich in meinem Kopf stattfindet. Wer sein Leben verstehen will, könnte sich intensiv mit dem Aufbau und der Funktionsweise seines Gehirns beschäftigen. Bis auf professionelle Neurowissenschaftler machen das nur wenige Menschen. Die meisten halten sich einfach an Sehgewohnheiten und identifizieren sich mit den Gedanken, die sie über sich oder andere über sie denken. Unser aller Lieblingsgedanke lautet „ich“! Tausendmal am Tag reden wir davon, mal laut und mal leise. Doch was ist das Ich eigentlich? Wahrscheinlich ist es „nur“ ein Gefühl! Am Anfang unseres Lebens wird unser Selbstgefühl von körperlichen Erfahrungen dominiert. Mit der Entwicklung unseres Gehirns kommen geistige Potentiale hinzu, die uns helfen, die vielfältigen Erfahrungen zu koordinieren und als Erinnerungen zu speichern.

Was dem Neugeborenen noch wie ein großes „ozeanisches" Gefühl der Einheit vorkommt, wird im Lauf der Entwicklung immer mehr zerlegt und schubladisiert. Irgendwann sagt das Kleinkind dann „ich" dazu und ist damit auf dem besten Weg, sich ein individuelles Selbstbewusstsein anzugewöhnen. Das Ich wird zur entscheidenden Koordinierungsinstanz, obwohl es nicht mehr ist als eine Vorstellung von uns selbst, eine subjektive Theorie über uns, ein Konglomerat aus Erfahrungen, die wir bewusst oder unbewusst gemacht haben. Im Grunde ist unser Ich eine Erzählung, jedenfalls nichts Konsistentes. Es ist eher zerbrechlich, ständigen Krisen ausgesetzt und fluktuierend in seinen Zuständen. Im Laufe unseres Lebens identifizieren wir uns mit diesem Ich-Konstrukt und erfahren uns so als vermeintlich einheitliches und singuläres Wesen, das fähig ist zur Kommunikation und zur sozialen Verwirklichung. Der Preis für die Entwicklung unseres Ich-Bewusstseins ist die Erfahrung des Getrenntseins und die Angst vor Selbstverlust. Daraus entstehen Bedürfnisse nach Abgrenzung, Schutz und Kontrolle. Wo ihre Erfüllung längerfristig nicht möglich ist, beginnt der Mensch zu leiden. Als seelsorgerlicher Begleiter versuche ich, die Überidentifikation mit dem eigenen Ich zu überwinden und einen distanzierteren Blick auf sich selbst zu ermöglichen, selbst wenn dadurch nur ein minimaler Spalt Licht auf die eigene Situation fällt. Doch das kann zum Anfang von Heilung werden.

## Leid

Menschen leiden am Leben, an sich und den anderen. Das müsste nicht so sein und hängt vor allem mit den Vorstellungen im eigenen Kopf zusammen. Was aber ist Leid? Man kann es am Beispiel der Krankheit gut verdeutlichen: Die Krise der Krankheit wird von vielen Menschen als besonders unangenehm empfunden, weil man in ihr die Kontrolle über Teile des Körpers verliert. Ein Organ, über das man sonst nicht nachdenkt, weil es seit Jahren gut funktioniert, macht plötzlich Schmerzen. Das stört die konstruierte Einheit zwischen Ich-Bewusstsein und Körper erheblich. Von daher muss jede Krankheit möglichst schnell beseitigt werden. Man interveniert zunächst mit einfachen Methoden: Wärmezufuhr, Entspannung, vielleicht ein Medikament, eine Salbe! Doch das dysfunktionale Organ reagiert nicht, bleibt „ungehorsam". Man holt ärztlichen Rat ein, obwohl man dessen Treffsicherheit aus Erfahrung ohnehin schon mit Zweifeln betrachtet. Auch die ärztlich verordneten Therapien bringen oft nichts. Das schmerzende Organ bleibt subversiv. Man hat die Kontrolle verloren. Man leidet. Massive Ängste stellen sich ein: Wie wird das Ganze ausgehen? Bleibt dieser Zustand erhalten? Muss ich sterben? Diese unheilvolle Phase dauert so lange, bis ich zumindest partiell wieder ein gewisses Maß an Kontrolle erreicht habe. Das volle Vertrauen in das Funktionieren des Körpers stellt sich nur langsam wieder ein. Doch wenn alles wieder beim Alten ist, verstummt der Leidensdruck und damit der Impuls, am eigenen Leben etwas zu ändern.

Im Grunde ist auch das Leiden nur eine Vorstellung, die von unserem Gehirn mit unangenehmen Erinnerungen konnotiert wird, sodass manche Menschen (in der Hauptsache Männer) schon beim kleinsten Schnupfen ans Sterben denken. Daneben gibt es Menschen, die das Leiden lieben. Das ist nicht krankhaft, sondern eine Variante, wie unser Gehirn die Vorstellung von Leiden mit positiven Erinnerungen assoziieren kann, meistens mit Phantasien von Zuwendung und Trost, die man als krankes Kind empfangen oder zu sehr entbehrt hat. Am Anfang des Leidens steht immer eine Veränderung (körperlich, psychisch, im Zusammenleben), mit der das Ich-Konstrukt nicht oder aufgrund von antrainierten Bewertungen nur negativ umgehen kann. Wenn der Mensch sonst nichts kennt als die Einflüsterungen seines Ich, kann schnell Panik entstehen.

## Selbst, Seele, Geist

Die Überidentifikation mit dem Ego-Bewusstsein führt zur Entfremdung von jenen Dimensionen, die tiefer liegen. Der Mensch ist größer als die Vorstellung, die er von sich hat. Wir sind mehr als das, was wir über uns denken. In jedem Menschen gibt es etwas, das ihn mit allen anderen Lebewesen verbindet, etwas, das unzerstörbar und ewig ist. In den verschiedenen spirituellen Traditionen wird es oft das „Göttliche" genannt. Es ist unser „wahres Selbst" im Unterschied zum „falschen Selbst", das sich auf unser Ich-Bewusstsein beschränkt. In der christlichen Vergangenheit wurde das Ego oft denunziert und abgewertet. Doch das falsche Selbst ist nichts Negatives, es reicht bloß nicht aus, um die ganze Wirklichkeit des Menschen zu beschreiben. Das falsche (kleine, getrennte) Selbst muss sich des wahren bewusst werden und bereit sein, sich darin zu integrieren. Nur so kommt es zu einer Vertiefung und Ausweitung des Bewusstseins und der Entdeckung der heilenden Kräfte in sich selbst.

Spirituell betrachtet ist Krankheit der Moment, an dem wir mit der illusionären Seite unseres Ego-Selbst konfrontiert werden. Der Mensch wird seiner Zerbrechlichkeit und Hinfälligkeit gewahr. Krankheit ist ein Vorbote des Todes, selbst wenn der Mensch wieder gesund wird. Das Ego-Selbst hat riesige Angst vor dem Tod. Es unternimmt alles, um den Tod oder den Selbstverlust aus dem Bewusstsein zu verdrängen. Heilung im umfassenden Sinn geschieht dann, wenn die Vergänglichkeit nicht mehr verdrängt, sondern akzeptiert wird, und der Tod als ein Vorgang betrachtet wird, in dem das getrennte Ego vergeht, aber das wahre Selbst als ewig erfahren wird.

Wenn Menschen ihr Inneres beschreiben wollen, reden sie kaum von „wahrem" und „falschem" Selbst. Auch ich habe dieses Sprachspiel erst sehr spät entdeckt in der Auseinandersetzung mit Vertretern der zeitgenössischen christlichen Mystik, wie sie von Thomas Merton oder Richard

Rohr gezeigt wird. Normalerweise wird von der „Seele“ gesprochen. Doch das Wort „Seele“ ist vieldeutig. Es gibt in der christlich-jüdischen Tradition kein einheitliches Konzept von Seele, ebenso wenig in Philosophie und Psychologie. Ähnliches gilt für die Begriffe „Leib“, „Körper“ oder „Geist“. Diese begrifflichen Unschärfen sind kein Mangel, sie zeigen nur, dass es sich hierbei um zentrale Kategorien des menschlichen Lebens handelt, die unter mannigfaltigen kulturgeschichtlichen Einflüssen unterschiedlich bearbeitet wurden.

In meinen Augen ist der Mensch ein ganzheitliches Wesen, bestehend aus Leib und Seele. Beide Seiten sind nicht zu trennen, weil sie ganz fest miteinander verschränkt sind. In jeder Sekunde ist ein Mensch sowohl Leib als auch Seele. Eine Trennung findet erst im Tod statt. In Irland gibt es die schöne Erzählung, dass eine Seele, die im Tod vom Körper getrennt wird, sich kurz vor dem Verlassen des Zimmers noch einmal umdreht, um den leblosen Körper zu küssen und sich zu bedanken für die gemeinsame Zeit. Leib und Seele sollen eine liebevolle Einheit sein. Der Körper beeinflusst die Seele und umgekehrt. Die Seele brauchte den Körper als Instrument, auf dem sie ihr Lied spielt, und der Körper ist der Engel der Seele, weil er ihr die Möglichkeit gibt, sich auszudrücken. Viele stellen sich vor, dass die Seele im Körper wohnt. Das glaube ich nicht so ganz. Für mich ist es eher umgekehrt. Der Körper wohnt in der Seele. Diese ist viel „größer“ als der Körper. Sie ist nicht an einen Ort gebunden und verfügt über Kräfte, die die körperlichen weit übertreffen.

Ein bestimmter Teil der Naturwissenschaft möchte uns heute einreden, dass es keine Seele gibt und alles Leben nur auf elektrochemischen Vorgängen im Gehirn beruht. Das andere Extrem behauptet, sie sei eine eigene immaterielle Substanz in uns, die viel mehr wert sei als der Körper. Wieder andere verwechseln die Seele mit der Psyche. In meiner Vorstellung ist die Seele ein Symbolbegriff für den Menschen, wie er in seiner ganz individuellen Eigenart ist. Die Seele ist der Mensch an sich, das Zusammengefüge

von materiellen und geistigen Wirklichkeiten, wie es nur in diesem einzelnen Menschen so vorkommt.
Damit habe ich ein Stichwort genannt, welches verständlich machen kann, was das Leben ist: Geist. Die Seele ist Geist. Der Geist ist kein Spukgespenst, er ist auch nicht Verstand oder Vernunft, obwohl er sich oft in Verstand und Vernunft äußert, aber ebenso oft in Gefühlen. Um es ganz abstrakt auszudrücken: Geist ist die Ansammlung von Möglichkeiten. Wenn ich sage, der Mensch ist Geist, dann meine ich, dass im Menschen eine ganz bestimmte singuläre Potentialität steckt. Wie er seine Möglichkeiten entwickelt, hängt von vielen Faktoren ab, zum Beispiel von genetischen Bedingungen, Erziehung oder Lebensumfeld. Übrigens gibt es keinen Gegensatz zwischen Materie und Geist. Die moderne Physik, namentlich die Quantenphysik sagt uns, dass auch Materie Geist ist, ebenso wie Energie und Information. Jede Wirklichkeit ist eine ganz bestimmte Form des Geistes.
Als gläubiger Mensch ist es für mich klar, dass Geist ein anderes Wort für Gott ist. Gott ist die Summe der Potentialitäten. Sein Geist steht am Anfang der Wirklichkeit. Dieser Geist hat die Schöpfung hervorgebracht und unser Geist wirkt nach wie vor mit, um alle Möglichkeiten der Schöpfung auszuformen. Alles Leben ist Gottes Leben, also die Gestaltwerdung von Gottes Geist. Ich selbst habe lange gebraucht, um mich in meinem Glauben von „theistischen" Vorstellungen zu befreien, in denen Gott ein jenseitiges Wesen „in der Höhe" ist, das mir gegenübersteht und in mein Leben hineinregiert. Heute weiß ich: Es gibt keine Trennung zwischen Gott und Leben, zwischen Gott und Kosmos, zwischen Gott und Mensch, zwischen Gott und Seele: Die Seele ist ein Bild für das Göttliche in uns. Sie ist unser wahres Selbst und es ist für unser Lebensglück entscheidend, ob wir ein Bewusstsein für dieses wahre Selbst haben. Ansonsten verbringen wir die meiste Zeit des Tages allein in unserem falschen Selbst, jener Vorstellung von uns, in der wir uns als getrennt erleben, als ein isoliertes

und auf den Körper beschränktes Wesen, das Angst um sich hat und sich ständig um Liebe und Anerkennung bemühen muss. Die Identifikation mit dem Ego-Selbst schränkt unseren Geist empfindlich ein, sie reduziert unsere Möglichkeiten. Die Seele leidet darunter, denn sie weiß von den vielen Möglichkeiten, die wir haben, um unsere Wirklichkeit zu gestalten. Die Seele weiß um unsere Potentialität, um unser Glück. Doch die Beschränkung auf unser falsches oder kleines Selbst verhindert unser Glück. Der Mensch, der am stärksten aus seiner Seele, seinem wahren Selbst, seiner Potentialität gelebt hat, ist Jesus Christus. Darum nennen ihn die Christ:innen auch Gott. Seine Befreiung aus der Enge des Ego-Selbst und seine Hinwendung zum göttlichen Selbst sind legendär geworden. Diesem vollkommenen Leben aus dem Geist konnte selbst der physische Tod nichts anhaben. Jesus offenbarte uns das innerste Gesetz des Geistes. Es ist die Liebe. Die Liebe ist der Stoff, aus dem die Welt und unser Leben gewoben sind, denn die Liebe ist der Gipfel aller Möglichkeiten. In Liebe ist alles möglich. Ich neige dazu, in der Liebe auch die Antwort auf die Frage zu sehen, warum Jesus unzählige Menschen von ihren Krankheiten heilen konnte. Denn Heilung ist eine Frage des Geistes. Wenn jemand wie Jesus das getrennte Selbst ganz zurückstellen und aus der vollkommenen Einheit mit dem göttlichen Selbst leben kann, verwirklicht sich das geistige Bewusstsein in ihm und entströmt als liebevolle Kraft einer uneingeschränkten Zuwendung. Die liebevolle Präsenz Jesu veränderte den Geist derer, die bei ihm Hilfe suchten.

## Seelsorge

Als junger Mann wäre ich gern Arzt oder Künstler geworden! Nun bin ich Priester und freue mich, dass ich als Seelsorger Menschen in ihren Krisen begleiten kann. Seelsorge ist nicht Seelenbehandlung, das ist die Sache von Psychologie und Psychiatrie. Als Seelsorger bemühe ich mich, einem anderen Menschen zu helfen, seine Seele (sein wahres Selbst) zu entdecken, ihm also die Möglichkeiten seines Lebens zu zeigen. Viele Menschen leben auf einem niedrigen Niveau ihrer Potentialitäten, sie schöpfen den Geist nicht aus, der in ihnen ist. Dadurch kommt ihnen die Lebensfreude abhanden, sie beginnen sich mit den Problemen des Lebens zu identifizieren, etwa mit den Schmerzen ihres Körpers oder ihrer Psyche. Wir alle kennen Menschen, die nur mehr von ihren Schmerzen reden. Andere wiederum sprechen nur von der Vergangenheit, die aber ebenso keine Möglichkeiten hat. In ihr kann der Geist nicht leben. Solche Menschen brauchen Seelsorge, also die Aktivierung ihrer Geistseele, denn sie ist die Quelle jener Lebensenergie, die sich etwa als Kraft zum Aushalten oder als Hoffnung zeigt. Meine Arbeit als Seelsorger ist eine ganz basale Form von Lebenshilfe, durch die geistig-seelische Kräfte freigesetzt werden. Ich will die Energiezustände eines Menschen verändern und ihm dadurch neue Lebensmöglichkeiten erschließen.

Die geistigen Energien des Menschen haben viele Namen. Im Krankenhaus ist viel von „Hoffnung" zu hören. Sie ist eine unglaubliche Energiequelle, man gibt sie meist erst ganz zum Schluss auf. Oder die Liebe! Was kann ein Mensch nicht alles bewältigen, wenn ihn die Liebe treibt! Hoffnung und Liebe sind unverzichtbar für die Lebendigkeit eines Menschen, für die Vitalität seiner Seele. Auch religiöse Überzeugungen sind ein enormer geistiger Energiespeicher. Sie geben Halt, wenn neben einem alles zu versinken droht.

Krankheit ist ein Ausdruck dafür, dass ein Mensch aus dem Gleichgewicht gekommen ist. Er hat den Kontakt zu seiner wahren Identität verloren und sieht nur mehr die Segmente seiner Identität, die um das Kranksein kreisen. Die Begegnung mit anderen Lebensbereichen (Familie, Kreativität, Glaube) kann diese Fixierungen durchbrechen und dazu führen, die komplexe Situation des Leidens anzunehmen. Dann wird die Krankheit zur Chance, wieder Freundschaft mit sich selbst zu schließen und in eine

ausgeglichenere Lebenshaltung zu kommen.
Doch zunächst geht viel Kraft verloren dadurch, dass wir die Tatsache verändern wollen, dass wir krank sind. Wir können – so meinen wir – nicht ertragen, dass alles so ist, wie es ist. Die Medizin weckt in uns die Hoffnung auf eine mögliche Verbesserung. Diese Tendenz, die oft eine Illusion nährt, fällt in der palliativen Situation weg. Da geht es nicht mehr um falsche Hoffnungen. Da brauchen wir eine andere geistige Ressource, die in unserer Seele schlummert. Ich meine den Mut. Obwohl der Körper schon so hinfällig ist, braucht es gerade am Ende des Lebens die größte Portion Mut, um der Wahrheit ins Gesicht zu schauen.
Als Seelsorger versuche ich diesen Weg mit dem Patienten zu gehen, indem ich wie ein Schatzsucher ganz hinunter steige zu den verborgenen Quellen des Mutes. Ich tu mich dabei leichter als der Patient. Ich weiß, wo man diese verschütteten Goldadern im eigenen Leben am ehesten vermuten darf. Wenn man sie findet, ist es überraschend, wie schnell ein Zustand der Entspannung einkehrt. Dann werden die Energien nicht mehr für illusionäre Zwecke eingesetzt, sondern gezielt auf das konzentriert, was jetzt in diesem Augenblick notwendig ist.

## Heilende Präsenz

Mein wichtigstes Mittel der Seelsorge ist die menschliche Präsenz. Sie ist die stärkste Medizin, ein Wundermittel, um Menschen zu helfen. Präsenz braucht unter anderem Zeit. Immer dann, wenn wir Zeitnot spüren, sind wir weit weg von unserer Seele, also von unseren geistigen Möglichkeiten. Darum ist es so erschreckend, dass es in Krankenhäusern und Pflegeheimen ein großes Problem mit jener Zeit gibt, die dem Personal zur Verfügung steht, um bei den Patient:innen zu sein.
Seelsorge wirkt durch menschliche Präsenz, indem sie zunächst den anderen Menschen wahrnimmt, ihm Wertschätzung entgegenbringt. Präsenz

hat zum Ziel, Beziehung zu ermöglichen. Beziehung ist nichts anderes als ein Energietransfer. Dadurch verändert sich der energetische und damit auch geistige Zustand eines Menschen, der aus irgendwelchen Gründen (Alter, Krankheit) auf einem niedrigen Energieniveau leben muss. Am Anfang einer Begleitung kommt es mir so vor, als wäre ich so etwas wie eine Tankstelle, die kranke Menschen anzapfen. Wenn ich das bewusst erlaube, bin ich am Ende nicht leer, sondern habe mein Gegenüber in die Lage versetzt, auf die eigenen Ressourcen zurückzugreifen.

Die wichtigsten Wege der Seelsorge sind Kommunikation und Nähe. Gute Seelsorge ist immer Gesprächsseelsorge. Sie braucht die Fähigkeit zum Zuhören und manchmal auch zum Schweigen. Eine besondere Form der Kommunikation sind Symbole und Rituale. Das ist aus meiner Erfahrung sogar die bevorzugte Sprache der Seele. Denn viele Dinge des Lebens lassen sich nur schwer mit Worten ausdrücken. Als Seelsorger biete ich vor allem religiöse Rituale und Symbole an, weil es mir ja darum geht, im anderen Menschen ein Bewusstsein zu schaffen für die göttliche Seite des Lebens, für den Mehrwert des Lebens, für die spirituelle Dimension des Lebens. Im Grunde ist das Ziel der Seelsorge, dem Menschen zu einer neuen Lebendigkeit zu verhelfen, in der er sein Leben als Vollzug des göttlichen Lebens betrachten kann, also auf sein Leben mit den Augen Gottes schauen kann. „Lebendigkeit" ist nach David Steindl-Rast auch die beste Übersetzung des Wortes „Spiritualität". Spirituelle Menschen sind innerlich „lebendig". Seelsorge ist keine Form der Mission, bei der man den Menschen dazu bringen will, Glaubenssätze anzuerkennen. Ein Mensch erfährt Gott, wenn er ident ist mit den Tiefen seines Lebens. Gott kommt im Gewand des Lebens zu uns. Der lebendige Alltag ist die eigentliche Kirche, in der wir mit dem göttlichen Geheimnis konfrontiert werden.

Jeder Mensch kann seelsorgerlich wirken, wenn er bereit ist für eine echte Begegnung. Das kann sich in ganz einfachen Dingen und Vollzügen abspielen.

Ich habe in meinen Papieren das Gedicht einer Patientin gefunden, das davon erzählt, wie breit die Möglichkeiten der Seelsorge sind:

*Sie wissen nicht,*
*wie nahe du mir bist*
*durch sie.*
*Durch das Lachen,*
*die Blicke, die Gesten,*
*durch ihr Zuhören und ihre Worte.*
*Sie wissen nicht,*
*dass ihre Nähe, ihr Dasein*
*den Raum, das Jetzt, jedes Wort*
*mit dir erfüllt.*
*Sie wissen nicht,*
*dass sie Jona sind*
*und der Engel, der sagt:*
*Der Herr ist mit dir.*
*Sie wissen nicht,*
*dass es Gottesdienst ist,*
*was sie an mir tun.*
*Wenn du willst, Gott,*
*lass mich sein für sie,*
*was sie sind für mich.*

Diese Patientin sieht in den Menschen, die im Krankenhaus für sie da sind, Gott. Ihre Wahrnehmung hat sich auf ungewöhnliche Weise vertieft und erweitert. Wenn man mit solchen Patienten zusammentrifft, erweitert das auch die eigene Sichtweise. Für mich ist der Mensch im Krankenbett nicht nur der geschwächte Körper, den ich sehe. Ich schaue nicht nur das Gesicht oder die Hände dieses Menschen. Ich sehe ihn in seiner Wahrheit, die ihm vielleicht selbst nicht bewusst ist. Ich sehe in ihm das geistige Wesen, seine Seele. Ich sehe in ihm das Kind Gottes. Ich sehe das größere Leben, das in ihm lebt und sich durch ihn ausdrückt. Zu diesem größeren Leben gehören auch die schmerzvollen Prozesse von Krankheit und Schmerz. Spätestens seit Jesus und seinem Leben und Sterben wissen wir, dass auch diese dunkle Seite des Lebens, das, was wir oft „Kreuz" nennen, in Gott hineingehört. Das Leben Jesu ist eine einzige Einladung, das Kreuz auf sich zu nehmen, jene dunkle Seite unserer materiell-geistigen Existenz, der wir so gern entfliehen möchten. Jesu selbst hat mit seiner Haltung die Bereitschaft vorgelebt, in das Kreuz und die dunkle Seite der Existenz bewusst hineinzugehen, um dadurch die Kraft einer Verwandlung freizusetzen.

Keine Angst, ich halte im Seelsorgegespräch keine Predigt. Ich versuche niemandem, der sterbenskrank vor mir liegt, irgendeine Erlösung aufzuzwingen. Der Weg geht anders. Er geht durch das Leben hindurch. Gemeinsam mit dem Patienten betrachte ich sein Leben: seine Kindheit und Entwicklung, seine Familie, seine Beziehungen, seine Freude an der Arbeit, den jähen Einbruch von Krankheit und Krise, den Kampf gegen die Krankheit, die Einsicht, dass nichts mehr hilft. Schon allein das Erzählen und Aussprechen ist eine Annäherung an die Identifikation mit der Wahrheit des eigenen Lebens. Es hat aber auch die Qualität der Würdigung. Viele Menschen leben ja unter dem Eindruck, dass ihr Leben, wie es war und wie es ist, nicht genügt. Viele trauern einem ungelebten Leben nach, weil ihr jetziges Leben sich wie „zu wenig" anfühlt. Ein entsetzlicher Irrtum, weil unser Leben immer das Leben Gottes ist! Nichts im Leben soll man geringschätzen, für nichts braucht man sich zu schämen. Alles ist gut und wertvoll, selbst die Irrwege und Fehler. Sogar die Sünde ist nichts Schlechtes, weil sie zum Einfallstor für die Gnade Gottes werden kann.

Das seelsorgerliche Gespräch hat den Sinn, das Leben, wie es ist, zu thematisieren und zu diesem Berg von Lebensmaterial, der dabei auf den Tisch kommt, ein großes „Ja" zu sprechen. Es geht um die Versöhnung mit dem eigenen Leben. Daraus wächst die Kraft, dieses Ja auch zur Krankheit und einem bevorstehenden Lebensende zu sagen. Im wahren und göttlichen Selbst, das man dann erreicht, wenn man die Fixierung auf das zeitgebundene, getrennte Selbst loslassen kann, gibt es immer nur diesen Augenblick, egal, wie er ist. Diesen gegenwärtigen Augenblick, mit seinen vielleicht körperlichen Schmerzen und Einschränkungen zu akzeptieren, ermöglicht einen tiefen inneren Frieden. Er entsteht in einem Moment der Identität. Im Erfahren dieser Identität weitet sich der Blick auf das Wunder des Lebens, dessen Geheimnis es ist, dass mein kleines Leben Teil eines größeren Lebens ist, dass mein kurzes irdisches Leben Teil des ewigen Lebens ist. In keinem Augenblick unseres Daseins sind wir getrennt vom großen Leben. Das redet uns nur unser Ego erfolgreich ein. Doch das stimmt nicht! Die befreiende Wahrheit ist, dass Gottes Leben in mir nicht vergeht. So gebe ich abschließend dem großen mittelalterlichen Theologen Thomas von Aquin recht, der gesagt haben soll: *„Glücklichsein heißt zu erkennen, was größer ist."*

# SYNTHESE

Mike Mandl

# Einfach bleiben und das Lachen der Seele

Ich kann mich nicht mehr daran erinnern, aber dazu muss man anmerken, dass ich gerade einen Tag alt war und das bewusste Erinnerungsvermögen in dieser Lebensphase nun mal gering ausgeprägt ist. Von daher stütze ich mich auf Erzählungen und die lauten in diesem Fall wie folgt: Mein Großvater ließ es sich nicht nehmen, den frisch geschlüpften Genabkömmling stolz auf der Station durch die Gegend zu tragen und zu präsentieren. Auf der Station, die er im Krankenhaus leitete. Und auf den anderen natürlich auch. Denn das Krankenhaus war sein Wohnzimmer. Mein Großvater war Chirurg und ein sehr guter noch dazu. Primar, Hofrat, Ehrenzeichen der Republik Österreich und was eben sonst noch so dazu gehört, wenn man am Zenit der medizinischen Karriereleiter angekommen ist. Und in mir sah er seinen Nachfolger. Ich sah das allerdings anders. Klarerweise erst wesentlich später, aber an der Ausgangssituation gab es nichts zu rütteln: Der Zugang zur großen, weiten Welt der Medizin wurde mir in die Wiege gelegt. Der kleine Mike wuchs also mit einem omnipräsenten Spitalsgeruch in der Nase heran und die Themen Gesundheit, Krankheit und Tod waren ebenso stete Begleiter. Ich war Zaungast in der Ordination, in der meine Mutter immer wieder aushalf. Und viele Familienfeste wurden jäh unterbrochen, weil Großvater rasch zu einer Notoperation musste. Man muss sich das so vorstellen: Das waren die frühen 1970er Jahre und das Patriarchentum war eine noch nicht in Frage gestellte Familienstruktur, sprich, es scharrten sich alle um eine zentrale Figur und diese war mein Großvater. Nicht, dass es nicht noch weitere Heilkundige im Stammbaum gab. Im Gegenteil. Da tummelten sich Allgemeinmediziner:innen, Internist:innen, Fachärzt:innen für physikalische Medizin und so weiter und so fort, quasi eine kleine hippokratische Dynastie, aber Opa stand im Mittelpunkt, ganz einfach, weil er – wie schon erwähnt – ein sehr guter war, auch menschlich. Daher verbrachte ich viel Zeit in seiner Nähe. Er ließ es sich konsequenterweise auch nicht nehmen, selbst Hand anzulegen, sollte es Eingriffsbedarf in der Verwandtschaft geben, und so trage ich zwei schöne Narben von ihm auf meinem Körper. Eine davon rettete mir das Leben. Alles schien auf Schiene. Ich hätte nur nicht mit dem Nachdenken anfangen sollen…

Das kindliche Gehirn denkt gerne outside the box, ganz einfach, weil es sich noch wenige Boxen zurecht gelegt, um der Welt geordnet, sortiert und vernünftig gegenüber zu treten. Meine kindlichen Gedankengänge drehten sich daher frech und frei von der Leber weg um die Frage, warum denn der Opa dauernd wo etwas rausschneiden oder richten muss. Das Richten sah ich ja noch irgendwie ein. Unfälle passieren. Eben noch kerngesund, jetzt ein Trümmerhaufen. Da bist du froh, wenn dich jemand wieder ordentlich zusammenflickt. Aber die ganzen anderen Sachen? Die Krebse, die Kröpfe, die Geschwüre. Überhaupt: Warum wurden Menschen eigentlich krank? Wäre es nicht wesentlich besser, wenn sie einfach gesund bleiben würden? Wäre mein Opa dann ohne Arbeit? Und was machen eigentlich die anderen Mediziner:innen? Sollten die nicht das Krankwerden verhindern? Oder zumindest verhindern, dass eine Krankheit so furchtbar wird, dass man ihr nur mehr mit dem Skalpell auf den Leib rücken kann? In meiner Fantasie kreierte ich einen Superhelden, durch dessen Wirken alle Menschen gesund und glücklich blieben, sodass niemand mehr Leid und Schmerzen erfahren musste. Es reichte seine Präsenz, ein bisschen Hand-Auflegen und alles war gut. Psychologisch geschulte Leser:innen mögen gerne theoretisieren, ob diese von mir ersonnene Gestalt nicht unbewusst ein früher Versuch war, sich vom nicht zu negierenden Einfluss meines Großvaters zu entkoppeln. Vielleicht haben sie sogar recht. Denn ich entschloss mich relativ bald, den vorgegebenen Weg in Richtung Schulmedizin zu verlassen und mich auf die Suche nach meinem Superhelden zu machen, der den heiligen Gral der ewigen Gesundheit in den Händen hielt.

Diese Suche führte mich zuerst einmal in den fernen Osten. Und zwar aus zweierlei Gründen. Zum einen waren da diese Träume. Es waren Träume, die ich als kleines Kind immer wieder träumte, und das über mehrere Jahre: Ich erlebte mich im Schlaf als asiatischen Jungen in einem asiatischen Land. Dazu gilt es anzumerken: Ich bin 1969 in einer kleinen Stadt in Oberösterreich geboren. Ich weiß nicht, ob es damals überhaupt schon ein China-Restaurant in Steyr gab, geschweige denn einen Sushi-Laden. Was ich aber weiß: Dass meine Eltern sowie meine gesamte Verwandtschaft sowie alle relevanten Bezugspersonen inklusive des erweiterten sozialen Umfeldes einen nur bedeutungslosen Bezug zu Ländern besaßen, die über die ungarische Grenze hinaus in Richtung aufgehender Sonne lagen, abgesehen von der Kenntnisnahme diverser Automarken und dem Drohbild der gelben Gefahr. Das Internet war noch nicht erfunden und einer der populärsten Botschafter asiatischen Kulturguts, Bruce Lee, trat erst in den frühen 1970er Jahren seinen globalen Siegeszug an. Zumal ist es eine Eigenheit der oberösterreichischen Bevölkerung, die großen Trends mit einer Zeitverzögerung von gut zehn Jahren auszusitzen. Bruce Lee und die in seinem Sog freudig Fäuste schwingenden Protagonist:innen schieden als frühe Influencer also aus, wie auch generell der gesamte Kampfkunstbereich, denn ich war den Ballsportarten verfallen. Meine erste bewusste Kontaktaufnahme mit dem fernen Osten geschah über Tischtennis, weil da dominierten einfach die Chinesen. Da war die Phase dieser kosmischen Träume aber schon lange vorbei.

Woher kamen also diese nächtlichen Bilder? Eine der quälendsten Fragen meiner Kindheit lautete: Wie kann ich ich sein, wenn ich doch wer anderer bin? In meinen Träumen lebte ich ein Parallelleben, hielt mich in asiatischen Dörfern auf, aß asiatisches Essen, spielte mit asiatischen Kindern. Kurzum: Ich besaß bereits in sehr frühen Jahren einen sehr hohen Asienbezug, der mir aber zu schaffen machte und den sich niemand wirklich erklären konnte, außer dieser einen Kartenlegerin, die ich einmal aus reiner

Neugier aufsuchte. Oder war es eine Mutprobe, eingebrockt durch meine Kollegen? Da bin ich mir nicht mehr so sicher. Hauptsache sie war sich sicher. Und was sie da in ihren kurzen Rauchpausen so von sich gab, das stieß in meinem Kopf zwar auf jede Menge Widerstand, aber meine Seele ließ sich davon berühren: Ich war im vorherigen Leben ein asiatischer Mönch, ausgebildet in Heilkunst, mit dem Auftrag, diese unters Volk zu bringen. Das Problem dabei: Das jahrelange mönchische Leben, in dem Verzicht groß und Vergnügen klein gehalten wurde, kann zu mannigfaltigen Sehnsüchten führen, und das erstbeste Wirtshaus entlang meines Wanderweges in Richtung meiner zu absolvierenden Mission schien diese erfüllt zu haben.

Ich wurde schwach. Schwächer. Und noch schwächer. Denn nach dem ersten Wirtshaus pilgerte ich gleich in das zweite. Und dann in das nächste. Und in das nächste. Wein, Weib und Gesang statt Krankheit, Leid und Dienen. Das war's dann auch schon. Ich hatte meinen vorherbestimmten Auftrag in den Sand gesetzt. Und zwar gewaltig. Meine Ausbildner:innen waren enttäuscht. So viel Zeit und Mühe und dann das. Das Karma rümpfte ebenfalls angewidert seine sich in alle Angelegenheiten steckende Nase. Von daher, meinte die Kartenlegerin, sei es nur logisch und fair, dass ich diesen Auftrag in meinem jetzigen Leben nachholen müsse. Also Heilkunst unters Volk zu bringen. Diesbezüglich hätte ihr sogar mein genauso streng wissenschaftlich wie konservativ denkender Großvater mit großer Begeisterung zugestimmt. Der Haken: Bei der unters Volk zu bringenden Heilkunst handelte es sich um die asiatische, sprich um ein Medizinsystem, das hierzulande gerne leicht herablassend als alternativ eingestuft wird, und das, obwohl es eine der ältesten und ohne Unterbrechung angewandten Methoden zum Erhalt der Gesundheit und zur Behandlung von Krankheiten ist. In einem der bevölkerungsreichsten Länder der Welt. Der jedoch wirklich entscheidende Grund, warum ich für meine Fragestellungen in Bezug auf medizinische Themen in die Ferne schweifte, hatte damit zu tun, dass – bei allem Respekt vor dem im Westen entwickelten medizinischen Ansatz – asiatische Systeme die weitaus bessere Anlaufstelle sind, wenn es um präventive, also die Gesundheit erhaltende Maßnahmen geht. Eine genauso umfassende wie äußerst durchdachte Gesundheitspflege ist seit weit mehr als 2.000 Jahren integrativer Bestandteil der Traditionellen Chinesischen Medizin (TCM) und diese kann nicht nur locker mit den modernsten Healthy-Lifestyle-Konzepten mithalten, sondern diesen auch noch etwas lehren. In der TCM spricht man diesbezüglich von Yang Sheng Fa, was sinngemäß übersetzt „die Kunst zu pflegen, das Leben zu nähren" bedeutet. Die Verantwortung für die eigene Gesundheit lag in China immer in hohem Maß bei der einzelnen Person selbst und Mediziner:innen hatten nicht nur die Aufgabe, dennoch auftretende Krankheiten zu behandeln, sondern vor allem die Grundprinzipien von Yang Sheng Fa zu vermitteln. Dementsprechend waren sie gefordert, sich über ihr Fachwissen hinaus ein hohes Maß an Expertise in den Bereichen Bewegungskunst und Diätetik anzueignen sowie die Dynamiken des Geistes und des Bewusstseins zu studieren, denn im Leben eines wirklich gesunden Menschen braucht es auch eine Form von Spiritualität und Einsicht in die Natur des Seins. Idealerweise agierten die Mediziner:innen diesbezüglich als lebendes Beispiel und nicht wenige der herausragenden Persönlichkeiten der chinesischen Medizingeschichte schienen tatsächlich eine genauso lange wie hochaktive Lebensspanne aufzuweisen.

In TCM-Kreisen geht ja gerne die Geschichte um, dass im alten China Ärzt:innen nur so lange bezahlt wurden, solange ihre Patient:innen gesund blieben. Denn wurden diese krank, hatten sie ihren Job einfach schlecht gemacht. Das war natürlich ein Ansatz, der mich beschäftigte, wohl wissend, dass er weder umsetzbar noch praktisch noch wirklich zielführend ist und möglicherweise auch früher nicht so gehandhabt wurde, wie es uns die Mythen gerne glauben machen wollen.

Ich wuchs jedoch in einem Umfeld auf, in dem Menschen ihr Geld hauptsächlich mit Krankheiten verdienten, teilweise ein sehr gutes noch dazu, und zwar ausgerechnet die Personen, die am weitesten von dem vorsorglichen Erhalt der Gesundheit entfernt agierten. Darüber hinaus schienen diese auch noch das höchste Ansehen zu besitzen. Die Gleichung lautet hier wie folgt: Gesundheit ist das Resultat, wenn man den Faktor Krankheit erfolgreich eliminiert. Je komplizierter dieser Prozess, desto höher die Kunst und die damit einhergehende Entlohnung.

Damit Sie mich nicht falsch verstehen: Ich bin ein starker Befürworter und Verehrer unserer medizinischen Errungenschaften. Unsere Heilkunst bewegt sich nicht selten im Grenzbereich zu Wundern. Sie ist ein Segen. Aber trotzdem darf und sollte man Fragen stellen dürfen. Meine betreffen die Prävention, also den Erhalt und die Förderung von Gesundheit. Hier haben wir Aufholbedarf. Hand aufs Herz: Wie oft sind Sie von der medizinischen Person Ihres Vertrauens umfassend beraten worden? Im Sinne von: Gut, alle Werte und Parameter im Lot, aber da spüre ich trotzdem ein bisschen Stress und Anspannung, geht es Ihnen denn wirklich gut und muss das wirklich sein, mit den fünf Tassen Kaffee pro Tag? Darf ich Ihnen ein paar Empfehlungen von meiner Seite geben, weil ja, jetzt finden wir noch nichts, aber irgendwie steuern Sie doch auf etwas zu.

Welche flächendeckenden Maßnahmen zur Förderung der Volksgesundheit haben sich denn wirklich durchgesetzt und werden regelmäßig befolgt? Der eine Apfel pro Tag? Die Zeckenschutzimpfung? Die Vorsorgeuntersuchungen? Wie viele die Immunität stärkende Ansätze wurden in den letzten gut drei Jahren im öffentlichen Interesse verfolgt? Und das, obwohl wir diese neben anderen Maßnahmen durchaus auch brauchen hätten können. Klar. Das ist nicht wirklich drinnen. Das geht sich nicht aus. Von wegen Zeit und Budget und auch in Bezug auf die Einigkeit, welche Hebel man in Bewegung setzen sollte. Aber ist das wirklich so?

Ist es nicht erwiesen, dass sich jeder in die Krankheitsvermeidung inves-

tierte Euro doppelt bis dreifach rechnet? Von den Allgemeinmediziner:innen darf man diese Verantwortung nicht erwarten, die haben es so oder so schon nicht leicht. Wessen Verantwortungsbereich ist es dann aber?
Wer bitte sorgt dafür, dass wir nicht krank werden? Mein imaginärer Superheld?
Nein. Die Suche nach ihm ist gescheitert. Die Essenz dieser nunmehr über 40 Jahre währenden Auseinandersetzung mit diesem Thema: Demut. Generell kann man sagen: Es gibt Systeme, die sich der Behandlung von Krankheiten widmen. Es gibt Systeme, die sich der Bewahrung von Gesundheit widmen. Und es gibt Systeme, die uns helfen, mit Leid umzugehen. Punkt. Es wäre schön, die Gewichtung dieser Systeme zueinander etwas zu verändern, sodass alle drei Pakete zu einem großen Ganzen verschmelzen. Was sich jedoch nicht ändern lässt: Dass wir alle immer wieder krank werden. Dass wir alle sterben werden. Ich habe für mich gelernt, damit einverstanden zu sein. Das ist ein Aspekt, den ich an dieser Stelle gerne herausstreichen möchte: Das Einverständnis. Einverständnis ist mehr als Akzeptanz. Akzeptanz bedeutet ein Problem oder eine Situation so anzunehmen, wie sie ist, obwohl sie nicht unseren Wünschen und Erwartungen entspricht. Krankheiten, ob leichte oder schwere, entsprechen in den seltensten Fällen unseren Wünschen. Genauso wenig wie der Tod. Aber beide Aspekte sind Teil des Lebens. Das können wir verneinen. Das können wir zu verhandeln versuchen. Das können wir tolerieren. Das können wir akzeptieren – und das ist schon ein großer Schritt. Besser wäre jedoch ein grundlegendes Einverständnis. Einverstanden zu sein, dass wir in einem Körper leben, der erkranken kann, der erkranken wird. Früher oder später. Wir können uns Gesundheit wünschen. Wir können Gesundheit erwarten. Aber wir haben keinerlei Garantie. Einverständnis bedeutet für mich ein tief gefühltes Ja zu dieser Tatsache. Das Resultat ist Demut. Denn ob im Osten oder im Westen: Letztendlich wissen wir nicht, was uns wirklich krank macht.

Klar, es gibt offensichtliche Zusammenhänge, es gibt Ursache und Wirkung. Aber selbst bei Krebs oder Herz-Kreislauf-Erkrankungen, also den großen Killern unserer Zeit, ist das nicht immer so deutlich und linear, wie man meinen möchte. Deswegen spricht man da auch lieber von Risikofaktoren, die das Auftreten von bestimmten Krankheiten begünstigen oder sehr wahrscheinlich machen. Aber: Risikofaktor A kann bei Person B zu einer tödlichen Erkrankung führen, während er bei Person C keinerlei gesundheitliche Auswirkungen zeigt. Und dann erwischt es wiederum Person D, die mehr oder weniger alles richtig gemacht hat, also eigentlich bis zum Auftreten der Erkrankung kerngesund war und dann in wenigen Monaten unter der Erde. Warum?

Und bei sehr vielen Beschwerdebildern tappen wir noch mehr im Dunkeln, wie zum Beispiel beim gesamten somatoformen Beschwerdekreis. Das sind körperliche Beschwerden, die sich nicht oder nicht ausreichend auf eine organische Erkrankung zurückführen lassen. Sprich: Es gibt dafür keine klare medizinische Diagnose. Außer: somatoform. Und das, obwohl somatoforme Störungen zu den häufigsten Beschwerden zählen, die in Arztpraxen oder Krankenhäusern anzutreffen sind und darüber hinaus auch noch einen enormen Kostenfaktor darstellen, weil genau diese Patient:innen gerne mehrere Ärzt:innen aufsuchen und viele aufwendige Untersuchungsverfahren in Anspruch nehmen, ganz einfach, weil man nicht wirklich etwas findet. Neben der reinen Funktionalität des Körpers gibt es halt auch noch die Gene, die Geschlechtszugehörigkeit, die Psyche, den individuellen Werdungsprozess, den Lebensstil, die Lebensumstände, das Lebensalter, den Beruf, das Einkommen, das Auskommen, das soziale Umfeld, das kulturelle Umfeld, Umweltgifte, Keime, Medikamente, medizinische Fehlbehandlungen, das Wetter, das Karma, das Schicksal, die Gestirne, böse Geister und natürlich auch Verschwörungstheorien. All diese Wechselwirkungen gälte es zu erfassen, zu durchschauen und zu verstehen, wenn wir in Bezug auf Gesundheit und Krankheit wirklich Klartext

sprechen wollen. Wer traut sich dies zu behaupten? Überhaupt: Die strikte Unterscheidung zwischen krank und gesund gilt mittlerweile als überholt. Vielmehr spricht man von einer für die jeweilige Person zufriedenstellenden Funktionsfähigkeit auf biologischer, psychologischer und sozialer Ebene. Das bedeutet, dass „gesunde" Personen krank und „kranke" Personen eigentlich gesund sein können. Weil Kranke in gar nicht so wenigen Fällen zufriedener sind als Gesunde. Kompliziert? Ja! Letztendlich macht es bei komplexen Angelegenheiten daher meist Sinn, sich am Einfachen zu orientieren. An dem, was man in der Hand hat. Das ist zumindest mein Ansatz. So arbeite ich auch in meiner Praxis mit Menschen.
Darf ich Sie daher etwas fragen: Wie gut ist Ihr Schlaf? Ist er tief und erholsam? Ist er wie ein genussvoller Kurzurlaub für Geist und Körper, auf den man sich Tag für Tag freuen kann? Und wie schaut es dann am nächsten Morgen aus? Treibt sie eine positive Neugier aus dem Bett? Können Sie untertags ein ausgeglichenes Konzentrationsniveau ohne gröbere Schwankungen und Anstrengung aufrecht halten? Sind Ihnen gute Laune und freudvolle Motivation stetige Begleiter? Bis hinein in die Abendstunden? Ist das Finale so erquickend wie der Beginn? Sprich: Schlafen Sie schnell und mühelos ein? Wunderbar. Gratuliere. Sie haben etwas, was der größte Teil der Bevölkerung nicht hat. Einen guten Schlaf.
Sollte ich mich damit bereits zufriedengeben? Nein. Thema Bewegung. Wie schaut es damit aus? Ehrlich. Wie schaut es Tag für Tag damit aus? Ehrlich. Es braucht nicht viel. Aber es braucht mehr als die 10.000 Schritte, die uns das digitale Tracking als neue Benchmark für einen gesundheitsbewussten Lebensstil aufoktroyiert hat. Ein bisschen Anstrengung darf und soll sein. Ein bisschen Herausforderung für Kreislauf und Muskulatur über einen gewissen Zeitraum. Die Physis muss wirklich zum Arbeiten gebracht werden. Wir können uns hier gerne auf 20 Minuten einigen, diese jedoch am Stück und fokussiert. Sind Sie noch mit an Bord? Schön. Das freut mich. Ab jetzt wird es jedoch heikel. Weil es um Ihre Ernährung geht.

Sind Sie größtenteils zufrieden mit dem, was sich auf Ihrem Teller und in weiterer Folge in Ihrem Körper befindet? Oder tendieren Sie mehrheitlich zu Instant- und Industriefutter? Haben Sie ein Faible für Genussmittel? Dafür muss man sich nicht schämen. Jeder konventionelle Supermarkt ist voll damit. Bringt tolle Margen. Und macht ja auch satt. Und macht nebenbei ein bisschen süchtig. Und so haben wir es schließlich gelernt. Beginnend spätestens im Kindergarten, in dem sich aufgrund der sukzessiven Desensibilisierung der Geschmacksnerven durch Gummibärchen und Konsortien sowie der meist seltenen Alternativen der süße Zahn durchzusetzen beginnt. Einmal die Woche gibt's dafür gesunde Jause. Der Rest ist „normales" Essen. Normal? Warum eigentlich? Denn dieses Normal ist im Regelfall durch viel zu viele Verarbeitungsprozesse viel zu denaturiert und enthält darüber hinaus viel zu viel Zucker, viel zu viel Salz und viel zu viel Fett. Dieser Linie bleiben wir dann treu, gerne auch ein Leben lang. Nur was der Bauer kennt, isst er. Warum ist es eigentlich nicht umgekehrt? Gesundes Essen als neue Normalität? Bio als Basis. Nicht-Bio mit deutlich auszuweisendem Gütesiegel für den Rest? Und natürlich: Was ist überhaupt eine gesunde Ernährung? Diesbezüglich gibt es ja genauso diverse Meinungen wie Diäten…

Machen wir es uns daher einfach einmal einfach: Drei Monate lang keinen Zucker, kein Auszugsmehl, keine Fertiggerichte, keine Tiefkühlprodukte, keine Produkte mit Zusatzstoffen, keine Reizstoffe wie übermäßige Gewürze, Tee oder Kaffee und um gut 20 Prozent weniger, als Sie jetzt essen. Nehmen Sie sich Zeit für Ihre Mahlzeiten. Kauen Sie gut. Genießen Sie das, was am Teller liegt. Fertig. Einfach einfaches Essen ohne Trend, Zielorientierung, Zwang oder schlechtes Gewissen. Nur einmal für drei Monate. Sind Sie immer noch dabei? Das würde mich sehr freuen, denn jetzt wird es spannend. Es geht um Ihren Kopf. Es geht um Ihre Gefühle. Kurz und bündig: Sind Sie gut drauf?

Natürlich muss nicht immer die Sonne scheinen. Das ist eine Großwetterlage, die selten von Dauer ist, wenn überhaupt. Hin und wieder braucht es auch einen kurzen Regenschauer und wabert dichter Nebel durch den Wald, das kann ja auch eine schöne Stimmung sein. Trotzdem: Kommen Sie gut mit sich selbst aus? Genießen Sie sich? Haben Sie Spaß mit sich? Mögen Sie sich? Begegnen Sie sich selbst mit einer positiven Leichtigkeit? Was ist der ehrliche Grundtenor? Klar ist: Unzufriedenheit und Stress sind zwei ganz große Bösewichte, die bevorzugt unserem Immunsystem ein Bein stellen, und sollten Sie nicht alle vorher gestellten Fragen zumindest mit) einem vorsichtigen Ja und einem Hauch von einem Lächeln beantwortet haben, wäre es eine schöne Herausforderung, konsequente Psychohygiene zum Teil der täglichen Routinen zu machen. Hier betreten wir allerdings ein Feld, das noch wesentlich komplexer ist als das Ernährungsthema und auf ein Angebot trifft, das von Psychotherapie über kleine Dosen LSD bis zum ekstatischen Trancetanz mit Delfinklängen reicht. Daher mein Vorschlag: Abermals einfach bleiben. 15 Minuten Meditation. Wiederum für drei Monate. Am besten vor dem Schlafengehen. Still sitzen. Den Geist zur Ruhe kommen lassen. Die aufgewühlten Emotionen zur Ruhe kommen lassen. Das sorgt längerfristig für mehr Ausgeglichenheit. Und es verbessert den Schlaf. Womit wir wieder beim Anfang meiner Fragestellungen wären: Wie gut ist Ihr Schlaf?

Bei meiner Suche nach dem Superhelden war ich viel in asiatischen Ländern unterwegs, hauptsächlich in Japan, China, Indonesien und Sri Lanka. Ich bin in Sackgassen gerannt und habe Wunderheilungen erlebt. Ich habe Enttäuschungen erfahren, Hoffnungen begraben und Inspiration gefunden. Wie bei dem einen Meister der TCM, der mich sehr geprägt hat. Und der sah das Thema so: Unsere Gesundheit ist wie ein Sessel mit vier Beinen. Sind alle vier Beine gleich stark und gleich stabil, dann wackelt der Sessel nicht. Fehlt ein Bein oder haben die Beine unterschiedliche Längen, dann wackelt der Stuhl.

Fehlen mehrere Beine oder sind die Längenunterschiede der Beine beträchtlich, dann kommt es zu einer großen Instabilität und der Sessel fällt um. Unsere Gesundheit ruht aus dieser Perspektive betrachtet also auf vier simplen Säulen. Das sind auch die vier grundlegenden Säulen des Yang Sheng Fa, der Kunst, das Leben zu nähren. Je nach System gibt es bis zu neun Säulen, wobei hier anzumerken ist, dass Yang Sheng Fa wie auch die TCM die Wurzeln im Taoismus haben und die alten Taoisten einen kleinen Zahlenfetischismus sowie eine spezielle Vorliebe für die Neun hatten. Natürlich könnte man nun aus verschiedenen Perspektiven heraus lange und ausführlich darüber diskutieren, welche Säulen die besten wären, um eine möglichst hohe Standfestigkeit des Sessels zu gewährleisten. Meine Erfahrung: Darum geht es nur bedingt.

Denn eigentlich geht es um das Tun. Im Huangdi Neijing, dem „Gelben Kaiser", dem großen Standardwerk der TCM, das immer noch zur Pflichtliteratur aller TCM- Adept:innen zählt, obwohl mehr als 2.000 Jahren auf dem Buckel, steht geschrieben: „Was hilft es einen Brunnen zu graben, wenn man bereits durstig ist? [...] Schmiedet jemand Waffen, wenn die Schlacht bereits im Gange ist?". Sprich: Die Vorsorge ist alles. Der Rest ist Hingabe. Dieser eine Meister war diesbezüglich furchtbar kompromisslos. Kamen Menschen zu ihm und handelte es sich nicht um eine schwerwiegende Erkrankung, die sofortige oder sehr zeitnahe Handlungsmaßnahmen beziehungsweise weitere Abklärung oder einen Weiterverweis erforderte, dann schickte er sie wieder mit folgendem Rezept nach Hause: Kümmere dich drei Monate lang um guten Schlaf, sinnvolle Bewegung, sinnvolle Ernährung und ein ausgeglichenes Gemüt. Kümmere dich täglich um diese vier Säulen. Täglich! Schlaf. Bewegung. Ernährung. Gemüt. Täglich. Waren die Beschwerden nach drei Monaten immer noch in gleichem Ausmaß vorhanden, dann behandelte er die Leute. Personen, die es allerdings schafften, diese simplen Maßnahmen beharrlich umzusetzen, berichteten zu einem sehr hohen Prozentsatz von deutlichen Verbesserungen bis zu einem völligen Verschwinden der Beschwerden. Sprich: Der Arzt war in Bezug auf die Verantwortung in Gesundheitsfragen nicht mehr notwendig. Der Arzt, der sich selbst überflüssig macht. Das kam meinem Bild vom Superhelden schon sehr nahe. Und trotzdem: Selbst die beste Prävention kann Krankheiten nie komplett ausschließen. Sie macht sie nur wesentlich weniger wahrscheinlich. Da wären wir wieder bei der Demut und dem Einverständnis in Bezug auf das Vergehen, den Verfall und das Entgleisen unserer so wunderbaren physischen Form.

Bis jetzt haben wir viel über Krankheiten gesprochen und über mögliche Maßnahmen, die das Risiko ihrer Entstehung reduzieren können. Was ist nun aber Gesundheit? Dass es sich dabei nicht nur um die Abwesenheit von Beschwerden handelt, ist ein alter Hut. Das hat die WHO im Jahre 1946 mit ihrer immer wieder gerne zitierten Definition auf den Punkt gebracht: „Gesundheit ist ein Zustand des vollständigen körperlichen, geistigen und sozialen Wohlergehens und nicht nur das Fehlen von Krankheit oder Gebrechen". So weit, so gut. Es geht uns gut. Wir genießen einen unfassbaren Wohlstand, die aktive Lebensspanne steigt, viele Krankheiten, die früher eine tödliche Bedrohung darstellten, haben wir hervorragend im Griff. Und trotzdem: Wie sieht es aus mit dem großen Wohlergehen? Wie gesund ist unsere Gesellschaft? Wie gesund sind die einzelnen Individuen? Welchen Zugang zur Gesundheit verfolgen wir jetzt, im digitalen Zeitalter? Es scheint fast so, als hätten wir das allseits beliebte Wettbewerbsdenken auch auf den Themenbereich Gesundheit übertragen und diese zum Wettbewerb deklariert. Wer vitaler, fitter und gesünder ist, gewinnt.

Eine fast schon pathologische Suche nach einem eigentlich ganz natürlichen Zustand hat sich entwickelt, die eine riesige Industrie ins Leben gerufen hat, beginnend bei einer Myriade an Nahrungsergänzungsmitteln, endend bei Kältekammern für den Hausgebrauch und elektronischen Schlafhilfen. Wer da nicht mitspielt, fühlt sich schnell schuldig.

Für manche ist es mittlerweile fast ein Fulltimejob geworden, einfach nur

gesund zu sein. Wir erleben den Beginn des Zeitalters von Spitzensportlern in der Disziplin Gesundheit. Professionelle Biohacker erobern die Szene. Das erklärte Ziel: Die biologische Uhr auszutricksen, zu hacken. Es wird täglich mehr oder weniger alles aufgezeichnet und ausgewertet, was sich mit Hilfe von Smart Devices aufzeichnen und auswerten lässt, von den Tiefschlafphasen über den Puls bis zu den Gehirnwellen. Die Nährstoffzufuhr ist auf das Milligramm geplant, wie auch das körperliche Training oder der Wechsel von beruflicher Belastung und Ruhephasen. Ist das noch gesund? Oder nicht doch schon ein bisschen krank? Die Definition der WHO tut da meiner Meinung nach nichts Gutes, weil sie Gesundheit als einen Zustand definiert, der fast unmöglich zu erreichen ist: das umfassende Wohlbefinden in allen Lebensbelangen. Ja. Mittlerweile erzeugt das Thema Gesundheit Druck, Stress und Erwartungen. Ihr biologisches Alter und Ihr BMI liegen unter der Benchmark? Schämen Sie sich! Sie haben dieses Superfood und jene Impfung noch nicht am Radar? Schämen Sie sich! Ihr Testosteron-Spiegel ist nicht mehr wie mit 16 Jahren? Schämen Sie sich! Nur 8.000 Schritte pro Tag? Darüber reden wir lieber gar nicht. Nehmen Sie lieber dies, tun Sie lieber das. Sofort. Aber wie schaut es wirklich aus mit Ihrem Wohlergehen? Fühlen Sie sich wohl in ihrer Haut?
In der TCM gibt es einen Ansatz, der mir diesbezüglich sehr gut gefällt. Gesundheit ist das Resultat eines harmonischen Energieflusses. Zu Beginn der Laufbahn als TCM-Expert:in kümmert man sich hauptsächlich darum, den Energiefluss im Meridiansystem auszugleichen, da das Meridiansystem in enger Verbindung mit unseren Organen und allen Lebensfunktionen steht. Aber woher kommt die Energie? Die TCM bezieht sich hier nicht unähnlich der westlichen Physiologie auf die Atmung, die Ernährung und die Gene. Taucht man jedoch tiefer in das Konzept der TCM ein, dann begegnet man anderen Betrachtungsweisen. In früheren Zugängen wurden die Meridiane auch „Himmlische Ströme“ genannt.
Das Bild stellte - metaphorisch gemeint - vom Himmel ausgehende Ener-

gie dar, die sich in den Körper ergießt. Denn meist, wenn in der asiatischen Philosophie vom Himmel gesprochen wird, dann wird damit der Geist, das Bewusstsein, oder – in diesem Fall – die Seele gemeint. Seele ist natürlich ein furchtbar belasteter Begriff. Lassen Sie ihn daher bitte einfach einmal so im Raum stehen. Der Ansatz der „Himmlischen Ströme" besagt, dass der größte Teil unserer Energie aus der Seele stammt. Und dass diese somit auch den größten Einfluss auf unsere Gesundheit hat. Ich habe an einer anderen Stelle schon erwähnt, dass sich die strenge Trennlinie zwischen Gesundheit und Krankheit aufzulösen beginnt und man in neueren Überlegungen zu diesem Thema lieber von einer zufriedenstellenden Funktionsfähigkeit auf biologischer, psychologischer und sozialer Ebene spricht. Eine zufriedenstellende Funktionsfähigkeit ist auch realistischer als vollkommenes Wohlergehen. Was hat das jetzt aber mit der Seele und den „Himmlischen Strömen" zu tun?
Neben der Zahl Neun haben die Taoisten auch ein Faible für die Drei. Unsere Persönlichkeit setzt sich ihrer Ansicht nach aus drei großen Komponenten zusammen – dem Geist, der Seele und dem Bewusstsein. Jede dieser Komponenten verfolgt andere Ziele, hat andere Funktionen. Dem Geist verlangt es nach Sinn, Anerkennung und Selbstbestätigung. Vereinfacht ist er die Instanz des Denkens. Er dient uns zum Verständnis der materiellen Welt und zum erfolgreichen Navigieren durch dieselbe. Das Bewusstsein sucht hingegen die Einheit. Es sucht Gott, Erleuchtung, Spiritualität, das Mystische. Es steht am anderen Ende des Individualisierungsprozesses. Der Geist repräsentiert das Ich. Das Bewusstsein das Wir oder das, was darüber hinaus geht. Und die Seele? Sie ist einerseits die Brücke zwischen diesen beiden Instanzen. Andererseits verlangt sie nach Schönheit, Spiel und Harmonie. Bekommt sie dies, blüht sie auf, und dieses Erblühen generiert einen Überschuss an Energie, der nicht nur den Geist, sondern auch den Körper durchdringt, über die „Himmlischen Ströme". Das hält gesund.

Zurück zum Anfang dieses Beitrages. Da stand geschrieben: Das kindliche Gehirn denkt gerne outside the box. Aus taoistischer Perspektive: Ein Kind denkt nicht outside the box. Es denkt mit der Seele, es denkt in Bildern und Gefühlen. Kinder suchen Spiel, Schönheit und Harmonie. Kinder haben furchtbar viel Energie. Kinder strahlen. Kinder sind im Herz gesund, auch wenn sie krank sind, oder etwa nicht? Mit der sukzessiven Entwicklung der Boxen, des Geistes, des Verstandes beginnt der Faden zur Seele langsam anzureißen und das Leuchten in den Augen, die gemeinhin als das Tor zur Seele gesehen werden, verschwindet. Mir ist bewusst, dass ich mich hiermit auf fast schon esoterisches Terrain begebe. Aber unser Zugang zum Thema Gesundheit und Krankheit erfolgt primär über die intellektuelle Ebene. Es gibt diesbezüglich viele mehr oder weniger durchdachte Definitionen, viele mehr oder weniger philosophische Erklärungsmodelle und ein nicht minder breit gefächertes Meinungsspektrum mit eher spekulativem Rückgrat. Generell erklären wir der Krankheit aber noch immer den Kampf und definieren Gesundheit als Gewinn. Generell führen wir einen (Überlebens-)Kampf. Wo ist da die Schönheit? Wo ist das Spiel? Wo die Harmonie? Selbst wenn Sie diesen Ansatz als Geschwurbel verbuchen wollen, kann ich damit leben, aber es reizt mich schon zu fragen, ob sie im Kern Ihrer Seele wirklich glücklich sind? Es schadet nicht, sich bei der Suche nach Gesundheit auch auf diese Ebene einzulassen. Was gibt es schon zu verlieren?
Ganz subjektiv betrachtet waren und sind für mich die Menschen am gesündesten, die ihrem Leben etwas Spielerisches, etwas Leichtes verleihen können. Es gibt Menschen, die sind todkrank, die wissen um ihr nahes Ende, aber trotzdem blühen sie. Sie sind wie ein strahlender Herbst, der noch einmal alle Register zieht, um mit seiner Schönheit zu wirken, bevor der lange, dunkle Winter alles verschlingt. Umgekehrt gibt es Menschen, die sind auf dem Papier pumperlgesund, wirken aber, als müssten sie das Leid der Welt erdulden. Trocken. Leblos. Farblos. Müde. Die „Himmli-

schen Ströme“ komplett versiegt. Was ist Gesundheit? Was ist ihr Dienst? Was ist die Aufgabe der Medizin? Was die Verantwortung jeder einzelnen Person? Und was kommt nun als Fazit heraus?

Einfach bleiben. Mit fröhlicher Konsequenz zumindest drei der vier Säulen zu einer täglichen Routine machen. Diese Routine sollte von einer Natürlichkeit geprägt sein. Guter Schlaf, ein bisschen Bewegung, einfaches und ursprüngliches Essen. Fertig. Sie brauchen keine exotischen Wunderwurzeln, keine Vitamin- und Mineralkomplexe mit 100 Inhaltsstoffen oder eine Uhr am Arm, die Ihnen sagt, dass Sie jetzt gerade aufgeregt sind. Machen Sie nichts Gesundes, nur weil Sie Angst vor Krankheit haben. Kreieren Sie positive Routinen als organische Bestandteile Ihres Alltags. Fertig. Und dann? Spielen Sie wieder ein bisschen mehr. Suchen Sie das Spielerische in Ihrem Leben. Versuchen Sie zu strahlen. Sie meinen, das Schicksal oder die Umstände oder das Leben seien gegen Sie. Schauen Sie sich den Film „Das Leben ist schön“ an. Ja. Es ist ein Film. Aber die Kraft des Geistes ist groß. Und was ist, wenn das Gleichgewicht trotzdem kippt? Dann kippt es.

Um in Summe eine fruchtbare Balance auf allen Ebenen zu gewährleisten, kommen in der taoistischen Philosophie drei Medizinen zum Einsatz. Die Medizin der Erde. Die Medizin des Menschen. Und die Medizin des Himmels. Die Medizin der Erde beschäftigt sich mit der Heilung von körperlichen Erkrankungen. Das war das Metier meines Großvaters. Die Medizin des Menschen stärkt dessen Gesundheit. Das ist der Bereich von Yang Sheng Fa. Die Medizin des Himmels beschäftigt sich mit Spiritualität und dem Sinn des Lebens. Mich reizt dieser Bereich. Keine der Medizinen ist besser als die andere. Keine der Medizinen kann allein Gesundheit bewahren. Keine der Medizinen kann allein Krankheiten wirklich heilen. Aber alle miteinander können uns helfen, uns unterstützen und uns Schritt für Schritt einem durchdringenden Wohlbefinden näherbringen.

Mir ist bewusst geworden, dass mein Großvater und ich eigentlich am selben Ziel arbeiten. In seinem Fall: Gearbeitet haben. Er ist verstorben. Aber manchmal, wenn ich wie er versuche, mit meinen Händen Gutes zu bewirken, da spüre ich, dass er mir dabei über die Schulter blickt und zufrieden lächelt. Ein Lachen aus der Seele heraus. Es scheint, als hätte er doch noch seinen Nachfolger gefunden.

Arnold Mettnitzer

# Tabula Saltandi
# Vom Umgang mit Gesundheit & Krankheit

Am 25. Juli 1930 notiert André Gide in sein Tagebuch: „Ich glaube, dass die Krankheiten Schlüssel sind, die uns gewisse Tore öffnen können. Ich glaube, es gibt gewisse Tore, die einzig die Krankheit öffnen kann. Es gibt jedenfalls einen Gesundheitszustand, der es uns nicht erlaubt, alles zu verstehen. Vielleicht verschließt uns die Krankheit einige Wahrheiten; ebenso aber verschließt uns die Gesundheit andere oder führt uns doch davon weg, so dass wir uns nicht mehr darum kümmern. Ich habe unter denen, die sich einer unerschütterlichen Gesundheit erfreuen, noch keinen getroffen, der nicht nach irgendeiner Seite hin ein bisschen beschränkt gewesen wäre; wie solche, die nie gereist sind; und ich erinnere mich, dass Charles-Louis Philippe die Krankheiten sehr schön ‚die Reisen der Armen' nannte. Die noch nie krank waren, sind des Mitgefühls für eine ganze Anzahl Elendszustände nicht fähig.“ [104]

Gesundheit und Krankheit sind demnach fließend-dynamische Zustände, die nie das ganze Feld des Lebendigen ausleuchten, sondern immer „ein bisschen beschränkt“ bleiben, auf einem Auge blind sozusagen.

Das Leben ist – so betrachtet – ein ständiges Pendeln zwischen Gesundheit und Krankheit, gründlicher betrachtet ein ständiges Pendeln zwischen der Fülle des Lebens und dem Tod als dessen Ende, das sich neben allem Erschrecken darüber ja auch als Erntedank begreifen ließe, als „Frucht, um die sich alles dreht“, wie das Rainer Maria Rilke in einem seiner Gedichte beschreibt:

[104] André Gide, Aus den Tagebüchern 1889–1939, ins Deutsche übertragen und ausgewählt von Maria Schäfer-Rümelin, Büchergilde Gutenberg, Frankfurt am Main – Wien – Zürich 1965, Seite 312–313.

*O HERR, gieb jedem seinen eigenen Tod.*
*Das Sterben, das aus jenem Leben geht,*
*darin er Liebe hatte, Sinn und Not.*
*DENN wir sind nur die Schale und das Blatt.*
*Der große Tod, den jeder in sich hat,*
*das ist die Frucht, um die sich alles dreht.*
Rainer Maria Rilke (Das Stundenbuch. Das Buch von der Armut und vom Tode 1903) in: Rilke, Die Gedichte, Insel Verlag, Frankfurt 1995, Seite 293

## sträwkcür run
## nebeL sad nam nnak nehetsreV
## Leben muss man es aber vorwärts.

Sören Kierkegaard

Verstehen kann man das Leben nur rückwärts, also im Blick zurück. Leben muss man es aber vorwärts. Das Leben will und muss mit dem Blick nach vorne gelebt werden! Kein Wunder, dass wir wissen wollen, was die Zukunft bringt! Christen bitten in einem ihrer zentralen Gebete darum, dass ihnen diese Zukunft eine neue, eine andere, eine bessere Zeit, ja, den Himmel selbst bringen möge. Zwar meint Stanislaw Lec ernüchternd: „Wer den Himmel auf Erden sucht, der hat im Erdkundeunterricht geschlafen!“

Und trotzdem: Zeit seines Lebens blickt der gesunde Mensch nach vorne, hat Sehnsucht nach Veränderung, nach einer besseren Welt, nach dem Himmel. Lebendig bleibt er nur, wenn er nicht haltmacht und nicht stehenbleibt, sich mit dem Rahmen des Gegebenen nicht abfindet, wenn er ständig mit dem Blick nach vorne auf der Suche nach Neuem ist. Als die Triebfeder des Lebendigen steht jedem Menschen das Kleeblatt seiner kostbarsten Fähigkeiten zur Verfügung: Intuition, Phantasie, Kreativität und Begeisterung. Wo ihm dieses Kleeblatt aus dem Blick gerät oder er sich ihm versagt, verliert er seine Zuversicht und mit ihr die innere Balance. Nichts treibt ihn, nichts begeistert und erfüllt ihn mehr, antriebslos fühlt er sich verloren, und alles, was er je in seinem Leben als „himmlisch" erlebt haben mag, verschwindet im Unerreichbaren.

Der Künstler Werner Hofmeister hatte im Jahr 1999 zunächst für die 4. Klasse der Volksschule Klein St. Paul, also für Schüler:innen kurz vor dem Absprung in eine andere Lebenserfahrung, eine Skulptur geschaffen, die den Gekreuzigten am oberen Rand des Längsbalkens als Abspringenden zeigt. Hofmeister verschiebt den Gekreuzigten nach oben und deutet so das scheinbar aussichtslose, festgenagelte Karfreitagsdilemma als Aufbruch, Erlösung und Sprung in die Freiheit/Zukunft. Auf dem Querbalken steht das Wort SPRINGBOARD – „Sprungbrett" – oder wie in der monumentalen Ausführung des Werkes am Fuß des Grazer Kalvarienberges (2003) TABULA SALTANDI, was sich mit „Sprungbrett", aber auch mit „Tanzboden" übersetzen lässt.

Damit ist für mich auf den Punkt gebracht, worum es im Leben vor allem dann geht, wenn es scheinbar nicht mehr geht: In Momenten der Erstarrung, des Festgefahren-Seins, des Nicht-mehr-weiter-Wissens rettet uns der Blick nach vorne, die (nicht mehr für möglich geglaubte) andere Perspektive. Das von Theologen und Kanzelrednern viel zu oft und im Lebensalltag so gut wie nie in den Mund genommene Wort „Auferstehung" erscheint in diesem Zusammenhang als ermutigender Gegenpol zur Erfahrung des „Aufs-Kreuz-gelegt-und-angenagelt-Seins".

„Mensch lerne (wieder) tanzen, damit die Engel im Himmel an dir ihre Freude haben!", ruft Augustinus von Hippo. Es gehört zu den schönsten Erfahrungen in meiner Arbeit, miterleben zu dürfen, wie zunächst entmutigte und gefesselte Menschen nach langen Phasen der Blockade und des Stillstands „entfesselt" und mit neuen Augen in die Zukunft blicken können. Der/die Gekreuzigte wird wieder lebendig und beginnt zu tanzen, ermutigt, die Welt und sein/ihr eigenes Leben mit anderen Augen anzuschauen. Wem die Gnade des Glaubens gegeben ist, der fängt dabei zu beten an, nicht nur, dass „Dein Reich", sondern endlich auch „meine Zeit" komme!

Sehr stimmig findet sich diese Bipolarität auch in der mythologischen Erzählung von Dädalus und Ikarus. Dädalus, der brillante Architekt und Erfinder, baut für König Minos auf Kreta ein Labyrinth. Darin wird er mit seinem Sohn Ikarus vom König gefangen gehalten, um sein Können nicht auch anderen zur Verfügung zu stellen. Dädalus aber vertraut auf das Kleeblatt seiner kostbarsten Fähigkeiten, baut sich Flügel nach der Art der Vögel und findet so den Weg ins Freie. Das erfordert ein kluges Gespür: Zu nahe am Wasser macht die aufsteigende Feuchtigkeit die Flügel zu schwer, der Sonne zu nahe schmilzt das Wachs, das die Federn zusammenhält. Dem erfahrenen Vater gelingt der Weg in die Freiheit, Ikarus will jedoch zu hoch hinaus und besiegelt damit seinen Absturz.

Was sagt uns diese Parabel? Der Blick in die Zukunft muss ein Blick nach vorne sein, hinein in das Neue, in das So-noch-nie-Gedachte-und-Erlebte; ein Blick über den Tellerrand hinaus. Ein stereotypes Weitermachen-wie-bisher garantiert keine Lösungen, führt eher in Sackgassen. Wahnsinn bestünde darin, so Albert Einstein, *„immer wieder das Gleiche zu tun und dabei auf andere Ergebnisse zu warten"*.

Bei einer gründlichen Analyse unserer Umgebung fällt der Blick unweigerlich auch auf die von uns selbst mitgestalteten Umstände, in deren Geiselhaft wir geraten sind; in vielen Problemzonen unseres Lebens sitzen wir auch in selbst konstruierten Gefängnissen fest. Dädalus findet die Lösung seines Problems durch das genaue Beobachten der vier Elemente Erde, Wasser, Luft und Sonne. Während ihm die Flucht aus dem Gefängnis zu Wasser und zu Lande unmöglich erscheint, ergibt sich für ihn nach dem gründlichen Studium des Vogelflugs ein bisher nicht bedachter Fluchtweg durch die Luft. Wie die Natur Dädalus inspirierte, so zeigt sie jedem Menschen, der bereit ist, die ausgetretenen Pfade seiner Komfortzone zu

verlassen, neue Wege und ungeahnte Möglichkeiten.
Daraus ergeben sich vier Aspekte im Umgang mit Gesundheit und Krankheit:

## 1. Sowohl-als-auch statt Entweder-oder

Wer das Leben nur unter dem Blickwinkel „gesund oder krank" betrachtet, bleibt „ein bisschen beschränkt" und wird mit der Zeit einseitig und im schlimmsten Fall blind für Alternativen, die sich in seinem Leben über das Entweder-oder hinaus ergeben. Wer im Entweder-oder stecken bleibt, weil er Gesundheit und Krankheit sorgsam auseinanderhält und das Kleeblatt seiner kostbarsten Fähigkeiten nicht beachtet, bleibt im Schwarzweiß-Denken verhaftet. Ohne diese Fähigkeiten hätte Dädalus nie aus dem Gefängnis gefunden. Dorothee Sölle nennt die Phantasie „die Mutter aller Tugenden von morgen" und Albert Einstein ist davon überzeugt, dass Phantasie wichtiger ist als all unser Wissen: Denn Wissen und Können bleiben immer begrenzt, während Intuition, Phantasie, Kreativität und Begeisterung sich nicht eingrenzen lassen und das einzige Feld bilden, im dem unbegrenztes Wachstum möglich ist.
In der westlich-abendländischen Kultur werden wir von Kindheit an geschult und trainiert, das Leben im Allgemeinen und zwischenmenschliche Beziehungen im Besonderen auf eine logische, das heißt eindeutige Weise zu sehen. Das Resultat ist ein hochexplosives Entweder-oder-Denken, das keinen Widerspruch verträgt:
So erscheint menschliches Leben als ein ständiger Wettkampf in einer feindlichen Umwelt. Nur der Sieg zählt. Mehr Umsatz zu erzielen und schneller zu wachsen als das andere Unternehmen, rascher Karriere zu machen als der Kollege, bessere Noten zu haben als die Mitschülerin, besser im Bett zu sein als der Nebenbuhler scheinen die zentralen Erfolgskriterien zu sein. Entweder etwas ist richtig oder falsch, gut oder böse, schwarz

oder weiß; entweder bin ich Freund oder Feind, oben oder unten, Sieger oder Verlierer. Vieles im Leben aber entzieht sich diesem Entweder-oder-Schema: Erkenntnisse aus der Nicht-Nullsummenforschung belegen, dass Gewinn längerfristig nur möglich ist, wenn dem Entweder-oder ein Sowohl-als-auch oder ein Weder-noch entgegengestellt wird. Unsere Art, das Problem zu sehen, ist das Problem. In unseren Köpfen haben wir eine „Image-Ethik" gespeichert: Anstatt unsere Möglichkeiten auszuloten, schielen wir zum Nachbarn, weil wir wissen müssen, wie er es macht. In der Folge lässt dann nichts mein Auto so alt aussehen wie die Tatsache, dass sich der Nachbar ein neues gekauft hat.
Um aus diesem Teufelskreis herauszufinden, bedarf es einer neuen, tieferen Art des Denkens, die von innen nach außen wirkt, genährt von der Erkenntnis, dass Gesundheit und Krankheit aufeinander verweisende Zustände sind, die wir als wachsames Zwillingspaar unserer Alltagsbefindlichkeit verstehen können.

## 2. Jede Krankheit ist eine Krise, jede Krise eine Chance

Das griechische Wort KRISIS bedeutet Scheidung, Zwiespalt, Streit, aber auch Entscheidung. So betrachtet ist jede KRANKHEIT ein Zwiespalt, der zu einer Entscheidung drängt, eine Bedrohung darstellt, aber auch die Chance einer Wende zum Besseren bedeutet.
Das allerdings setzt voraus, dass Patient:innen sich nicht willenlos und blind als „triviale Maschinen" zur Reparatur in Behandlung begeben, sondern vielmehr auf die eigene Kraft zur Heilung aus ihrem Inneren vertrauen und sich deshalb in die Hände von Menschen begeben, die ihnen ein Stück Wegbegleitung und Entscheidungshilfe anzubieten versuchen. Verweigern Patient:innen dieses Angebot, treten sie auf der Stelle, gehen im Kreis, genießen vielleicht sogar den sekundären Krankheitsgewinn und entwickeln dabei einen bequemen Hospitalismus. Um diesen Kreisverkehr

verlassen zu können, bedarf es einer inneren Entscheidung. Ohne innere Entschiedenheit kann es kein Ziel, ohne Motivation keinen Weg geben.

## 3. Einfühlen und Distanz wahren

Heilungsprozesse sind Begegnungsprozesse. Eine zentrale Voraussetzung dafür ist „Sokratischer Optimismus“. Damit meine ich, dass jeder Heilungsprozess erst dann gelingen kann, wenn er zum innersten Kern eines Menschen vordringt, seine ganz persönliche Wahrheit berührt. Mein therapeutisches Credo lebt aus der Überzeugung, dass es in einem ruhig verlaufenden Gespräch möglich ist, diesen innersten Kern eines Menschen zu berühren. Im Umgang mit seinen Schülern war Sokrates davon überzeugt, dass sich die Wahrheit aus einem Menschen herausarbeiten lasse, dass sie in ihm sei, dass sie ihm nicht von außen „hineingesagt“ werden müsse, dass er Hebammendienste leisten könne bei einem Erkenntnisprozess, der einer Neugeburt gleicht. Voraussetzung dafür allerdings ist sokratische Demut, die weiß, dass sie nicht weiß, und darunter leidet, dass manche nicht einmal wissen, dass sie nicht wissen! In einer solchen Grundhaltung sieht der Weise aus Athen die wichtigste Voraussetzung für jeden Heilungsprozess.
Die Rabbinen beschreiben den Übergang von der Nacht zum Tag durch den Moment in der Morgendämmerung, wo zwei Menschen einander gegenüberstehen und jeder im anderen den Bruder und die Schwester erblicken kann. Personen in helfenden Berufen müssen deshalb in erster Linie Mensch sein und sich in allen Lebenslagen als solcher erweisen und bewähren. Alfred Adler hat ganz in diesem Sinn das Einfühlungsvermögen als Fähigkeit beschrieben, „mit den Augen eines anderen zu sehen und mit dem Herzen eines anderen zu fühlen“.
Dazu bedarf es einer grundlegenden Fähigkeit, die man getrost als Quadratur des Kreises und als ein langes Abenteuer zu zweit beschreiben kann: Eine ausgewogene Balance von Nähe und Distanz bildet in jeder Art der

Kommunikation, vor allem aber in helfenden Berufen, die wesentliche Voraussetzung für effektive Hilfestellung. Diese ist nur zu erreichen, wenn Krankenpfleger:innen, Ärzt:innen, Seelsorger:innen für einige Zeit auf einen Teil ihrer eigenen Identität verzichten können.
Diese Grundhaltung führt in eine Beziehung zum/zur Patient:in, die in ihrer Eigenart nur als paradox beschrieben werden kann: Man muss dem Patienten gegenüber offen, echt und natürlich, und gleichzeitig distanziert und neutral sein. Der Helfende wendet sich dem Patienten emotional und in exklusiver Weise zu. Er wird dadurch zur begehrten Person, welche die unbewussten Wünsche, Phantasien und Konflikte des Patienten auf sich zieht. Gleichzeitig bleiben Helfende in ihrer Rolle nur Helfende und wahren den Übertragungskonflikten gegenüber Distanz und Neutralität. Beide Beziehungsaspekte – Zuwendung und Versagung – sind notwendig, um die Übertragungskonflikte in dieser Situation zu halten und durchzuarbeiten. Im Rahmen meiner Ausbildung zum Psychotherapeuten habe ich lange gebraucht, bis ich zu ahnen begann, wie das in konkreten Beziehungssituationen funktionieren könnte. Dann bin ich zu meinem Glück auf Nasreddin Hodscha gestoßen, den sprichwörtlichen Helden der türkischen Volksliteratur aus dem 14. Jahrhundert. Von ihm wird erzählt, wie er am Ufer eines Flusses spazieren geht und am anderen Ufer einen etwas verwirrt suchenden Menschen sieht. Er ruft hinüber: „Was suchst du denn? Kann ich dir helfen?“ Der andere antwortet: „Wie komme ich hinüber ans andere Ufer?“ Nasreddin antwortet ihm: „Bleib, wo du bist! Du bist schon am anderen Ufer!“
Diese Geschichte beantwortet mir, worin meine tägliche Arbeit, aber im Grunde auch jede andere hilfreiche Art menschlicher Solidarität, besteht: Zwei Menschen bekommen es (aus welchen Gründen auch immer) miteinander zu tun. Je länger sie sich kennen, umso mehr wissen sie voneinander. Doch beiden ist klar, dass sie, obwohl durch den Fluss des Lebens verbunden, getrennt voneinander ihren Weg gehen müssen.

Der Weg jedes einzelnen verläuft entlang des eigenen Ufers. Was die beiden ermutigt? Sie sind froh, dass der jeweils andere da ist, drüben zwar, aber da. Gelegentlich helfen sie einander durch Zuruf hinüber ans andere Ufer. Gemeinsam gehen sie eine Strecke des Weges, getrennt voneinander und doch auch wieder miteinander. Mehr brauchen sie nicht? Weniger nicht!

## 4. Zuerst heile mit dem Wort

In der Bibel findet sich im sogenannten Prolog des Johannes (Joh 1,1), ein rätselhaft-geheimnisvoller Text, um dessen richtige Übersetzung schon Goethe gerungen hat:
*Im Anfang war das Wort,*
*und das Wort war bei Gott,*
*und das Wort war Gott.*
Der in diesem Text verwendete Ausdruck „Wort" heißt in seinem griechischen Original „Logos". Die Bedeutung im Griechischen lässt sich aber nicht reduzieren auf den deutschen Begriff „Wort". „Logos" steht für Wort, Sprache, Rede, Klang, Wertschätzung, Beachtung, Tat, vielleicht sogar für Ermutigung!?
Für die Begleitung eines Menschen in seinem Heilungsprozess kann das Wort als Instrument, als Brücke zueinander nicht hoch genug eingeschätzt werden. Was uns dabei zuallererst berührt, ist nicht so sehr der sachlich-fachlich motivierte Inhalt, sondern der Klang hinter den Worten und zwischen den Zeilen. Als Menschen sind wir Resonanzwesen. Wir sind – mit etwas Übung – auch in der Lage, zu hören, was ein Mensch uns im Moment noch nicht zu sagen wagt. In diesem Zusammenhang darf die ärztliche Sprache durchaus kritisch hinterfragt werden. Nicht selten erleben wir den Arzt als „Konfusius": Seine Sprache verwirrt. Ein negativer Befund ist positiv und ein positiver negativ. Je weniger gesichertes Wissen, desto beeindruckender die Sprache am Krankenbett.

Der chinesische Weise Konfuzius (551–479 v.Chr.) hingegen warnt: „Wenn die Worte nicht stimmen, dann ist das Gesagte nicht das Gemeinte. Wenn das, was gesagt wird, nicht stimmt, dann stimmen die Werke nicht. Gedeihen die Werke nicht, so verderben Sitten und Künste. Darum achte man darauf, dass die Worte stimmen. Das ist das Wichtigste von allem." Schon vor 3000 Jahren galt für die damals führende griechische Tempelmedizin das Motto:

*Zuerst heile mit dem Wort,*
*dann mit der Arznei*
*und zum Schluss mit dem Messer.*

Die zentrale Bedeutung des Umgangs mit dem Wort in der Humanmedizin steht seit Asklepios außer Frage. Der Sprachphilosoph und Psychotherapeut Matthias Varga von Kibed unterscheidet drei Grundmelodien der Sprache: Demnach ist Sprache *normativ*, wenn sie Befehle erteilt, Vereinbarungen trifft, Regeln aufstellt und Rezepte verordnet. Sie ist *deskriptiv*, wenn sie beschreibt, was wir sehen und erkunden, wie etwa in den Naturwissenschaften oder bei medizinischen Untersuchungen. Bei allem aber definiert sich Sprache dadurch, dass sie *kurativ* ist, wie eine Kur wirkt, wohltut, das Herz eines anderen Menschen deshalb zu berühren vermag, weil ihr Klang aus dem Herzen des Sprechenden kommt.

Ohne diesen Raum für das Wort, ohne Gespür für den Klang hinter den Worten und zwischen den Zeilen, ohne die Sorge um das Befinden und in alleiniger Konzentration auf den Befund muss aus jeder Kur die Dressur und aus dem heilenden Wort ein Kommando werden.

Überlegungen

*Einer, der so lachen kann wie du,*
*sollte eine Sprache erfinden,*
*die alle Welt versteht.*
*Einer, der so weinen kann wie du,*
*sollte allabendlich im Fernsehen*
*die Nachrichten verlesen.*
*Einer, der so schweigen kann wie du,*
*sollte den Mund*
*nur noch zum Küssen öffnen.*
*Einer, der so leiden kann wie du,*
*sollte Mutter Erde um Verzeihung bitten*
*für die Zerstörungswut der Menschenkinder.*
*Einer, der so lieben kann wie du,*
*sollte immer dort sein,*
*wo die Angst am größten ist.*

HANS KRUPPA, Wo liegt euer Lächeln begraben. Gedichte gegen den Frust, Fischer Taschenbuch, Frankfurt am Main 1984, Seite 103

## Kohärenz

Der Philosoph Heraklit ist davon überzeugt, dass es für den Menschen nicht gut wäre, ans Ziel all seiner Wünsche zu kommen. Denn es ist die Krankheit, welche die Gesundheit angenehm macht, nur am Übel gemessen tritt das Gute in Erscheinung, am Hunger die Sättigung, an der Mühsal die Ruhe. Im Blick auf die Sehnsucht des Menschen nach Kohärenz bedeutet das, dass nie alles passt und dass immer irgendetwas stört; und wenn dann einmal tatsächlich über lange Zeit alles passen sollte, müssten wir wohl gestorben sein. Solange wir leben, wird es Unbehagen geben, und das Leben ist – wie es einmal John Lennon ausgedrückt hat – „das, was passiert, während wir andere Pläne schmieden".

Wer sein Leben als Chance begreift, daran zu wachsen und adäquat darauf zu reagieren, sieht das Ziel seines Daseins nicht darin, perfekt zu sein und Schwierigkeiten zu vermeiden, sondern darin, kraft der in jedem Menschen schlummernden Fähigkeiten die gegebenen Umstände als Herausforderung zu begreifen. Das gibt einem Menschen die Kraft, Elend zu ertragen, Konflikte zu lösen und an Problemen bis zu ihrer Lösung dranzubleiben.

In diesem Zusammenhang muss ich an das Gespräch einer Enkelin mit ihrer Großmutter denken. „Oma", fragt die Enkelin, „wie hast Du es geschafft, mit Opa siebzig Jahre lang verheiratet zu sein?" „Weißt du", antwortet ihr die Großmutter, „wir kommen noch aus einer Generation, die Dinge, die kaputt gegangen sind, nicht weggeworfen, sondern repariert hat!"

Im Leben geht es also nicht darum, alles zu haben, was man sich wünscht, vielmehr darum, immer besser jemand zu werden, der sich mit seinen unerfüllbaren Wünschen anfreundet und so über sich hinauswächst. Die Frucht dieses Wachstums nennen wir „Kohärenz" und meinen damit einen neuen Zustand unseres Daseins, in dem wir uns wohl fühlen und dadurch am wenigsten Energie verbrauchen, ein Zustand, in dem wir uns sozusagen im „psychohygienischen Gleichgewicht" befinden.[105]

## Salutogenese

Dem israelisch-amerikanischen Medizinsoziologen Aaron Antonovsky (1923–1994) verdanken wir einen ganz neuen Blick auf die Gesundheit und das Wohlergehen des Menschen. In der Entwicklung seiner salutogenetischen Prinzipien beschäftigt ihn nicht so sehr die Frage der Pathogenese, also warum und woran ein Mensch erkrankt, sondern die Frage,

[105] Vgl. dazu: Arnold Mettnitzer, Der ermutigte Mensch. Durch Resonanz meinen Platz im Leben finden, Styria 2019, Seite 72–78.

warum ein Mensch trotz widriger Umstände gesund bleibt. Für Antonovsky bewegt sich der Mensch ständig in einem Kontinuum zwischen Gesundheit und Krankheit. Damit sich das Verhältnis beider Variablen im Gleichgewicht befindet oder vielleicht mehr in Richtung Gesundheit ausschlägt, nutzt jedes Individuum verschiedene, ihm zur Verfügung stehende Ressourcen. Diese Fähigkeit eines Menschen, sich mittels gebotener Ressourcen gesund zu halten, beschreibt Antonovsky mit dem Begriff „Sense of Coherence" (SOC).

Dabei ergibt sich die Frage, warum zwei Menschen, die dem gleichen Stress ausgeliefert sind und dieselben Ressourcen zur Verfügung haben, dennoch so grundsätzlich verschieden reagieren. Eine Person wird krank, die andere bleibt gesund. Für Antonovsky ist dafür der unterschiedlich stark ausgeprägte „Sense of Coherence" dieser beiden verantwortlich. Ins tägliche Leben übersetzt bedeutet das:

1. Je mehr ein Mensch verstehen kann, was in ihm und um ihn herum vor sich geht, umso eher kann er Belastungen ertragen und unter Umständen an diesen sogar wachsen.
2. Je mehr ein Mensch dort, wo er lebt, seinen Alltag mitgestalten kann und je weniger er sich als „nützlicher Idiot" von Mitmenschen zu ihren Zwecken missbraucht fühlt, umso besser wird sein Wohlbefinden sein und umso höher die Wahrscheinlichkeit, dass er gesund bleibt.
3. Je klarer ein Mensch bei dem, was er beruflich und privat Tag für Tag verrichtet, einen Sinn erkennen kann, je mehr er sich also in einem größeren Ganzen beheimatet fühlt und mit dem, was er tut, zu dieser Beheimatung beitragen kann, umso besser wird es ihm gehen, umso eher wird er seine Gesundheit erhalten können.

## Ich danke allen

*Ich danke allen, die meine Träume belächelt haben.*
*Sie haben meine Phantasie beflügelt.*
*Ich danke allen, die mich in ihr Schema pressen wollten.*
*Sie haben mich den Wert der Freiheit gelehrt.*
*Ich danke allen, die mich belogen haben.*
*Sie haben mir die Kraft der Wahrheit gezeigt.*
*Ich danke allen, die nicht an mich geglaubt haben.*
*Sie haben mir zugemutet, Berge zu versetzen.*
*Ich danke allen, die mich abgeschrieben haben.*
*Sie haben meinen Mut geweckt.*
*Ich danke allen, die mich verlassen haben.*
*Sie haben mir Raum gegeben für Neues.*
*Ich danke allen, die mich verraten und missbraucht haben.*
*Sie haben mich wachsam werden lassen.*
*Ich danke allen, die mich verletzt haben.*
*Sie haben mich gelehrt, im Schmerz zu wachsen.*
*Ich danke allen, die meinen Frieden gestört haben.*
*Sie haben mich stark gemacht, dafür einzutreten.*
*Ich danke allen, die mich verwirrt haben.*
*Sie haben mir meinen Standpunkt klar gemacht.*
*Vor allem danke ich all jenen, die mich lieben, so wie ich bin.*
*Sie geben mir Kraft zum Leben!*
*Danke!*
Paulo Coelho de Souza (*1947),
dem brasilianischen Schriftsteller, zugeschrieben

Ute Karin Höllrigl

# Wunden mit Wundern verbinden

Mein Leben begann mit einem Wunder und einer Wunde, denn ich wurde in den Zweiten Weltkrieg hineingeboren. Eines Nachts heulten die Sirenen und kündigten einen Bombenangriff an. Wir befanden uns bereits aufgrund einer Vorwarnung im Luftschutzkeller, als ich einen unbeschreiblichen Krach wahrnahm. Eine Bombe war auf unser Haus gefallen. Schrecken und Tränen waren die ersten Reaktionen meiner Mutter und ich soll zu ihr gesagt haben: „Weine nicht, ich weine doch auch nicht". Wie durch ein Wunder befanden wir uns in jenem Teil des Hauses, der nicht zerstört wurde. Ich erinnere nur noch, wie meine Eltern mich im Kinderwagen durch die Stadt schoben und interessanterweise an die herabgestürzten Stromleitungen, über die sie den Wagen heben mussten. In einem kleinen Gasthof fanden wir für eine Nacht Unterkunft und brachen am nächsten Morgen per Bahn in eine für mich unbestimmte Zukunft auf.

Und wieder endete die Reise in einem Wunder. Nach einer langen Bahnfahrt, die ich wohl verschlafen hatte, erwachte ich in einem Kinderparadies, einem großen Gutshof umgeben von grünen Wiesen, bunten Gärten, weiten Wäldern und vielen Tieren. Damals muss ich schon als Kind erfahren haben, was sich wie ein großer Traum in meiner Seele verankert hat: dass eine Wunde zu einem Wunder werden kann. Denn um mich, etwas entfernt, tobte nach wie vor der Zweite Weltkrieg und die Tränen der Mütter von Soldaten belasteten mich als stark mitfühlendes Kind schwer. Diese Erfahrungen prägten wohl letztlich meine brennende Sehnsucht, eine heilende Verbindung zwischen den die Welt beherrschenden Gegensätzen von Krieg und Frieden zu suchen. Und ebenso das Schmerzhafte mit dem Wunderbaren in Verbindung zu bringen.

Als junge Frau ahnte ich später, dass der Frieden für die Welt wohl auch in uns selbst und unseren Beziehungen beginnen muss. Und jeder von uns mit seinem Talent gefragt ist, in diesem eigenen Wachsen an einer humaneren Welt mitzugestalten. Doch da war ich weit davon entfernt, zu dieser Idee nach außen stehen zu können. Zwei Studien und ein intensiver persönlicher Weg waren notwendig, bis ich heute weit genug bin, jene Sichtweise einer möglichen Wandlung von Wunden zu Wundern zu verinnerlichen.

Mein bewusster Aufbruch begann erst in der Lebensmitte mit einer Entscheidung zu einem Weg und einer Suche. Es war mir zunächst nicht klar, woher die unausweichliche „Unruhe des Herzens“ wirklich kam. Ich spürte nur in mir ein Getrieben-Sein, bei dem ich nicht erkannte, wohin es mich führen wollte und was meine Aufgabe war. Bis zu einem gewissen Punkt war mir klar, dass hinter meiner Unruhe der Weltschmerz, den die Erfahrungen des Krieges mit ausgelöst und verstärkt hatten, und eine große Sehnsucht nach Gerechtigkeit in der Welt standen. Also konnte ich mich nur auf einen Weg begeben, dem ich – wenn auch anders – noch heute jeden Tag zu folgen versuche. Jetzt bin ich allerdings gewisser, was ich suche und was mich sucht. Und wo ich hinwill.

## Das Geschenk der Dankbarkeit

In jener Zeit, in der Mitte meines Lebens, stieß ich durch eine Fügung auf das Gedankengut des Benediktinermönches Bruder David Steindl-Rast, dem ich im Sommer 2022 in seinem 97. Lebensjahr anlässlich einer Preisverleihung für sein Lebenswerk in Salzburg wieder begegnen durfte. Er hat mich – wie damals – mit seinen Aussagen berührt, bestärkt und gefordert: Das Leben selbst sei unsere Aufgabe. In allen Dingen liege eine Antwort verborgen – im Jetzt. Im Jetzt verbänden sich Zeit und Ewigkeit. Die Annahme des Lebens, wie es sich gestaltet, nicht wie wir es uns vorstellen,

sei gefragt. „Alles ist da in den Religionen, in den Herzen der Menschen, wie sie diese leben. Ob sie sich Atheisten nennen oder nicht, ist mir nicht wesentlich“, so Bruder David, „wenn sie die Liebe leben, wie sie in der großen Literatur bei Eichendorff oder Rilke geschrieben steht.“
Und wieder berührte mich das Zauberwort „Dankbarkeit“. Dieses zu finden, betonte der lebendige und geistig wache Mönch, gehöre wesentlich zum Begreifen des Lebenssinnes. Im Entschlüsseln dieses Geheimnisses, zitierte er einen seiner Lieblingsdichter, Joseph von Eichendorff: „Es schläft ein Lied in allen Dingen“. Seit über 40 Jahren übe ich nun, dankbar zu sein und den liebenden Blick auf das zu richten, was „da“ ist. Damit legte ich seinerzeit den Grundstein für mein Heil-Werden. Dieses Üben der Dankbarkeit wurde ein wesentlicher Teil meines Lebensgefühls. War ich in dieser meiner Lebensmitte als Suchende krank? Konnte ich so einfach den Dichtern folgend mein Herz in den Tag schicken und mich gesund fühlen? Oder gar heil? Oder war ich abgetrennt von jenem einen wesentlichen Teil meines Wesens, dem Unbewussten, das zwei Drittel unserer Psyche ausmacht? Unverbunden auch mit dem wesentlichen Gefühl der Liebe, die uns zutiefst eigen ist, nach der wir uns sehnen und die sich sehnt, gelebt zu werden? Löste dieses Unverbunden-Sein die Unruhe meines Herzens aus? Und spürte ich nicht einen großen Unterschied zwischen dem Bild, das sich damals nach außen zeigte und dem, wie ich mich im Inneren fühlte?
War dies ein gesundes Sein?
Einerseits lebte ich in der Außenwelt als aktive junge Frau, war Mutter zweier kleiner Kinder, Ehefrau und wirkte als berufstätige Juristin. Ich hatte diesen Beruf erlernt in der Hoffnung, etwas für eine gerechtere Welt tun zu können. Allerdings musste ich erkennen, dass es dort nicht um jene Vorstellung von Gerechtigkeit ging, die mich antrieb. In der juristischen Welt wurde beurteilt, verurteilt und bestraft. Die individuelle Ausgangslage einer Tat fand wenig Berücksichtigung. Im Gegensatz dazu war ich

jedoch von Kindheit an davon beseelt gewesen, Menschen in ihren Krisen zu helfen, sie zu verstehen, zu begleiten, damit sie aus der Situation lernen und sich verändern konnten.

Andererseits begleiteten mich Zweifel an mir selbst und ein unausgereiftes Selbstvertrauen. Dieses Gespalten-Sein zwischen innen und außen war wohl eine weitere Ursache für die Unruhe des Herzens in mir.

Als ich das erkannt hatte, reifte als erstes der Entschluss, die innere und äußere Welt mehr in Einklang zu bringen. Ich wurde zu einer Suchenden nach einem WEG.

In dieser Zeit der Suche hatte mir ein Freund das Buch „Die Achtsamkeit des Herzens“ von David Steindl-Rast empfohlen, das mein Leben revolutioniert hat und bis heute eine tragende Säule für mich darstellt. Die Gedanken des Mönches faszinierten mich von Anbeginn an und ich begriff schnell, dass das Buch kein Lesestoff war, sondern ein Übungsweg. Stundenlang saß ich in Klostergärten, unterstrich die wesentlichen Anregungen in allen Farben und begann zu üben. Ich lernte, den Blick auf das halbvolle Glas zu richten. Das bedeutete eine radikale Umkehr meines Blickwinkels auf das Dasein. Hatte ich doch bisher den Reichtum meines Lebens, Nahrung, Wasser, ein Heim, gesunde Kinder, meine eigene Gesundheit und das Dasein eines Partners für selbstverständlich genommen. Jetzt sah ich sie in einem neuen Licht der Dankbarkeit. Die Übung der Dankbarkeit brachte mich einen großen Schritt nach vorne, genügte jedoch nicht, meine Unruhe des Herzens zu lösen.

Es gehörte wohl zu meinem Übungsweg, dass trotz vieler Versuche ein persönliches Treffen mit David Steindl-Rast noch über 20 Jahre auf sich warten ließ. Viel später in meinem Leben sollte sich diese Begegnung erfüllen und prägend werden.

## Die Beziehung zum Unbewussten

Eine weitere Aufforderung aus der Lehre von Bruder David lautete, dem Leben zu vertrauen. Zu vertrauen ist allerdings eine Lebensaufgabe. So sollte ich erst später auf meinem tiefenpsychologischen Weg diese Gedanken verinnerlichen können. Denn die Übung der Dankbarkeit genügte nicht, um mich von den Zweifeln zu befreien. Mein Selbstvertrauen als Frau damals war wenig gereift und unverbunden mit der inneren Tiefe. Um mich tiefer in dieses Vertrauen einzubetten, musste ich meine Zweifel verwandeln. In dieser Zeit einer neuerlichen Suche empfahl mir ein Kollege das Buch „Die Beziehung zwischen dem Ich und dem Unbewussten" von dem Arzt und Tiefenpsychologen Carl Gustav Jung.

Das Buch begeisterte mich ebenfalls von der ersten Seite an. Ich las es in einer Nacht durch und verstand wenig. Doch ich ahnte, dass hier das drinstand, was mein Herz so unruhig sein ließ. Heute ist mir bewusst, dass es der Drang war, jenen Anteil meines Selbst zu erkennen, der ursprünglich zu mir gehörte, nach dem ich mich sehnte und der sichtbar werden wollte. Also begann ich eine tiefenpsychologische Analyse nach C.G. Jung und ahnte nicht, auf welch große Abenteuerreise ich mich begab. Heute im Alter bin ich für meinen damaligen Mut sehr dankbar, auch wenn es nicht immer einfach war. Eine überraschende Erfahrung stellte sich schon in den ersten Stunden ein. Ich spürte, dass ich in jeder Begegnung mit meinen Gedanken, Traumbildern und schmerzvollen Gefühlen wie an einen inneren Lebensstrom angeschlossen wurde. Natürlich erkannte ich zu diesem Zeitpunkt noch nicht, welch kostbares Öffnen in eine weitere Welt ich hier erfuhr.

Der Tiefenpsychologe und Arzt C. G. Jung erforschte einen möglichen Prozess der Wandlung im menschlichen Unbewussten, der in uns einen Weg der Entwicklung in ein Gelassen-Sein bewirken kann. Dabei bewegte ihn nicht vordringlich die Frage, „warum" jemand eine störende Angst erfuhr, der sich Sigmund Freud zugewandt hatte, sondern „wozu“ etwas geschah und „wie“ die zugefügte Wunde mit den heilenden Wundern in Verbindung zu bringen war. Jung war vornehmlich daran interessiert, mit dem uns immanenten Reichtum die menschlichen Wunden zu heilen. Daher wandte er sich seiner Herkunft entsprechend einer Tiefenschicht der menschlichen Seele zu, in der er einen heilenden Prozess zu finden ahnte. Ihm waren ja seit Kindheit Philosophie, Spiritualität, Kunst und Natur in ihren Gesetzmässigkeiten Vertraute und er versuchte aus ihren Kräften, Zyklen und Abbildungen eine Lösung für die innere Gespaltenheit des Menschen zu finden; und die Gegensätze von unbewusst und bewusst, Krieg und Frieden, Angst und Vertrauen in einer steten Verwandlung zu lösen. Als leidenschaftlicher Forscher entdeckte er in 80.000 analysierten Träumen in der Tiefe der menschlichen Psyche jenen Prozess, der die eigentliche Entwicklung und Wandlung der Gegensätze in der menschlichen Natur bewirken kann. Ebenso reifte in ihm die Erkenntnis, dass nur die Liebe sie verbinden kann.

## Das Wachstum und seine Gegenspieler

Jung setzt das „Selbst“ dem Samenkorn einer Pflanze gleich, die ganz aus sich heraus in ihre Gestalt wächst. Ebenso sehnt sich unsere menschliche Natur danach, in ihre Bestimmung zu wachsen, als Persönlichkeit zu reifen und sich als Ganzheit zu erleben. Als Menschen sind wir gefragt, uns diesem Wachsen nach innen neu zuzuwenden. Wir sind im Inneren durch die zu rasche Wandlung im Außen vereinsamt. Dem Menschen der Moderne einen neuen Weg aus der Vereinsamung zu eröffnen und ihn innerlich zu befreien, fühlte sich Jung berufen. Er benannte diesen Weg „Individuationsprozess“.

Jeder Mensch ist auf ein gleichmässiges Wachsen nach innen und außen angelegt, um ähnlich einer Pflanze zu dem zu werden, zu dem er von seiner Natur bestimmt ist. Wie die Blume das Samenkorn, so tragen auch wir eine lebendige Kernzelle in uns, die uns ein ganzheitliches Wachsen in unsere Bestimmung anordnen will. Wie eine Rose zur Rose wird und nicht zu einer Lilie, haben wir eine ganz individuelle Gabe, die es anzunehmen und zu lieben gilt. Dazu gehört jedoch ebenso, unsere unbewusste Natur zu erkennen und zu entfalten. Wir alle erahnen dieses Unbewusste und oftmals stört es uns. Wir möchten es lieber ignorieren und erwarten die Erfüllung unserer Wünsche vornehmlich von außen. Diese kann sich allerdings nur bruchstückhaft im Außen ereignen, vielmehr ist ein aktiver Weg in den eigenen inneren Anteil gefragt. Das Außen kann bereichern, unterstützen, helfen zu erkennen, aber alleine nicht erfüllen. Denn der in uns schlummernde, unentdeckte Kontinent der menschlichen Psyche, möchte uns zugehörig sein und uns bewusst werden.

Leicht fiel es mir zu Anfang nicht, auf meiner analytischen Reise zu üben, auf Schuldzuweisungen und Erwartungshaltungen nach außen und an mich selbst zu verzichten; und mit mir selbst, mit meinem eigenen inneren Reichtum und meinen Schwächen in einen Dialog zu treten. Die negativen Schattengedanken und -gefühle schossen zunächst automatisch ein. Wir tragen als Mensch Gegenspieler in uns, den Zweifel, die Angst, eine Trägheit im Inneren, die das Wachsen hindern will. Auf jedem Weg der Selbsterkenntnis und des Übens haben wir Widerstände zu überwinden. Wir sind gefragt, Geduld und Ausdauer einzuüben. Auch sie sind in unseren inneren Garten eingesät. Unser Wachsen bewegt sich zwischen dem Bewusstsein und einem unbewussten Teil, der zwei Drittel beträgt. Versuchen wir, diesem Weg in seinem kreativen Dialog zwischen Bewusstem und Unbewusstem treu zu sein, können wir eines Tages in ein stilles Heitersein hineinreifen.

Zu meiner Überraschung musste ich feststellen, dass die Gegenstimmen umso schwächer wurden, je mehr sich in diesem kreativen Austausch das Erhellende verstärkte. Mein Selbstvertrauen heilte Schritt für Schritt in der Begegnung mit seinem zugehörigen Anteil aus dem Inneren. Denn das Selbstvertrauen kommt – meiner Erfahrung nach – vornehmlich aus der Pflege des inneren Gartens. Je mehr wir in diese unsere menschliche Schönheit hineinwachsen, zu der wir bestimmt sind, desto mehr wächst uns aus der Tiefe Vertrauen zu.

## Verbündete auf dem Weg

Im Achtsam-Werden nach innen und von dort Vertrauen-Schöpfen musste ich eine große Schar Verbündeter einbinden, wie bewusstes Gehen im Wald, Musik, Literatur, Begegnung mit Menschen, die ebenfalls Suchende waren, sowie Körperarbeit, Dankbarkeit und sorgsames Tun im Kleinen. In diesem Zeitraum meiner inneren Arbeit, pendelnd zwischen Vertrauen und Zweifel, ging ich täglich in die Natur und übte mit den Bäumen zwischen den beiden Wirklichkeiten in mir. Manchmal ordnete ich einen bestärkenden Vers von Rilke, ein Gebet, eine Erinnerung, ein Traumbild einem Baum zu und dem anderen den Zweifel.

Anschließend ging es im Alltag immer darum, welche Einstellung sich bewahrheitet hatte, wo ich den vertrauensvollen Weg verlassen hatte und was ich neu üben musste. Ich erkannte, dass ein steter Weg nach vorwärts mich Anstrengung und Überwindung kostete. Trotzdem freute es mich, denn er hob mich heraus aus dem Kreislauf des Leidens in alten Mustern in eine immer größere innere Freiheit. Ich konnte mit den schattenhaften Anteilen in mir umgehen und sie in etwas Zuversichtliches wandeln.

Wie Carl Gustav Jung sieht auch Teresa von Avila, die Mystikerin und Vorläuferin einer modernen Psychoanalyse, in der Natur die besten Bilder, wenn es um persönliche Reifeprozesse geht. Sie vergleicht den inneren Weg mit dem Anlegen eines Gartens, in den vieles schon eingesät ist, nun aber gepflegt und bewässert werden muss. Und so manches muss noch von uns eingepflanzt werden.

Mein Einpflanzen in den inneren Garten war ja zunächst das Üben der Dankbarkeit für alles, was „da“ ist, wie reines Wasser, das Licht meiner Augen oder die angenehme Wärme der Sonne. Die nächsten bedeutenden Schritte waren, das Bewusstwerden des anderen, unbewussten Kontinentes in mir, die Annahme meiner hellen und dunklen Seite und ein Bearbeiten dieser.

Eine Folge jener Reise ins Unbewusste war, sich meinen Träumen zuzuwenden, ihren Sinn zu erkennen und mit ihnen umzugehen. Das Vertrauen in die orientierende und unterstützende Kraft der nächtlichen Bilder in ihrer sinnbezogenen Bedeutung reifte in mir erst nach vielen Jahren, in denen ich sie beachtet hatte. Trotzdem war ich drangeblieben, besuchte wöchentlich meine Analysestunde und versuchte meine Träume zu erinnern. Zunächst waren es Bilder, Traumfetzen, die mir im Gedächtnis blieben, bis sie nach einem halben Jahr zu einem Strom wurden. Bis heute bereichern sie mich täglich mit schönen, stärkenden oder aber mit kritischen Bildern. Allerdings haben die Träume sich durch die lange innere Arbeit sehr verändert, sie sind wesentlich unterstützender geworden.

Oben genannte Verbündete wie die Träume halfen mir auf all diesen Wegen. Das beschreibt Teresa im Bild eines Schöpfrades: Es hilft uns, Inhalte wie Zuversicht, Vertrauen und Ausdauer aus der uns eigenen Tiefe zu holen. Sie vergleicht es mit dem Legen einer Leitung zu einem Fluss, der den inneren Garten bewässert. Das verlangt nach einem beständigen Unterwegs-Sein auf der einen Seite sowie Geduld auf der anderen, nach aktivem Tun und vertrauendem Geschehen-Lassen, bis sich die Fülle schließlich von innen erhebt. Für Teresa war dieses sich fügende Geschehen „der Regen“. Bis es jedoch regnet, bis sich die Dinge fügen, braucht es zuverlässiges Dranbleiben.

## Regelmäßiges Üben

Erst spät erkannte ich, wie wesentlich das Üben für den Weg ist, um innen zu wachsen und im außen wirksam zu werden. Etwas regelmäßig zu tun, fiel mir nie besonders schwer, daher erkannte ich seine Bedeutung erst spät. Hatte ich etwas einmal als sinnvoll erachtet, blieb ich ihm treu.
Nach der Geburt meines Sohnes erlitt ich beispielsweise eine Thrombose und entschied mich dagegen, mit Medikamenten zu leben, und dafür, täglich schwimmen zu gehen. Das hielt ich – zumeist unter schwierigen Bedingungen – bis jetzt durch. Ich würde diese Übung nicht jedem empfehlen, weil sie kompliziert ist. Bewusstes Gehen oder Laufen oder Rad-Fahren ist wesentlich natürlicher und leichter durchzuhalten. Auch unser Arbeitsweg kann beispielsweise zu einem Übungs-Ritual werden, wenn wir dieselbe Strecke immer aufmerksam gehen.
Wesentlich dafür, dass etwas zur meditativen Übung wird, ist einerseits, dass es einfach ist und uns möglichst Freude bereitet; andererseits, dass in derselben Zeitspanne und – wenn möglich – am selben Ort geübt wird. Eine klassische Länge sind 20 Minuten. Jedoch können schon drei Minuten täglich auf Dauer wirksam werden, besonders wenn wir immer zu einer bestimmten Tageszeit üben. Grundsätzliche Energiefelder, die dem Üben dienen, sind Körper, Seele und Geist. Beziehen wir sie bewusst und achtsam ein, werden sie zu unseren Verbündeten auf dem Weg. Um den Geist zu stärken eignet sich das Gebet ebenso wie die Meditation; Musik und Tanz, Beziehungen und Begegnungen, Kreativität und Kochen – all das ist Balsam für die Seele. Eine Wohltat für den Körper ist wiederum regelmäßiges Schwimmen, Laufen oder Gehen, sind Atemübungen oder Yoga. Jede Übung stärkt eine Lebensenergie in uns, die im gefragten Augenblick dann schneller und zuverlässiger verfügbar ist: beispielsweise die Sicherheit, in einem Konflikt ruhig zu uns stehen zu können. Und sie bewirkt im Laufe des Lebens einen Zustand der Gelassenheit.

## Der Dialog zwischen Licht und Schatten

Ist stetes Wachsen schon Heilung? Ist dieses von uns vielleicht vernachlässigt? Wie die Pflanze sehnt sich ja auch die menschliche Natur nach einem gleichmäßigen Wachsen im innen und außen. Verstrickungen und Blockaden verhindern ein fließendes Wachsen, das uns gesünder und freudiger sein lässt. Jene Widerstände aufzulösen, bedeutet ein inneres Ordnen der Licht- und Schattenseiten. Es gilt zunächst das Erhellende zu schöpfen und zu stärken, um dann aus dieser Kraft an den Schattenseiten verwandelnd zu arbeiten. Das scheint die Frage zu beantworten, warum manche körperlich eingeschränkte Menschen so liebevoll und freudvoll sind. Ich beschäftige mich seit langer Zeit mit möglichen Wegen, sich im Schmerz oder Alter innerlich lebendig zu fühlen. Neben all meinen Betrachtungen zu dieser Frage ist es mir ein Herzensanliegen, mein Mitgefühl und meine Demut gegenüber schmerzvollen Leidenszuständen auszudrücken.

Wer bin ich, wenn ich mich gesund fühle oder krank? Fühle ich mich mit einer gesunden Einstellung kräftig und zuversichtlich genug, all die vielen Dinge, die auf mich zukommen, lösen zu können? Für mich stellt sich die Frage immer wieder neu: Kann ich aus meiner augenblicklichen Wahrnehmung, aus meinem jeweiligen Fühlen etwas lernen, das mich weiter in eine innere Schönheit wachsen lässt, oder geht mir diese Sinnfrage verloren?

Das kreative, ausdauernde Schöpfen der Lichtseiten wie Hoffnung, Vertrauen und ein hinterfragender verwandelnder Dialog mit den Zweifeln und Ängsten schenkt mir heute das Gefühl einer immer mehr gesundenden Seele. Die Wandlung geschieht langsam und stetig auf diesem spiralförmigen Übungsweg, während die Lebenswunden heilen und ich mir der Wunder bewusst werde. Der Weg in unser inneres Heilwerden ist allerdings ein lebenslanger. Erkennen wir ihn an als einen, der sich Schritt für Schritt, Raum um Raum ereignet, so kann er befreien. Wir dürfen Lernende, immer wieder Anfänger sein und nicht schon am Ziel.

Diese gewonnene innere Einstellung und der Versuch, mit dem Schönen und Schattenhaften immer mehr zu fliessen, schenkt mir innere Gelassenheit. Hat davon David Steindl-Rast gesprochen, als er auf die Frage nach seiner letzten Wahrheit antwortete: „dem Leben vertrauen“? Bedeutet es jetzt für mich die Begabung, eine Situation anzunehmen, die anders ist als gewünscht, und zu hinterfragen, was sich in mir durch sie wandeln will? Dieser Weg endet erst mit dem letzten Atemzug, doch er lässt mich heute schon immer dankbarer werden für die Fülle eines – wenn auch nicht immer leichten – Lebens, ausgedrückt in einem wegleitenden Vers von Hilde Domin:

*Nicht müde werden*
*sondern dem Wunder*
*leise*
*wie einem Vogel*
*die Hand hinhalten.*

Georg Fraberger

# Gesundheit als Geisteshaltung

Im Jahr 2000 habe ich das Studium der Psychologie beendet und seither orientiere ich mich in meiner Arbeit als naturwissenschaftlich orientierter Psychologe an Kennzahlen und an Gefühlen. Ich bin mit der Überzeugung Psychologe geworden, dass die Natur keine Fehler macht und dass somit kein Gefühl falsch sein kann. Ich bin vielen Menschen begegnet, die einen sehr ungesunden Lebensstil geführt haben, aber gleichzeitig mit einem scharfen Verstand und viel Gefühl ausgestattet waren. Für mich lag die Antwort auf diesen Widerspruch in der Tatsache, dass es für Gesundheit kein „richtiges" Gefühl gibt. Das bedeutet, dass sich ein gesunder Mensch krank fühlen kann und ein kranker gesund. Unterstützt wird diese Aussage von einem 2001 erschienen Buch – „Total Health Promotion" von David Seedhouse. Wissenschaftler, Ärzte, Psychologen, Therapeuten, etc. sind alle auf Kennzahlen angewiesen, um jemanden als gesund oder krank klassifizieren zu können. Der Nicht-Mediziner orientiert sich, soweit er sie versteht, ebenfalls an diesen Zahlen und verlässt sich zusätzlich auf sein Gefühl. Gefühle dienen als Kompass des Verhaltens. Alle Nicht-Wissenschaftler sind also gezwungen, zur Interpretation der Gefühle bei der individuellen Gesundheit eine Geisteshaltung oder Philosophie – ja sogar Kunst – dafür zu entwickeln, ob sie sich als gesund oder krank verhalten und bezeichnen. Jeder ist für sich verantwortlich und muss eine Art finden, sich selbst gesund zu halten. In diesem Sinne ist Gesundheit eine Geisteshaltung und betrifft alle Lebensbereiche.

So zu denken, erlaubt einem unter anderem erst die Wissenschaft seit der Zeit der Aufklärung. Zur Zeit von Thomas von Aquin war das Schicksal eines Menschen und damit auch Gesundheit oder Krankheit von einer höheren Instanz bestimmt, nämlich von Gott. So konnte zum Beispiel eine

Behinderung als eine Strafe Gottes bezeichnet werden. Ebenso war dies mit anderen körperlichen Zuständen und Krankheiten möglich. Selbst in meiner eigenen Kindheit habe ich mehrmals gehört: Du bist so, weil Gott es so wollte. Die wissenschaftliche Erklärung wäre wahrscheinlich gewesen: eine zufällige Mutation. Wenn es um die Frage der Geisteshaltung geht in Verbindung mit der Möglichkeit, das eigene Schicksal zu bewältigen, dann ist ganz klar, dass es leichter mit der Erklärung „gottgewollt" zu ertragen ist. Auch die Definitionen von Schmerz sind heute und damals unterschiedlich. In der Psychologie wird Schmerz heute als Sonderform der Kommunikation bezeichnet. In der Religion konnte man sagen, Schmerz läutert. Die Geisteshaltung, der Umgang mit der eigenen körperlichen Situation ist etwas, das unabhängig ist von der Ursache. Religion und Wissenschaft geben Erklärungen, Ursächlichkeiten. Als Betroffener von einer Krankheit steht hingegen nicht die Ursache im Vordergrund, sondern der Sinn dieser Situation oder Krankheit beziehungsweise Gesundheit für das eigene Leben.

Selbst die Wissenschaft ist bei der Unterscheidung zwischen gesund und krank auf eine Philosophie angewiesen, der dann die jeweilige Geisteshaltung entspringt.

Wie entwickelt sich eine Geisteshaltung? Von früher Kindheit an erfolgt eine Klassifizierung der Welt, zunächst eine Trennung zwischen dem ICH und den Anderen und dann eine Aufgliederung und Unterteilung der Objekte. Gleichzeitig erfolgt eine Konditionierung, das heißt eine Verbindung zwischen den Gedanken der Klassifizierung – den Gegenständen der Welt – und der emotionalen Reaktion auf diese Gegenstände. Die Einteilung ist simpel. Wir unterscheiden zwischen den Objekten und unterteilen sie in Kategorien. So zum Beispiel erfolgt eine Klassifizierung von Obst und Gemüse. Dann werden Eigenschaften zugeordnet und die Einteilung wird mit einem Gefühl verknüpft. Bei unbekannten Früchten, zum Beispiel, lernen wir die Verbindung mit Angst, denn sie könnten giftig sein. Eine

Orange wiederum kann mit dem Gefühl der Freude verbunden werden und mit dem Wort Gesundheit. Wir lernen über Vitamine und deren Bedeutung. Die Kombination sämtlicher Eigenschaften der Orange ergibt mehrere logische Schlussfolgerungen, weshalb sie mit einem angenehmen Gefühl assoziiert und als gesund bezeichnet wird.

Auf diese Art und Weise wird alles eingeteilt und mit Emotionen verbunden, um sicher durch den Alltag zu kommen. Auf diese Einteilung muss man sich verlassen können, um rasch und effizient das tägliche Leben bewältigen zu können. Die Klassifikation und Konditionierung erfolgt automatisch und wird anhand unterschiedlicher Theorien über das Lernen beschrieben. Die Wissenschaft hilft durch Erkenntnisse, diese Einteilung zu verbessern und zu verändern. Doch nicht jeder Mensch orientiert sich an der Wissenschaft. Nicht jeder Mensch kann lesen und schreiben und nicht jeder ist daran interessiert, etwas in Frage zu stellen. Jeder möchte glücklich, sicher und gut leben, weshalb also das, was uns vorgelebt und übermittelt wird, worüber wir nicht nachdenken müssen, hinterfragen?

Die Einteilung der Welt funktioniert unbewusst und so selbstverständlich und automatisch, dass viele Menschen erst aus einer Not oder einem Leid heraus beginnen, darüber nachzudenken. Stimmt das, was ich über die Welt denke? Stimmt es, wie ich mich in dieser Welt verhalte? Anhand dieser zwei Fragen lässt sich die Bedeutung einer Geisteshaltung erkennen. Und diese umfasst alle Lebensbereiche. Sogar unsere Zeit und wie wir diese nutzen, wird unterteilt. Bis zum Jahr 2000 war mir als Student in Österreich die Zeit bewusst als Arbeitszeit, Freizeit und Faulenz-Zeit. Nichts-Tun als Aktivität, auf die man stolz sein konnte, gab es nicht. So circa ab der Jahrtausendwende ist der Begriff „chillen“ in meinem Leben in Wien zum ersten Mal aufgetaucht. Mit einer Selbstverständlichkeit hat mir eine Kollegin auf meine Frage, was sie denn gerade tue, mitgeteilt, sie würde chillen. Und plötzlich haben viele Menschen in meinem Umkreis begonnen zu chillen. Plötzlich gab es eine neue Zeit-Einteilung.

Bis zu diesem Zeitpunkt war mir gar nicht aufgefallen, dass die Aufteilung in Freizeit und Arbeitszeit nicht ausreichend sein könnte. Die Existenz einer neuen Zeit-Einteilung, einer positiven Bewertung des Nichtstuns, beeinflusste vor allem die Frage nach dem Umgang mit Stress. Ich habe erst bei meiner Arbeit durch die Konfrontation mit dem Lebensende bemerkt, dass es nur eine Lebens-Zeit gibt. Diese kann verwendet werden als Arbeitszeit oder Freizeit, aber gelebt muss man in jeder sogenannten Zeit haben. Die Geisteshaltung betrifft also auch den Umgang mit der Zeit.
Zurück zum Beispiel der Orange. Die Orange als Objekt kann mit Freude verbunden werden und aufgrund diverser Kennzahlen als gesund eingestuft werden. Der Umgang mit der Orange wird jedoch nicht automatisch klassifiziert. Wir lernen nichts über den zeitlichen Verlauf, innerhalb dessen der Verzehr einer gewissen Menge als gesund gilt. Ab wie vielen Orangen in welchem Zeitrahmen wird der Verzehr ungesund? Wie gesund ist Orangensaft oder ein Smoothie? Diese Fragen sind erst in unserer Zeit relevant, in der es aufgrund der technischen Gegebenheiten möglich ist, eine Orange in sehr kurzer Zeit schälen und verarbeiten zu können.
Über Orangen und andere Objekte lässt sich streiten und vor allem auch wirtschaftliche Interessensvertreter können über den Nutzen diskutieren und hierdurch den Wert dieser Objekte beeinflussen. Menschen werden ebenfalls klassifiziert als dick, dünn, arm, reich, fleißig, faul. Jedem Eigenschaftswort wird ein Gefühl zugeteilt. Das ist ein natürlicher und notwendiger Prozess, um sich in der Welt zurechtzufinden. Wenn es um Menschen in Verbindung mit Krankheit geht, hat jedoch die Bewertung noch eine andere Bedeutung. Hier als Beispiel ein sehr heikles Thema, bei dem die Geisteshaltung eine große Rolle spielt:
Um 1990 wurde in Österreich Homosexualität als gesunde sexuelle Orientierung anerkannt. Bis dahin galt sie als Krankheit, in der Genetik war man auf der Suche nach dem Homo-Gen. Die neue Geisteshaltung – und nicht medizinische Kennzahlen – führte dazu, diese bestimmte sexuelle

Orientierung als gesundes menschliches Verhalten zu bewerten. Die veränderte Sichtweise bewirkt nicht nur innerhalb des betroffenen Menschen eine Bestätigung seiner Gefühle und seines Selbstwertes, sondern sie betrifft ebenso dessen Umfeld im arbeitsrechtlichen und sozialrechtlichen Kontext. Zudem beeinflusst die Einordnung als „gesund" die generelle normale Entwicklung von Liebe und Sexualität eines jeden Menschen. Jedoch erfolgte in Österreich erst 2019 die komplette Gleichstellung hinsichtlich Ehen von hetero- und homosexuellen Paaren. Die Bewertung als gesund anstelle von krank hat beinahe 30 Jahre gebraucht, um in der Gesellschaft rechtlich verankert zu werden.

Genau hierin – in der Verbindung von Einteilungen mit Gefühlen – kann ein grundsätzliches Problem liegen. Stellt man die Natur nicht in Frage, dann macht diese keine Fehler und dann ist jedes Gefühl und somit auch jede subjektive Bewertung richtig.

Das Gefühl für Gesundheit wird aufgegliedert in Lebensqualität, Zufriedenheit, Glück, Resilienz und den Sinn des Lebens als Orientierungshilfen, sozusagen als Wegweiser. Und woran soll man sich orientieren, wenn ich behaupte, es gibt kein Gefühl dafür? Wir orientieren uns doch immer an Gefühlen.

Eine der großen Fragen, mit der sich Thomas von Aquin beschäftigt hat, war das Thema der Freiheit. Der Mönch trat dem Orden der Dominikaner bei, einem Orden, der sich freiwillig dazu entschlossen hatte, in Armut zu leben – und das zu einer Zeit, in der Mönche und Priester reich waren. Auf die heutige Zeit umgelegt begründet diese Frage nach der Freiheit eine unmittelbare Auswirkung auf die messbare Gesundheit im menschlichen Körper. Freiwillig etwas zu tun, hat nicht nur einen Effekt auf die Wortwahl, sondern auch auf die damit verbundenen Gefühle. Freiwillig nicht zu essen, beispielsweise, nennen wir „fasten". Das ist verbunden mit einem Erfolgsgefühl und weit weniger mit Schmerz und Verzweiflung, als wenn man unfreiwillig nichts isst.

Unfreiwillig nicht zu essen, nennen wir „Hunger“. Ebenso macht die Freiwilligkeit einen großen Unterschied bei den Themen Armut, Arbeit, Sex, Erschöpfung, Genuss, um einige Beispiele zu nennen. Freiwillig etwas zu tun oder zu unterlassen, ist gesund, unfreiwillig etwas zu tun oder zu unterlassen, ist mit einer Art von Stress verbunden. Stress hat auf Dauer eine negative Auswirkung auf die Gesundheit. Eine Geisteshaltung, die gesund hält, muss sich auch damit befassen, wie man freiwillig und gerne jene Dinge tut, die man tun muss. Denn ein „Muss“ im Sinne von Pflicht kann ebenfalls das Wesen der Freiheit beeinträchtigen und dadurch Stress verursachen.

Die große Herausforderung der heutigen Zeit ist der Umgang mit dem Wissen. Eine Geisteshaltung ist nur dann etwas wert, wenn das Wissen auch hilfreich eingesetzt werden kann. Obwohl in Österreich der Großteil der Menschen lesen und schreiben lernt, vermögen sie oft mit diesem Wissen nicht viel anzufangen. Denn sie wurden zu reinen Konsumenten erzogen. Wer sich aber nur am aktuellen Wissensstand orientiert, kocht, was gesund ist, isst, was Vitamine enthält, wird im Alltag ständig durch die Frage nach „richtig“ und „falsch“ gesteuert, anstatt sich auf das Leben einzulassen.

Wie können wir ohne Leid und Not, dafür mit dem freien Willen eine Geisteshaltung entwickeln, die wir als Gesundheit bezeichnen? Aus psychologischer Sicht ist es hierfür notwendig, bewusst durchs Leben zu gehen. Um bewusst die Welt wahrnehmen zu können, muss man sich auch bewusst sein, wer man selbst ist.

Ist das, was ich sehe richtig? Ist das, was ich fühle richtig? Wir Menschen leben von Symbolen und nicht nur von Worten. Und alles, was ich sehe, wird interpretiert und auf die eigene Person bezogen. Und wie kann man sich selbst vertrauen? Die Sprache des Körpers äußert sich über Hormone, und diese zeigen sich in uns Menschen in Form von Gefühlen. Wir müssen also lernen, unseren Gefühlen zu vertrauen. Was sendet mir mein

Körper? Wenn ich den Menschen mit einem Schwimmbad vergleiche, das Augen hat, dann sind die meisten Menschen mit dem beschäftigt, was sich außerhalb dieses Pools befindet. Alles, was innen ist, Gefühle, Gedanken, Schmerz, Sehnsucht, wird oft dann erst gespürt, wenn es sich dem Verstand aufdrängt. Sich selbst zu vertrauen, bedeutet also mehr auf das zu achten, was man innerlich wahrnimmt. Es lohnt sich, von Zeit zu Zeit die Augen zu schließen und zu spüren. Nicht nur zu spüren, ob etwas nicht in Ordnung ist, sondern viel tiefer spüren, was ich bin, wer ich bin, was mein Herz benötigt, was meine Hand…

So gehen beispielsweise Menschen zum Psychologen, wenn sie von einem Gefühl überwältigt, eingeschränkt oder gequält werden. Das Ziel dabei ist immer, dieses Empfinden in etwas Positives umzuwandeln. In Wahrheit jedoch ist das Gefühl eine richtige Reaktion auf ungesunde Beziehungen, soziale Zwänge oder irreführende wissenschaftliche Kennzahlen, die im Alltag Stress und Erwartungshaltungen aufbauen. Jeder benötigt das Vertrauen, dass sein Gefühl richtig ist, auch wenn es in diesem Augenblick sehr unangenehm ist. Provokant formuliert kann somit eine Depression eine „gesunde“ Reaktion auf ein „toxisches“ Umfeld sein.

Wer mit seiner Lebenssituation nicht zufrieden ist, weil er spürt, dass er in Wahrheit jemand anderer ist oder dass er jemand anderer sein könnte, in dem baut sich eine große Spannung auf. Dies führt zu einer inneren Zerrissenheit und zu Stress, kann auch zu Depressionen, Wut und anderen psychischen Krankheiten führen. Diese Zerrissenheit kann man ändern, indem man erstens lernt, eine Situation zu akzeptieren. Das kann man, wenn man eine Art Einsicht gewinnt: Man nimmt eine Notwendigkeit an, nicht, weil man einverstanden ist, sondern als Kompromiss. Die Einsicht in eine Notwendigkeit ermöglicht es, dem Körper die Zerrissenheit und die Spannung aufzulösen. Es ist immer besser, die Spannung aufzulösen, als im Widerstand zu bleiben und die Situation gegen den eigenen Willen auszuhalten. Zweitens kann man die Situation ändern.

Hierbei spielt die Kreativität eine große Rolle. Das Ziel ist, Wege zu finden, die eigene Wahrheit, das was ich also für richtig halte, anderen Menschen zeigen zu können. Eine Geisteshaltung zu zeigen, dazu zu stehen, was ich richtig finde und was falsch, was gut oder böse, benötigt Identifikationsmöglichkeiten.

Bei der Frage „Wer bin ich?" geht es also darum, was von mir als Mensch bleibt, wenn alles, was ich habe, nicht mehr da ist. Wenn ich also beispielsweise sehr alt bin und nicht mehr das tun kann, was ich als junger Mensch tun konnte, oder, wenn ich einen Unfall hatte... Was macht mich als gesunden Menschen aus? Um diese Art von Wahrheit geht es. Diese Frage steht jedoch oft im Gegensatz zum alltäglichen Leben. Hierbei geht es nur darum, wie viel Geld man hat, was man arbeitet, was man kann oder will. Wir vergessen viel zu oft, dass wir mehr sind als das, was wir haben, können oder wollen. Die Antwort auf die Frage, wer mir im Badezimmer aus dem Spiegel entgegenblickt, ist deshalb so wichtig, weil jeder Mensch einen Grund benötigt, in der Früh aufzustehen. Mache ich mich abhängig von der Meinung anderer Menschen, drängen mich diese in die Rolle eines erfolgreichen oder eines erfolglosen Menschen, so kann es passieren, dass ich die Motivation, in der Früh aufzustehen, rasch verliere. Ich muss mir also bewusst sein, wer ich bin. Dann kann ich nach Ausdrucksmöglichkeiten und Identifikationswegen suchen.

Als Psychologe habe ich gesehen, dass es Menschen gibt, die sehr effektiv Wege finden, das Bild, das jemand von sich hat, zu verfälschen – und dann wird dieser Mensch als krank erklärt. Es ist jedoch mühsam, dauernd gegen das Bild ankämpfen zu müssen, das andere Menschen von mir haben. Dann habe ich die Frage, wer ich bin, nach außen gestellt. Dieselbe Frage richtet sich nach innen, wenn es darum geht, wie ich meine Seele zum Ausdruck bringen kann, wie ich das, was ich bin, in irgendeiner Art und Weise lebendig machen kann. Ich kann das in Form von Kunst, von Wissenschaft, von Wut und Aggression genauso wie in Form von Liebe und

Freude. Ich benötige hierfür jedoch eine innere Sicherheit, die Gewissheit darüber, dass ich immer ich bin, unabhängig davon, was andere Menschen von mir denken. Das ist nicht immer leicht und bedarf vieler Übung.

Wie man das erreichen kann? Es geht darum, einen Einklang zwischen dem, was man fühlt, und dem, was man denkt, zu finden. Hierbei ist es wichtig, sich immer wieder bewusst zu machen, dass man mehr ist als das, was man denkt, und auch mehr als das, was man fühlt.

Eine positive Geisteshaltung der Welt und sich selbst gegenüber einzunehmen, bedarf vor allem der Aufmerksamkeit sowie der Gewissheit, dass man sich täglich neu orientieren kann und entscheiden, etwas anders zu sehen, anders zu fühlen und anders zu tun.

Sabine Weber-Treiber

# Gesundheit und Sport – eine Frage des Mindsets

Eigentlich ist die Frage, was Gesundheit sei, eine fast philosophische, und dennoch war ich versucht, sofort zu beantworten, was ich persönlich unter Gesundheit verstehe. Ich bin diesem Impuls aber nicht gleich gefolgt, sondern habe mich auf die Suche begeben, um auch andere Meinungen und Sichtweisen einzubeziehen. So viel vorweg: Die Frage „Was verstehst du unter Gesundheit?" wurde anfänglich meist sinngemäß mit „Dass es mir gut geht!" beantwortet. In den darauffolgenden Gesprächen entwickelten sich dann doch sehr individuelle Ansätze, die meine These und mein Verständnis von Gesundheit untermauerten.

Das hat mich zu Beginn dieses Beitrages bewogen, nach näheren Definitionen Ausschau zu halten. Denn ich persönlich erfahre aus Kontakten in meinem beruflichen und persönlichen Alltag oft, dass mein „Zustand" als krank empfunden wird. Dabei sehe ich mich durchaus nicht als krank, eine Querschnittlähmung und das bei mir damit verbundene Leben im Rollstuhl sind in manchen Situationen ein Handicap, jedoch keine Krankheit. Bei der World Health Organization (WHO) bin ich fündig geworden, hier wird Gesundheit als „Zustand vollständigen körperlichen, geistigen und sozialen Wohlbefindens und nicht nur die Abwesenheit von Krankheit oder Gebrechen" definiert. Eine Formulierung, mit der ich mich weitgehend identifizieren kann und welche ich als spannend und sehr treffend empfinde. Wenn auch eine, die einiges an Spielraum für Interpretationen offenlässt. Mich persönlich hat diese zum Nachdenken und Überlegen angeregt, mit welchen Aspekten man denn in jenen Zustand des körperlichen, geistigen und sozialen Wohlbefindens einzahlen kann.

Im ersten Anlauf sind mir folgende, für mich wesentlichen Punkte in den Sinn gekommen:

- Ausgewogene Ernährung
- Regelmäßige körperliche Aktivität
- Ausreichend Schlaf/Ruhe/Erholungsphasen
- Stressmanagement
- Zugang zu guter medizinischer Vorsorge und Versorgung

Abgesehen davon gilt es natürlich zu berücksichtigen, dass auch genetische Voraussetzungen und Umweltfaktoren die Gesundheit beeinflussen können und wir auf diese Rahmenbedingungen geringen bis keinen Einfluss haben.
Ich habe mir überlegt, welches Potential hier im Verborgenen schlummert und weshalb Gesundheit ein Gut ist, welches wir erst richtig schätzen lernen, wenn es potenziell bedroht zu sein scheint.
Wenn ich die oben aufgelisteten Punkte nochmals aufgreife und für mich persönlich reflektiere, finde ich mich selbst ob des Bewusstseins für deren Relevanz auch in einer nicht immer optimalen Position vor. Die zeitlichen Ressourcen in meinem Alltag sind durch verschieden Faktoren (Training, Familie und Arbeit) limitiert und ich gehe Kompromisse in Bereichen ein, wo ich sie eigentlich nicht zulassen sollte.
Ausgewogene Ernährung ist mir beispielsweise ein Anliegen, dem ich oft selbst nicht gerecht werden kann. Nicht, weil ich nicht wüsste, was für eine gesunde Ernährung nötig wäre, oder es finanziell nicht leistbar ist, sondern, weil mein Zeitplan nur bedingt Ressourcen dafür hergibt. Obst und Gemüse in roher Form sind nicht das Problem, warme und aus allen Elementen (Kohlehydraten, Proteinen und Vitaminen) bestehende Mahlzeiten erweisen sich hier schon herausfordernder, sollen sie im schnellen Alltag untergebracht werden. Diese benötigen Zeit bei der Besorgung, Zusammenstellung, Zubereitung und idealerweise auch beim Verzehr.

Denn wenn ich genüsslich esse, dann merke ich erst, wie gut es mir tut und geht.
Im schnellen Essen ist nur der Befriedigung des Bedürfnisses, den Hunger zu stillen, Rechnung getragen und nicht dem Genuss. Essen und Ernährung haben für mich zusätzlich einen sozialen Aspekt, welchen ich nicht unterschätzen möchte. Den sozialen Austausch, der bei Tisch stattfinden kann, widerspiegelt das Sprichwort „In Gesellschaft schmeckt es gleich besser." Was aber ist neben dem Grundbedürfnis der Nahrungsaufnahme für mich persönlich essenziell, wenn es um Gesundheit geht?
Für mich ist Gesundheit in engem Zusammenhang mit körperlicher Aktivität zu sehen. Körperliche Betätigung ist für mich ein Ventil, bei dem ich einerseits meinen Körper fordere und andererseits durch die Routine meinem Geist Erholung gebe. Ich bringe Geist und Körper in Einklang. Es war für mich interessant zu beobachten, dass ich durch den Sport gelernt habe, meinen Körper besser zu verstehen und auf seine Signale zu hören. Wenngleich im Leistungssport die Grenzen laufend neu ausgelotet, korrigiert werden und die körpereigenen Signale zwar gehört, aber nicht immer beachtet werden.
Im Sport beweisen wir uns tagtäglich, dass wir mit dem richtigen Mindset imstande sind, die Grenzen unserer körperlichen Fähigkeiten nach oben zu leveln. Das funktioniert leider auch umgekehrt, denn wenn wir im Kopf ein Ziel nicht erreichen können, ist es unerheblich, ob wir physisch dazu in der Lage sind: Dieses Ziel wird nie erreicht werden. Ich sehe den Zusammenhang zwischen geistiger und körperlicher Leistungsfähigkeit als gegeben an. Solange mein Geist gesund ist, ist der Zustand des Körpers nicht zwingend relevant.
Hierzu fand ich einen sehr eindrucksvollen Beweis aus den 1950er Jahren: Paul Alexander erkrankte als sechsjähriges Kind an Polio und lebt seither in der Eisernen Lunge. In seinem Buch „Three Minutes for a Dog: My Life in an Iron Lung" beschreibt er, welche Macht der Geist über körper-

liche Funktionen hat. In seinem Fall war es die Fähigkeit, als paralysierter Poliopatient außerhalb der Eisernen Lunge zu atmen und zu leben. Trotz massiver Einschränkungen und aller Hürden hat er sein Leben nicht aufgegeben, sondern Ausbildungen abgeschlossen, eine Laufbahn als Jurist eingeschlagen und sogar ein Buch geschrieben – einfach, weil er es so wollte.
Um den Geist ebenfalls in einer Form fit zu halten, benötigt es neben der körperlichen Betätigung ebenso Phasen der Ruhe. Ich merke es an mir selbst: Bin ich ausgeruht und erholt, kann ich mein volles Potential entfalten. Um diesen Zustand zu erreichen, brauche ich jedoch nicht nur Schlaf und Auszeiten, sondern auch die Rahmenbedingungen müssen für mich entsprechend passen. Solange ich im Hinterkopf eine nicht enden wollende To-Do-Liste habe, finde ich keine tatsächliche Ruhe. Erst wenn alle Punkte abgehakt werden konnten und keine zeitkritischen oder relevanten Tasks mehr aufscheinen, kann ich Entspannung geschehen lassen. Dieser Zustand tritt zwar nur sehr vereinzelt ein, aber dann genieße ich ihn in vollen Zügen.
Die oben erwähnte To-Do-Liste mag zwar ein wenig schräg erscheinen, doch für mich stellt sie ein wichtiges Tool im Stressmanagement dar. Das Abhaken der erledigten Tasks entspannt ungemein und selbst, wenn laufend neue Punkte dazukommen, fällt mir damit die Priorisierung wesentlich leichter. Für mich ist es weniger belastend, wenn ich weiß, wann ich was zu erledigen habe. Sollte manche Deadline schon sehr knapp sein, ich aber noch in der Zeit, kann ich mir damit vielleicht eine Mini-Verschnaufpause verschaffen: Vielleicht sind es nur 20 Minuten, in denen ich eine andere Lektüre zur Hand nehme, einen Podcast höre oder einfach die Augen für einen Moment schließe, um die Sonne in mein Gesicht scheinen und das Hirn einmal ruhen zu lassen. Wenngleich ich hier auch nachlegen muss, dass ich mir in solch eher seltenen Momenten einen Wecker stelle, um mein Zeitmanagement nicht aus den Augen zu verlieren.
Es sind diese raren Momente im durchgetakteten Alltag, die meiner per-

sönlichen Gesundheit zuträglich sind, obwohl es manchmal anderen etwas unerklärlich scheint, dass ich auch die Reisezeit als entspannend für mich bezeichne. Reisen kann ja per se eher als anstrengend und belastend gesehen werden, packen, planen, anreisen und wieder zurückkommen; andere Länder, andere Rahmenbedingungen und vieles mehr. Aber im Grunde ist es – zumindest für meine Person – trotz allem ein Benefit für die Gesundheit. Die Anreise ist oft schon herausfordernd, doch zugleich auch entspannend, im Flugzeug kann ich meine Seele baumeln lassen, die Zeit nutzen, um mich auf das Kommende zu fokussieren und Energie zu tanken. Energie tanken ist, finde ich, ein wunderbarer Begriff, wenn es um einen gesunden Geist geht. Es mag etwas philosophisch anmuten, aber funktioniert tatsächlich. Im Sport musste ich lernen, meine Kräfte zu mobilisieren, und dazu gibt es eine Vielzahl von Methoden. Ich bevorzuge eine Form der Meditation, die an jedem x-beliebigen Ort ausgeführt werden kann, ohne dass die Umwelt davon Notiz nimmt. Dazu halte ich kurz inne und höre in mich hinein, atme ruhig und gleichmäßig, während ich mich auf positive Gedanken konzentriere und meinen Geist bestärke, alle Zellen zu aktivieren, alles an Energie im Körper fließen zu lassen und die müden Körperteile mit Energie zu füllen und zu stärken. Es hat zwar etwas Überzeugungsarbeit meines Trainers benötigt, bis ich als Rationalistin bereit war, dieser Methode wirklich Kraft und Bedeutung beizumessen, um zu wirken, aber ich gebe zu, dass es sich lohnt. Gerade in den vergangenen Jahren, in denen unsere Geduld und Belastbarkeit oft an ihre Grenzen gebracht wurden, hat mich diese Methode des Innerlich-zur-Ruhe-Kommens und Kraft-Schöpfens immer unterstützt.

Auch ich bin nicht gefeit vor Krankheiten und es gibt immer wieder Ereignisse, mit denen mir meine – nennen wir es etwas individuelle – Position ganz deutlich zeigt, dass ich ein Mensch bin, der Erkrankungen nicht ausweichen kann. Aber solange mein Geist nicht davon betroffen ist, sind diese annehmbar und relativ einfach therapierbar.

Trotzdem wir in einem guten Gesundheitssystem eingebettet sind, brauchen wir mehr als nur klassische Medikamententherapie, um gesund zu sein. Das bitte nicht falsch zu verstehen, Vorsorgeuntersuchungen und regelmäßige Kontrollen machen Sinn und sind wichtig. Auch ich habe meine jährlichen klassischen Checkup-Untersuchungen, bei denen das Funktionieren von Herz, Kreislauf und Lunge überprüft wird und in meinem Fall zusätzlich etwaige Veränderungen zu den Vorjahren hinterfragt werden, um keinen Schaden am System Körper zu verursachen oder zu übersehen. Der Zustand des Geistes hingegen ist bei diesen Kontrollen eigentlich nie ein Thema, es zählen nur Zahlen und Fakten.
Dabei habe ich in meinem engen Freundeskreis in den letzten Monaten einige Fälle miterlebt, wo der Geist den Belastungen aus diversesten Gründen nicht gewachsen war. In keinem der Fälle hatte es Anzeichen gegeben, die über Herz, Kreislauf oder Lungenfunktion diagnostizierbar gewesen wären. Die Auswirkungen haben sich aber genau dort bemerkbar gemacht. Das Herz hatte zwar keine erkennbare Fehlfunktion, dennoch wurde über Herzrasen und Beklemmung geklagt, die Atmung und Atemwege waren klinisch gesehen völlig in Ordnung, dennoch war das Gefühl, zu wenig Luft zu bekommen, omnipräsent. Der Geist hatte den Körper in die Irre geführt, und dessen therapeutische Behandlung ist ein langer, beschwerlicher Weg. Die Etappen der Genesung stellen nicht nur für die betroffene Person, sondern auch für die Angehörigen beziehungsweise für das gesamte Umfeld teilweise eine wirkliche Belastungsprobe dar.
Der Geist kann also den Körper ebenso heilen wie krank machen. Umgekehrt bringt gerade körperliche Bewegung einen angeschlagenen Geist wieder zurück ins Gleichgewicht. So war hier für mich erkennbar, dass viele Betroffene in der Bewegungstherapie zurück zu sich finden, seien es auch anfänglich „nur" Spaziergänge oder kleine Turneinheiten. Die durch erste, vorsichtige Bewegungseinheiten erzielten Effekte sind mir keine Unbekannten. Es wird berichtet von innerem Wohlbefinden und Ruhe, dem

Gefühl, etwas erreicht zu haben. Die Belastung des Körpers und das damit verbundene Spüren des Körpers werden als angenehm und positiv wahrgenommen. Eine Freundin hat es mir als „wieder Leben empfinden" beschrieben.

Genauso empfinde auch ich, wenn ich als „behinderte" Person Sport betreibe, eine Leichtigkeit, die mir Kraft gibt und meiner Gesundheit zuträglich ist. Die tägliche Routine ist wie eine Medizin ohne Rezept oder Verordnungsschein, ein Vitaminboost für mein persönliches Wohlbefinden und die Energiequelle, um alle Alltags-Herausforderungen mit Schwung zu nehmen. Deshalb sehe ich in der Bewegung des Körpers die Möglichkeit, den Geist positiv zu beeinflussen und damit die Gesundheit zu fördern.

In der Bewegung liegt die Kraft, Dinge zu verändern und das Leben ist eine ewige Bewegung, für welche wir Kraft benötigen. Das Zitat von Albert Einstein *„Life is like riding a bicycle. To keep your balance, you must keep moving"*, würde ich gerne noch ergänzen mit: *„If you keep your balance, you will stay healthy."*

Ursula Baatz

# In der Balance. Übers Glücklichsein

In meinem Mailaccount landete vor kurzem diese Frage: „Mein Fortschritt auf dem Weg zum glücklicheren Leben geht zu langsam voran, obwohl ich eifrig meditiere und mich mit Philosophie befasse. Können Sie mir weiterhelfen?" Ich zögerte mit der Antwort. Sollte ich ihn – die Nachricht kam von einem Mann, hätte aber ebenso von einer Frau stammen können – fragen, was genau er sich unter „glücklicher", also der Steigerungsstufe von glücklich, vorstellt? Was er erwartet oder womit er in seiner derzeitigen Situation nicht zufrieden ist? Sollte ich ihm schreiben, dass es eine besondere Form der Erkrankung des Geistes ist, sich zu fragen, wie weit man schon fortgeschritten sei? Das ist keine psychische Erkrankung, natürlich nicht. Doch dahinter steckt ein Set von Annahmen und Haltungen, das Menschen nicht nur unglücklich, sondern unter Umständen auch ernstlich krank machen kann. Dazu gehört eine bestimmte Vorstellung von dem, was Glück ist – nämlich nicht nur inhaltlich, sondern vor allem, was die Dauer betrifft. Man möchte dauerhaftes Glück und man möchte dauerhafte Gesundheit. Beides wird mit Zufriedenheit verbunden, mit einem bestimmten inneren „In-Frieden-Sein". Doch die Unzufriedenheit darüber, nicht zufrieden zu sein, führt erst recht dazu, dass sich die Gedanken im Kreis drehen, keine Ruhe aufkommt und man im schlimmsten Fall, wenn noch schwierige Umstände im Beruf oder der Familie dazukommen, psychisch und körperlich krank wird, ausgebrannt.
Ob alle diese Überlegungen für den Mail-Schreiber hilfreich sein könnten? Ich wusste es nicht und beschloss, ihm zu schreiben, dass ich mich gerne mit ihm treffen und darüber austauschen würde, was für ihn Glück und Unglück ausmache; dass er jedoch bitte nicht erwarten solle, ich könne ihm den Weg zum perfekten Glück zeigen, da ich diesen Weg nicht kenne,

aber ihn gerne bei seiner Suche unterstützen würde. Die Antwort ist noch ausständig, und ich befürchte, sie wird auch nicht mehr kommen. Hätte ich ihm schreiben sollen, ich kenne das Rezept für immerwährendes Glück und Gesundheit, es heißt „in Frieden sein"? Aber wie wird man zufrieden, wenn man mit sich und der Welt unzufrieden ist? Das geht weder auf Befehl, noch ist es eine einfache Übung. Manchmal hilft ein Perspektivwechsel.

## Fragiles Gleichgewicht

Glück und Gesundheit ähneln sich vor allem darin, dass sie keine fixen, statischen Zustände sind, sondern Momente des Gleichgewichts, eine fragile Angelegenheit also. Gleichgewicht ist immer labil, muss immer Augenblick für Augenblick neu etabliert werden, wie wenn jemand übers Seil balanciert. Die Slacker, denen ich im Sommer auf den Wiesen des Wiener Praters zusehe, wie sie ihre Gurte zwischen zwei Bäumen befestigen, um dann von einem Baum zum anderen auf dem dünnen Band zu balancieren – selten gelingt es ihnen, das ohne Bodenberührung zu schaffen. Und ohne gelegentliches Herumrudern mit den Armen oder Schlenkern der Beine, um wieder in die Mitte des Körpers und damit ins Gleichgewicht zurückzukommen, geht es eigentlich nie. Wer jemals versucht hat, zu balancieren, weiß, dass diese Mitte ein delikater Ort ist – genauer gesagt ein Nicht-Ort, denn es gibt keine genauen Maßangaben, wo im menschlichen Körper exakt diese Mitte zu finden sei. Doch irgendwie wissen es die allermeisten, auch ohne erst einen Balanceakt zu versuchen: Die Mitte ist dort, wo ich Halt in mir finde, wo ich mich aufrichten kann. Weitergehen, weiteratmen. Vielleicht ist das eine Erinnerung aus frühester Kindheit, aus der Zeit, wo wir alle laufen gelernt haben, nämlich dadurch, dass wir es versucht haben, hingefallen sind, wieder versucht haben, wieder hingefallen sind, wieder versucht haben – und es irgendwann dann ge-

schafft haben, aufrecht auf zwei Beinen zu stehen und die ersten Schritte zu machen, wackelig, aber begeistert. Angeblich fällt ein kleines Kind mindestens tausendmal hin, bevor es stehen kann und dann gehen. Aufs Erwachsenenleben umgelegt: Angenommen, pro Tag gäbe es drei Versuche, da Erwachsene ja nicht so leicht fallen und wieder aufstehen; dann würde es zwei Jahre dauern, bis wir es geschafft hätten.
Es immer wieder neu zu versuchen, immer wieder neu zu beginnen und nicht aufzugeben, das ist das Geheimnis des Gelingens. Wenn es darum geht, eine neue Sicht auf die Welt zu entwickeln, ein neues Verhalten in den Alltag zu bringen, sind ungefähr dreitausend Wiederholungen nötig, um das Neue im Gehirn zu „verdrahten", wie es die neurobiologische Metapher beschreibt. Erst dann ist aus dem mehr oder minder einmaligen Verhalten eine Haltung geworden.

## Guter Schlaf geschieht

Manchmal, zum Glück nur sehr selten, wache ich in der Früh müde und gerädert auf, weil ich nachts nicht wirklich schlafen konnte. Die Ursachen sind verschieden, innere Unruhe genauso wie eine völlig verstopfte Nase bei beginnendem Schnupfen, bewirken jedoch dasselbe: Das allmähliche Loslassen, das schrittweise Versinken, ohne das es kein Einschlafen und keinen erholsamen Schlaf gibt, funktioniert nicht. Vermutlich ist schon die Wortwahl falsch, denn Schlaf kann man weder herbeibefehlen noch wegkommandieren – Schlaf funktioniert nicht, sondern geschieht. Doch ist meine Erwartung wie die der meisten Menschen: Ich lege mich ins Bett, schließe die Augen und schlafe ein. Oder eben auch nicht.
Das lässt sich nicht absichtlich „machen" – der Schlaf, das natürliche Einschlafen ohne Hilfsmittel ist dem kontrollierenden Zugriff des wachen Bewusstseins entzogen. Dieses muss seine Überwachungsfunktion loslassen, die im alltäglichen Tun so selbstverständlich und unverzichtbar scheint.

Wie das genau geschieht, wissen die Schlafforschung und die Chronobiologie, jene Wissenschaft vom Zusammenhang von Lebensprozessen und Zeit, in deren Domäne der Schlaf fällt, noch nicht wirklich. Sicher ist, dass Schlafen und Wachen verschiedenen, einander überlappenden Rhythmen folgen, bedingt durch äußere Aktivitäten, die „innere Uhr" und die Rhythmen von Tag und Nacht. Geraten diese Rhythmen aus dem Gleichgewicht wie zum Beispiel durch einen Jetlag oder eine durchgefeierte Nacht, kann es dauern, bis wieder jene Balance hergestellt ist, die wir als „Sich-Wohlfühlen" erleben, wenn wir abends zu Bett gehen, uns in die Kissen und Decken kuscheln und einschlafen.

Fürs Einschlafen ist eine subtile Balance des Außen und Innen nötig, die sich von Mensch zu Mensch unterscheidet und von Situation zu Situation. Einmal war ich mit einer Freundin und deren Enkelsohn im Urlaub unterwegs, wir verpassten das Fährschiff und nahmen uns im nächsten Hotel gemeinsam ein Zimmer. Ich, müde wie ich war, zog mir die Decke über den Kopf und wachte am nächsten Morgen munter und ausgeschlafen auf. Die beiden anderen dagegen waren völlig geschlaucht, denn spätnachts hatten draußen im Hof ein paar Burschen begonnen, Fußball zu spielen. Der Spaß, den die Burschen hatten, beziehungsweise der Lärm, der dadurch entstand, riss die beiden immer wieder aus dem Schlaf. Ich dagegen hatte nichts davon gehört. Irgendwie hatte der Krach der Fußballspieler in der Außenwelt mich nicht aus jener Balance gebracht, die für den Schlaf wichtig ist.

Aber manchmal liege ich wach und kann nicht einschlafen. Habe ich mich zu wenig bewegt? Bin ich zu wenig gegangen, habe zu wenig Yoga, zu wenig Sport gemacht? Oder sind es die Gedanken an nicht abgeschlossene, aber schon fällige Arbeiten? Andere Gedanken über Menschen, mit denen ich zu tun habe? Ein stiller Kummer – oder auch lauter Schmerz? Vielleicht bin ich durstig? Oder hungrig? Oder habe ich zu viel oder zu spät gegessen oder zu viel getrunken? Bin ich zu lange vor dem PC gesessen? Vor dem

Fernseher? Oder fehlt es an frischer Luft? Was brauche ich sonst, um einschlafen zu können, wenn nichts von all dem zutrifft? Ist man erst einmal bei dieser Frage angekommen, ist die Wahrscheinlichkeit, bald einschlafen zu können, eher gering. Denn im Grunde ist es dieselbe Frage, wie die des E-Mail-Schreibers: Wie werde ich rasch entspannt, glücklich und zufrieden und kann rasch einschlafen? Die Betonung dabei liegt immer auf dem Adverb „rasch". Doch gerade der Wunsch, rasch das erwünschte Resultat zu erlangen, verhindert dies gewöhnlich.

Schlafmangel ist keine Krankheit, aber wirklich gesund fühlt sich niemand, der nicht ausgeschlafen ist. Schlafmangel als ein anhaltendes Problem, hervorgerufen von nicht selbst steuerbaren äußeren oder inneren Umständen, erzeugt eine dauernde Anspannung, zunehmende Ermüdung, abnehmende Leistungsfähigkeit und am Ende auch Krankheit. Mit anderen Worten, es handelt sich um das, was man gewöhnlich „Stress" nennt. Stress entsteht, wenn die psychische und körperliche Aktivierung des menschlichen Systems, die für die Bewältigung von Aufgaben und Anforderungen notwendig ist, sozusagen „hängenbleibt" wie eine fehlerhafte CD. Das subtile Gleichgewicht des persönlichen, bei jedem Menschen einzigartigen „inneren Milieus" entgleist, und die Folge ist längerfristig Erschöpfung und Burnout.

Bei der Recherche für mein Buch „Achtsamkeit – der Boom. Perspektiven, Hintergründe, Methoden", bei dem es auch um Stress geht, bin ich auf eine interessante Methode zum Einschlafen gestoßen. Während des Zweiten Weltkriegs hatten US-amerikanische Piloten von Kampfjets Probleme mit dem Einschlafen. Um sie zu unterstützen, entwickelte der Football-Trainer Bud Winter eine 2-Minuten-Einschlafmethode, die er Jahrzehnte später unter dem Titel „Relax and Win" veröffentlichte. Er rät, zuerst den Körper zu entspannen, beginnend mit dem Gesicht – der Gesichtsmuskulatur, den Augen, dem Mund und der Zunge, den Kiefergelenken. In einem zweiten Schritt werden die Schultern losgelassen und sinken ab;

danach die beiden Arme, einer nach dem anderen, die Ober- und Unterarme und die Hände. In einem dritten Schritt wird tief ein- und ausgeatmet und der Oberkörper entspannt: die Brust, der Bauch, der Rücken. Der vierte Schritt lautet, die Spannung in den Ober- und Unterschenkeln und den Füßen loszulassen; danach etwa zehn Sekunden in dieser körperlich entspannten Haltung zu bleiben.
Dann kommt als letzter Schritt die geistige Entspannung. Dafür schlägt Bud Winter vor, sich vorzustellen, auf einem ruhigen See in einem Kanu zu liegen und in den weiten blauen Himmel zu blicken. Oder in einer bequemen Hängematte aus schwarzem Samt in einem angenehmen, dunklen Raum zu ruhen. Oder als dritte Variante, sich für zehn Sekunden auf die Worte „nicht denken, nicht denken, nicht denken" zu konzentrieren.
Selbstverständlich habe ich diese Methode sofort ausprobiert, und das erste Mal war das sehr erfolgreich. Einige Zeit später, als ich wieder einmal nicht so gut einschlafen konnte, erinnerte ich mich daran. Allerdings war es diesmal anders: Denn die Erwartung, rasch einzuschlafen, verhinderte auch mit dieser für widrige Umstände entwickelten und eigentlich einfachen Methode genau das.

## Im Rhythmus des Atems

Dieser verinnerlichte Druck, etwas rasch zu erreichen, kann Menschen in große Schwierigkeiten führen. Vor einigen Jahren nahm ich an einem Zen-Retreat im Zendo Betania bei meiner Lehrerin Ana Maria Schlüter Rodés teil. Bei einem Zen-Retreat, genauer Sesshin – „Sammlung des Herzens" – steht nichts anderes am Programm als Schweigen und achtsames Sich-Versenken. Dazu gehört nicht nur Meditation im Sitzen (zazen) und Gehen (kinhin), sondern auch täglich körperliche Arbeit als achtsame, meditative Praxis (samu). Bei dieser Form von Arbeit geht es darum, einfach zu tun, was zu tun ist, ohne Arbeitsdruck oder Erfolgserwartungen Augenblick für Augenblick wach und achtsam bei der jeweiligen Tätigkeit zu bleiben. Wenn die Samu-Zeit aus ist, ertönt ein akustisches Signal und man hört einfach auf. Das dient dem Transfer der Übung in den ganz normalen Alltag; doch beeinflussen die alltäglichen Gewohnheiten natürlich auch die Übung.

An diesem Sesshin nahm jemand teil, den ich vorher noch nie gesehen hatte; ein etwa fünfzigjähriger, großgewachsener und kräftig gebauter Mann, der sich mit wahrem Feuereifer in seine Arbeit stürzte und hektisch das Gras zwischen den Bäumen schnitt, was eine Arbeit für mehrere Tage darstellte. Danach musste das abgeschnittene Gras mit dem Schubkarren zum Kompost gefahren werden, ein längerer Weg, da der Garten weitläufig und steil ist. Für mich vergingen die eineinhalb Stunden Arbeitszeit schnell, während ich versuchte, die kleinen Teiche, die der Bewässerung dienten, von Algen zu säubern. Dann war die Zeit schon fast um. Plötzlich stand der Neue vor mir, schwitzend, die Augen geweitet, und wollte mir den mit Gras beladenen Schubkarren in die Hand drücken, ich solle ihn zum Kompost fahren. „Ich hab keine Zeit dafür, ich muss doch Gras schneiden", sagte er und wirkte wie ein Tier, das in die Enge getrieben wurde. Ich schüttelte nur konsterniert den Kopf und wandte mich wieder den scheinbar unerschöpflichen Algen im Teich zu. Dann erklang das Signal zum Ende der Arbeitszeit. Später sah ich ihn – vielleicht hieß er Paulo – immer wieder. Er schien ruhiger geworden zu sein, bewegte sich nicht mehr so fahrig und schwitzte trotz der Hitze nicht mehr so heftig. Ich hätte ihn gerne irgendwann nach seinen Erfahrungen gefragt, die zu dieser Veränderung geführt hatten.

Sicher hatte die Zen-Praxis einen wesentlichen Anteil daran. Ähnlich wie die Vipassana-Praxis oder das christliche Gebet der Ruhe gehört sie zu den Meditationspraktiken, in denen Wachheit und Präsenz kultiviert werden. Gemeinsam ist diesen Übungen, die Gedanken und Emotionen, die auftauchen, wahrzunehmen, aber sich nicht auf sie einzulassen, sondern zur

Wahrnehmung des Atems zurückzukehren. Es ist eine sehr einfache, aber eben deswegen schwierige Übung, die sich je nach Tradition unterscheidet. Doch der Dreh- und Angelpunkt ist immer der Atem. Wer sich auf diese Übung einlässt, wird nach einer Weile merken, dass eine gewisse Beruhigung einsetzt und vielleicht sogar eine tiefere Ruhe entsteht, in der sich eine große Weite und Tiefe öffnen kann. Wahrscheinlich hat Paulo in den vielen Perioden des Zazen, des Sitzens und Sich-auf-den-Atem-Einlassens allmählich gelernt, dass weder die Anforderung „rasch" und „effizient" zu sein noch seine Angst, dieser Anforderung nicht genügen zu können, unvermeidlich und Schicksal sind.

Der Atem, der so selbstverständlich aus- und eingeht, den Körper weiter werden lässt und wieder flacher, ist der Dreh- und Angelpunkt, um den sich das Leben bewegt. Ohne Atem kein Leben, das klingt banal und ist es doch überhaupt nicht. Wie und wo im Körper der Atem wahrgenommen wird; ob das Atmen überhaupt wahrgenommen wird; wie sich der Atemfluss durch Bewegungen, Gedanken, Emotionen verändert; wie der Atem auch den Körper verändert – all dies ist wissenschaftlich kaum erforscht, ist aber Teil der spirituellen Traditionen. Tatsächlich ist der Atem nicht nur der Taktgeber des Lebens, sondern sorgt auch für die Balance des „inneren Milieus", da der Atem mit dem vegetativen Nervensystem in enger Verbindung steht. Grob gesagt aktiviert die Ausatmung den Parasympathicus, jenen Zweig des Vegetativums, der für Entspannung und Erholung zuständig ist, und die Einatmung den Sympathicus, der für Aktivierung und Aktionen zuständig ist. Im Optimalfall sind beide im Gleichgewicht, was aber fast nie der Fall ist. Die Aktivierung ist meist überbetont. Wer lernt, die Bewegung des Atmens wahrzunehmen, ohne einzugreifen oder zu kontrollieren, schafft dadurch Raum für das notwendige Ausbalancieren.

## Jenseits von gesund und krank

Dass man bei Meditationsübungen immer wieder abschweift, immer wieder Gedanken hochkommen, ist normal, denn Gedanken und Emotionen sind genauso Teil des menschlichen Lebens wie Hören oder Sehen. Meditation bedeutet nicht „nichts denken“, „Tabula rasa“, „Mattscheibe“. Meditation – oder korrekter gesagt Kontemplation – geht darüber hinaus, in einen Raum jenseits des Denkens, in dem es weder um Glück noch um Unglück, weder um Wachstum noch um Verfall, weder um Krankheit noch um Gesundheit geht. Diese Dimension, buddhistisch das „Ungeborene“, Nirvana, christlich „Ruhen in Gott“, bleibt für Denken und Wollen unerreichbar und unbegreifbar.

So sagt der syrische Mönch Isaak von Ninive, er lebte im 7. Jahrhundert im heutigen Irak, dass die höchste Form des Gebets jenseits aller Formen des Gebets sei. Hat ein Mensch diese Grenze überschritten und ist dort verankert, „dann gibt es kein Gebet mehr, keine Erregung, keine Träne, keine Bindung noch Freiheit, kein inbrünstiges Flehen noch Wünsche und ungestüme Hoffnungen für diese oder jene Welt.“[106]

Vor Jahren traf ich bei einem Zen-Retreat ein junges Paar. Die beiden meinten, nach so einer Erfahrung würden sie nie wieder Schmerzen haben oder krank werden, da sie „erleuchtet“ seien. Doch der nächste Zahnarztbesuch kam bald, und auch andere Schwierigkeiten stellten sich ein. Ein Blick in die Geschichte der Spiritualität – buddhistisch, christlich, islamisch usw. – zeigt, dass große spirituelle Lehrer ebenso erkrankten oder etwa an Krebs starben. Der Unterschied? Sie verstehen, dass Vergänglichkeit, Schmerz und Tod ein Teil des Lebens sind.

[106] Kleine Philokalie. Belehrung der Mönchsväter der Ostkirche über das Gebet, ausg. und eingeleitet von Matthias Dietz, übers. von Igor Smolitsch, Zürich 1976, S. 84.

Die folgende Zen-Geschichte handelt von einem der bedeutenden chinesischen Zen-Meister, Mazu Dastoyi (709–788), einem Mann von eindrucksvoller Statur, der krank darniederliegt. „Großmeister Ma war ernstlich krank. Der Mönch, der Aufseher des Tempels, fragte ihn: Meister, wie geht es Ihrer werten Gesundheit in den letzten Tagen? Der Großmeister sagte: Sonnengesichtiger Buddha – mondgesichtiger Buddha.“[107]
Wenn es einem gut geht, und auch, wenn es einem nicht gut geht, das „Ursprüngliche“, „Ungeborene“ bleibt davon unberührt. Oder mit einem anderen, traditionellen Vergleich: Ein Berg ist ein Berg, egal ob es regnet, schneit oder die Sonne scheint. Die „Essenz“ des Berges bleibt unberührt.

## In der Mitte sein

Nur ein paar hundert Meter entfernt vom Donaukanal und einer sehr stark befahrenen Straße, nach zwei, drei Häuserzeilen, öffnen sich die Wiesen der Wiener Praterauen. Hier packen bei passendem Wetter Familien die Picknick-Körbe aus, Kinder sausen mit ihren Rollern und kleinen Rädern davon, manche führen ihre Hunde spazieren, die einen liegen in der Wiese und sonnen sich, die anderen sitzen im Schatten und plaudern, manche spielen Federball und andere üben jonglieren oder balancieren. Eine Vielfalt von Lebendigkeit breitet sich auf den Auwiesen aus. Zwischen den Gräsern sind fast unsichtbar Ameisen und Käfer unterwegs, Krähen beobachten die Papierkörbe und durchsuchen sie nach Essbarem. Wenn man den Jungen – selten nur sind es die Älteren – zusieht, wie sie auf ihren Slacklines balancieren, fällt auf, wie sie fast zögernd einen Schritt vor den anderen setzen; immer vorsichtig austarierend, ob sie ihre Mitte halten oder das Gleichgewicht verlieren und von der Slackline fallen könnten – nicht hoch, aber doch. Dann beginnt ein neuer Versuch.

[107] Cleary, Th. (ed.) The Blue Cliff Record, Boston, 1977, S. 18.

Beschleunigung hilft hier gar nicht, im Gegenteil, sie ruiniert den Balanceakt. Denn es geht nicht darum, rasch von A nach B zu kommen, sondern den Weg, Schritt für Schritt in der Mitte zu bleiben. So ähnlich ist es auch mit den Jonglierenden: Sie müssen präsent und zentriert sein, um im richtigen Augenblick zu reagieren und mit ihren Bällen die Schwerkraft ein wenig zu relativieren. Beim Versuch jedoch, alles „rascher" zu machen, könnten sie die Bälle nicht mehr in der Luft halten. Beschleunigung ist das Muster einer Gesellschaft, in der es dauernd um Steigerung geht – höher, besser, weiter, mehr und mehr. Wie lassen sich Balance und Gleichgewicht in so einer Gesellschaft halten?

Vielleicht hätte ich dem E-Mail-Schreiber doch antworten sollen. Vielleicht hätte ich ihm raten sollen: „Hören Sie doch auf, glücklich sein zu wollen. Lernen Sie jonglieren und balancieren."

Hätte ihm das auf seinem Weg geholfen?

Florian Ploberger

# Ein Reiswäscher in Indien

Den Sommer des Jahres 2008 verbrachte ich wie zahlreiche Sommer davor und auch danach in Dharamsala im Norden Indiens. Meistens lebte ich von Ende Juni, wenn an der Wiener Universität die vorlesungsfreie Zeit begann, bis Ende September in einem kleinen tibetischen Kloster namens Gadhong-Monastery, welches in der Mitte zwischen der Library of Tibetan Works and Archives sowie dem Men-Tsee-Khang (Institut für Tibetische Medizin und Astrologie) liegt. So konnte ich täglich diese Orte aufsuchen, um dort zu lernen und Zeit mit meinen Lehrerinnen und Lehrern zu verbringen. Es war eine wunderbare Zeit, geprägt von Unterrichtseinheiten, die ich besuchte, Lernen, Meditationen und täglichen Runden auf einem Fahrrad. Manche dieser Fahrräder hatte ich nach meiner Ankunft in Nordindien gekauft, zwei Mal hatte ich mit etwas Aufwand meine geschätzten Fortbewegungsmittel in den Flügen aus Wien mitgenommen. Auch wenn die Tibeter damals Radfahren als nicht wirklich sinnvoll erachteten, eigentlich fuhren nur Kinder und Erwachsene mit dem Rad, die sich kein Motorrad oder gar Auto leisten konnten, liebte ich es, in den Ausläufern des Himalaya bergauf und bergab meine Runden zu drehen. Mit der Zeit bekam ich in und um Dharamsala einen Spitznamen: „The Bicycle-Man".

Regelmäßig fuhr ich eine Runde, die mich erst etwas talabwärts, danach 450 Höhenmeter nach oben in Richtung des Ortsteils McLeod Ganj und von dort auf einer idyllisch gelegenen Straße mit unfassbar schönem Fernblick in Richtung eines Wasserfalles in Bhagsunag führte. Vor mir das schneebedeckte Bergmassiv des Himalayas, hinter mir der nahezu unendlich weite Ausblick in das Tal. In den letzten Jahren – wie auch in jenem Sommer – war ich häufig auf dieser Straße gefahren. Mir war der Ausblick vertraut, die riesigen Falken, welche mühelos und scheinbar ohne sich zu bewegen durch die Luft segelten, viele der Menschen, aber auch Hunde, Esel und Affen, die mir begegneten, die kleinen bunten Verkaufsstände und Restaurants.

Doch dieses Mal sollte ich etwas Außergewöhnliches beobachten dürfen, was mir zuvor nie aufgefallen war. Der Sommer ist in Nordindien die Zeit des Monsuns: Täglich können heftige Regenfälle vom Himmel prasseln, so gut wie nie ist die Sonne wegen der dicken Wolkendecke zu sehen. Die Luftfeuchtigkeit könnte höher nicht sein, sodass gewaschene Wäsche nach drei bis fünf Tagen noch immer feucht ist und nach zwei Wochen den für Monsunzeiten charakteristischen, etwas modrigen Geruch entwickelt. Wann immer man sich im Freien aufhält, kann es praktisch ansatzlos heftig zu regnen beginnen. Wege verwandeln sich dann in Bäche, auf Stufen sind an manchen Stellen kleine Wasserfälle zu sehen.

Als ich an diesem Tag auf der vertrauten Strecke gemütlich radfahrend unterwegs war, begann es wieder einmal wie aus dem Nichts heraus fast sintflutartig zu schütten. Ich blickte mich um, sah wenige Meter vor mir am Straßenrand einen riesigen Baum, unter dem man Zuflucht finden konnte. Direkt daneben ein kleines indisches Restaurant aus Holzlatten, vielleicht zwei Mal zwei Meter groß, mit einem Blechdach darauf. Hier gab es Getränke in Flaschen zu kaufen, einige Süßigkeiten und immer frischen Reis mit Dal. Hierbei handelt es sich um ein Gericht der indischen Küche, welches vorwiegend aus Hülsenfrüchten zubereitet wird.

Ich durfte nun beobachten, wie der Herr, der in diesem Restaurant direkt neben meinem Unterschlupf arbeitete, sich vom Regen in keiner Weise irritieren ließ. Gäste waren bei meiner Ankunft unter dem Baum nicht zu sehen und neue Gäste waren erst bei Nachlassen des starken Regens zu erwarten. In aller Gemütlichkeit nahm er Reis aus einem Behälter, gab ihn in ein weißes Gefäß, ich nehme an aus Emaille, und begann, darin den Reis zu waschen. Das weiße Gefäß war blitzeblank, strahlend, ja schon beinahe leuchtend. Es war auffallend, da zur Zeit des Monsuns in Nordindien die meisten Gegenstände etwas feucht, schimmelig, zumindest aber dreckig sind. Seelenruhig schüttete er Wasser aus einem Topf über den Reis, wusch den Reis, indem er ihn mit seinen Händen liebevoll hin und her bewegte, ja fast streichelte, ließ das Wasser abfließen und gab frisches Wasser dazu. Dieser Vorgang wiederholte sich einige Male. Durch nichts ließ er sich ablenken. Er goss frisches Wasser in das Gefäß, wusch das Getreide und war in Gedanken vollkommen bei dem, was er gerade machte.

Der Reis, seine Handlung und er waren eins. Natürlich hätte er den Reis weniger gründlich reinigen können oder weniger liebevoll oder schneller. Was ich beobachten konnte, war formvollendet. Er wusch den Reis geradezu absichtslos, nur um des Waschens willen. Nichts war zwischen ihm und dem Reis. Er nahm sich alle Zeit der Welt für jeden dieser Augenblicke. Körper und Geist waren eins. Er strahlte eine ungemeine Ruhe und gleichzeitig unendliche Zufriedenheit sowie Bescheidenheit aus. Wahrscheinlich war ich schon unzählige Male an ihm vorübergefahren, aber an diesem Tag habe ich ihn wahrgenommen.

Es gibt ja zahlreiche Definitionen von Gesundheit, welche durchaus verschiedene Aspekte hervorheben. Beispielsweise lautet die Definition der Weltgesundheitsorganisation: „Gesundheit ist ein Zustand des vollständigen körperlichen, geistigen und sozialen Wohlergehens und nicht nur das Fehlen von Krankheit oder Gebrechen." In der TCM ist Gesundheit unter anderem ein ausgeglichener Zustand von Yin und Yang sowie der fünf Elemente. In meiner subjektiven Wahrnehmung und in meiner Erinnerung steht der Reiswäscher für einen Zustand von Gesundheit. Er führte eine Tätigkeit aus, die ihn erfüllte, war voll innerer Ruhe, nahm keine Trennung zwischen sich und der Umwelt wahr.

Ich persönlich finde den Spruch „Gesundheit ist kein Zustand, sondern eine Geisteshaltung" überaus zutreffend. Er geht auf Thomas von Aquin zurück, den italienischen Dominikaner sowie zu seiner Lebenszeit im dreizehnten Jahrhundert und darüber hinaus einflussreichen Philosophen und Theologen. Dieser Spruch sagt für mich unter anderem aus, dass jeder Mensch trotz der offensichtlichen Vergänglichkeit, trotz der Tatsache, dass jedes Individuum früher oder später krank werden und sterben wird, frei entscheiden kann, wie er die Situation wahrnimmt, was er denkt. Wir können beispielsweise trotz aller Widrigkeiten versuchen, freudvoll, liebevoll, mitfühlend sowie gleichmütig zu sein. Selbst wenn wir in manchen Fällen kaum etwas zur Verbesserung unserer Krankheitsbilder beitragen können, so wird doch eine positive Einstellung positive Auswirkungen auf uns und unsere Umwelt haben. Zudem bestimmen alle Handlungen, die wir mit „Körper, Rede und Geist" begehen, gleichermaßen unser zukünftiges Wohlergehen.

Eine Osteopatin erzählte mir in einem Gespräch über den Umgang mit Leid von einer Studie. Dafür wurden zwei Gruppen von Menschen in Hinblick auf ihre allgemeine Zufriedenheit, Dankbarkeit und ähnliche Einstellungen befragt: Die Teilnehmer der ersten Gruppe lebten ohne größere körperliche Gebrechen und Einschränkungen. Die Teilnehmer der zweiten Gruppe waren allesamt früher ebenfalls gesund gewesen, waren nun jedoch durch einen Unfall mit daraus resultierender Lähmung nicht mehr in der Lage, sich ohne Rollstuhl fortzubewegen. Die Befragung dieser Gruppe fand jeweils ein bis zwei Jahre nach der schicksalshaften Veränderung statt. Das Ergebnis jener Studie zeigte, dass die Menschen der zweiten Gruppe im Durchschnitt zufriedener und dankbarer waren als diejenigen, die ohne schweren Schicksalsschlag gelebt haben. Scheinbar sind viele von uns in der Lage, durch schwierige Umstände innerlich an Weisheit und Schönheit zu gewinnen. Ein tibetischer Mediziner und Yogi sagte einmal in einem Vortrag über den Umgang mit Schwierigkeiten: *„Good day, good life, bad day, good teaching."*

Laut Chinesischer und Tibetischer Medizin haben wir das Potential, 120 Jahre alt zu werden. Das Wissen im Bereich der Biomedizin entwickelt sich rasant weiter. Vieles, was heutzutage an den medizinischen Universitäten im Bereich der Grundlagen, der Diagnosemethoden, aber auch der Therapie gelehrt wird, war zur Zeit meines Medizinstudiums in den neunziger Jahren noch gänzlich unbekannt oder teilweise nicht vorstellbar. Immer präziser können nun Krankheitsbilder und deren Ursachen diagnostiziert werden, immer differenzierter und individueller kann therapiert werden. Was vor kurzer Zeit scheinbar unmöglich schien, ist in manchen Bereichen der Medizin heute machbar und zur täglichen Routine geworden. Dennoch – und auch das betonen die tibetischen Werke immer wieder – wird jedes Lebewesen, nachdem es geboren wurde, älter werden, krank werden und sterben. Das Leid durch Krankheit und Tod ist unumgänglich. Die Frage ist lediglich: Wie gehen wir als Individuum mit diesen Tatsachen um? Eine – nicht ideale – Möglichkeit ist, an dem Leid zu verzweifeln, in die Opferrolle zu verfallen. Dies nennen die Tibeter „das Leid des Leidens“. Eine andere Möglichkeit wäre, die Situation wahrzunehmen, ohne zu bewerten. Im Idealfall aus Sicht der Tibetischen Medizin entwickelt man dadurch Mitgefühl mit allen Lebewesen, da es uns ja allen gleich ergeht. Niemand wird ewig leben. Unser Körper ist vergänglich, egal wie weise wir uns verhalten, wie gut wir uns ernähren, wie gut die Medizin sein möge, die wir bekommen. Ein guter und erfahrener Therapeut, der auf eine Honorarnote eine wichtig klingende medizinische Diagnose schrieb, antwortete auf die Frage, was diese Diagnose bedeute: „Das gewöhnliche Elend.“ Welch treffender Ausdruck!

Natürlich gibt es aus Sicht der Tibetischen Medizin verschiedene Krankheitsbilder, die verschiedene Prognosen aufweisen. Insgesamt soll es laut diesem alten Medizinsystem 84 000 verschiedene Krankheiten geben, entsprechend den sogenannten 84 000 „Geistesgiften“.

Interessanterweise werden sämtliche dieser 84 000 Krankheitsbilder laut den traditionellen Texten der Tibeter durch lediglich eine Ursache bewirkt, welche „Unwissenheit" genannt wird. Stellt sich natürlich die Frage, was Unwissenheit bedeutet? Davon abgesehen, dass wir nicht wissen, wie wir uns in Bezug auf Körper, Rede und Geist verhalten sollen, wie viel Sport wir beispielsweise ausüben sollen, wie viel Schlaf uns guttut, wie viel gelebte Sexualität, wie viel Arbeit, welche Nahrungsmittel und auch Medikamente, gibt es für Tibeter noch tiefergehende Erklärungsmöglichkeiten von Unwissenheit: Wir sind beispielsweise unwissend in Hinblick auf das Prinzip von Ursache und Wirkung und unser wahres Potential, unsere wahre Natur. Erst wenn wir diese Unwissenheit überwunden haben, hört unser Leid auf.

Klingt eigentlich recht einfach, ist es aber offensichtlich nicht.

Warum also werden Menschen krank? Und wie ist die Prognose der jeweiligen Erkrankungen? Für mich wurden diese Fragen nach meinem Studium zu Beginn meiner selbstständigen Tätigkeit immer wichtiger. Ich war theoretisch und praktisch gut für eine ärztliche Tätigkeit gerüstet. Patienten kamen in meine Ordination. Wie ausführlich erlernt, machte ich jedes Mal zuerst eine umfassende Diagnose inklusive Befragung, Betrachtung von Gesicht und Zunge sowie Tastung des Pulses und entwarf danach in Kooperation mit den Patienten einen individuellen Therapieplan. Dieser bestand immer aus Empfehlungen in Bezug auf Verhaltensweise und Ernährung ergänzt durch Kräutertherapie und Akupunktur.

Menschen mit diversen Krankheitsbildern kamen in meine Ordination. Die meisten der Patienten waren mit dem zufrieden, was ich für sie tat. Nach einiger Zeit aber hatte ich den Eindruck, dass ich ihnen nicht ausreichend helfen konnte. Immer wieder beobachtete ich, dass ich bei manchen Patienten trotz korrekter Diagnose und guter, multifaktorieller Therapie nicht in der Lage war, sie von ihrem Leid zu befreien. Die Art und Weise, wie ich mit Patienten arbeitete, stellte mich immer weniger zufrieden.

Nach zweijähriger Bedenkzeit schloss ich im Jahr 2007 nach langer, reiflicher Überlegung meine Praxis.
Durch diese Entscheidung war es mir möglich, regelmäßig nach Dharamsala zu reisen. Ich studierte vermehrt buddhistische Literatur und Philosophie und stellte dabei insbesondere die Frage: Was ist die Ursache für Krankheiten? Am interessantesten war für mich zu diesem Thema die Sichtweise der Tibetischen Medizin. Sie unterscheidet nämlich zwischen von *gdon* (Geistern) verursachten Krankheiten, vom Karma aus früheren Leben verursachten Krankheiten, vom Verhalten des Körpers, der Sprache und des Geistes verursachten Krankheiten und leichten oberflächlichen Krankheiten, die auch ohne jegliche Therapie wieder verschwinden.
Von *gdon* (Geistern) hervorgerufene Krankheiten werden natürlich unter tibetischen Ärzten des 21. Jahrhunderts kontrovers diskutiert. Dabei läuft es immer auf die Frage hinaus: Gibt es Wesenheiten im Außen, die uns Schaden zufügen können, oder sind *gdon* lediglich Projektionen unseres Geistes? Auf psychiatrischen Stationen können aus Sicht der Tibetischen Medizin immer wieder von *gdon* verursachte Krankheitsbilder gefunden werden. Die zweite Form der oben angeführten Krankheiten, jene, die vom Karma aus früheren Leben bewirkt werden, sind am schwierigsten zu therapieren. Derartige Leiden bringen Menschen in dieses Leben mit, sie sind sozusagen angeboren. Hier können wir in normalen Heilberufen wenig bewirken. Das Karma dieser Menschen manifestiert sich, ob man möchte oder nicht. Aber dennoch kann man glücklicherweise sowohl als Betroffener als auch als Arzt in derartigen Situationen zumindest etwas zur Verbesserung der Lage beitragen. Sei es, pilgern zu gehen, Gebete zu sprechen oder zu meditieren. Tibetische Patienten suchen bei Krankheiten, die dieser Gruppe zugeordnet werden können, zusätzlich zum Mediziner häufig Astrologen, Schamanen oder hohe Lamas auf.
Ganz anders sieht es aus, wenn Krankheitsbilder vom Verhalten des Körpers, der Sprache und des Geistes verursacht werden. Derartige Leiden

haben aus Sicht der Tibetischen Medizin ihre Ursache in diesem Leben. Wenn sie durch Verhaltensadaptierung, verbesserte Ernährung usw. beseitigt werden, können sich die entsprechenden Krankheiten wieder auflösen. Traditionelle Medizinsysteme, sei es TCM, Tibetische Medizin, Ayurveda oder Siddha, sind bei derartigen Krankheitsbildern überaus kompetent und hilfreich, um die individuelle Ursache festzustellen und entsprechend zu therapieren. Spontan, sozusagen grundlos, würden derartige Leiden nicht verschwinden, aber mit Hilfe der bewährten Heilsysteme kann viel zum Wohle der Patienten beigetragen werden. Die vierte Gruppe, nämlich die leichten, oberflächlichen Krankheiten, die auch ohne jegliche Behandlung vergehen, benötigen keinerlei Therapie. Sämtliche Symptome verflüchtigen sich von allein wieder.

Meine wiederholten Aufenthalte am Fuße des Himalaya waren außerordentlich wertvoll, um mir diese philosophische Sichtweise anzueignen. 2011 eröffnete ich meine österreichische Ordination erneut.

Ich kann natürlich noch immer nicht alle Patienten von ihren Leiden befreien, aber ich habe jetzt mich unterstützende Lehrkonzepte im Kopf. Sie eröffnen neue Möglichkeiten, denn wenn man die Situation der Erkrankten anhand der buddhistischen Sichtweise analysiert, ist man auch in schwierigen Fällen in der Lage, etwas zu bewirken. Als biomedizinisch ausgebildeter Arzt inklusive TCM-Ausbildung bin ich berechtigt, chinesische Arzneimittel zu verschreiben sowie Akupunktur in der Ordination als Behandlungsmethode anzuwenden. Aber für meine persönliche Einstellung als Praktizierender in einem Heilberuf ist die Tibetische Medizin von unschätzbarem Wert. Das tibetische Konzept von Ursache und Wirkung ist für mich eine wertvolle Präventionsmethode gegen ein Burnout als Arzt durch das Gefühl von Hilflosigkeit.

Was also bedeutet Gesundheit oder Krankheit? Gesundheit ist unser „wahres Potential“, selbst wenn unser Körper vergänglich ist. Dieses wahre Potential jenseits jeglicher Diagnosen wahrzunehmen, macht sicherlich einen guten Arzt oder Therapeuten aus. Interessant finde ich dazu den Gedanken aus der TCM, dass jeder von uns mit einer gewissen Konstitution auf die Welt gekommen ist, also mit einer Veranlagung, mit diversen Stärken und Schwächen. Ich beispielsweise bin körperlich eher zart. Würde ich Schwergewichtsboxer werden wollen, müsste ich trotz optimaler Vorbereitungen in einem idealen Umfeld scheitern. Wohingegen als TCM-Arzt mit kurzen, dünnen Akupunkturnadeln zu arbeiten, für mich eine mühelose Freude ist. Es ist gut, seine individuelle Veranlagung zu kennen und dementsprechend zu leben. Wer sich mit seiner Konstitution arrangiert, wird sicherlich weniger Schwierigkeiten haben als diejenigen, die dagegen arbeiten. Zu diesem Thema soll Mahatma Gandhi einst geäußert haben: *„Die Aufgabe im Leben besteht darin, zu werden, wer man ist“.*

Abschließend darf ich noch einen Ausspruch des XIV. Dalai Lama zitieren. Er sagte während eines Vortrages in Dharamsala: *„Wer den Geist befriedet / zähmt, wird glücklich. Wer den Geist nicht befriedet / zähmt, wird nicht glücklich.“* Der oben erwähnte Reiswäscher hat es mir damals vorgelebt, als er seinen Geist vollkommen auf das Reinigen der Reiskörner konzentrierte.

So hat jeder Mensch Möglichkeiten, etwas zu seiner persönlichen Gesundheit beizutragen. Selbstverantwortung ist eine wichtige Tugend in Bezug auf das eigene Wohlbefinden. Positive Elemente, die wir in unser Leben integrieren, sei es mögliche Überlastungen zu reduzieren, sich gesund zu ernähren, den Körper zu trainieren, sich achtsam mit dem Atem zu verbinden, gut zu schlafen oder liebevolle Beziehungen zu leben, werden sich früher oder später positiv auf unser Befinden auswirken. Die Samen, die wir säen, werden eines Tages wunderschöne Früchte tragen.

# Kurzbiographien

## Dr. Ursula Baatz

Philosophin und Autorin, langjährige ORF-Redakteurin (Ö1-Wissenschaft und Religion). Sie hat Lehraufträge an den Universitäten Klagenfurt und Wien für interkulturelle Philosophie bzw. Ethik und ist Mitbegründerin und Redakteurin der *polylog-Zeitschrift für interkulturelles Philosophieren*. Studienaufenthalte in Indien, Japan und Brasilien. Ursula Baatz ist Achtsamkeitslehrerin (MBSR, MSC, IMP). Weiters praktiziert und lehrt sie Zen im christlichen Kontext (Escuela Zen „Zendo Betania") und hat Biographien des Jesuiten und Zen-Lehrers Hugo M. Enomiya-Lassalle, des Pioniers der Zen-Praxis im christlichen Kontext, verfasst. Zahlreiche Veröffentlichungen (Bücher und Artikel) zu Zen-Buddhismus und Christentum und interkultureller Philosophie. Ursula Baatz lebt in Wien.

ursula.baatz@univie.ac.at
www.ursula.baatz.at

## Sr. Heidrun Bauer SDS

Geboren 1968, aufgewachsen in (Bad) Erlach im südlichen Niederösterreich. 1992 trat sie in die Internationale Kongregation der Salvatorianerinnen ein. Nach der Ordensausbildung lebte sie zehn Jahre in der salvatorianischen Gemeinschaft im Stift Gurk in Kärnten. 2001 feierte sie ihre Bindung auf Lebenszeit als Salvatorianerin. Seit 2006 ist sie Teil der Gemeinschaft der Salvatorianerinnen in Brunn bei Pitten in Niederösterreich. Schwerpunkte ihrer umfangreichen Tätigkeit sind die Geistliche Begleitung sowie Malen und Schreiben in einem Pförtnerhaus in Schwarzau am Steinfeld, direkt an der Einfahrt zum Alten- und Pflegeheim Mater Salvatoris. Die künstlerische Tätigkeit umfasst Ausstellungen, Publikationen von Lyrik und Faltkarten sowie künstlerische Auftragsarbeiten in Österreich, Ungarn, Deutschland und Italien.

atelier@salvatorianerinnen.at
www.salvatorianerinnen.at

## Angela Cooper, MBA

Ist IQTÖ-Vorstand und gründete die Qigong Akademie Cooper, nachdem sie mit Qigong ihr Burnout überwinden konnte. Angela Cooper unterrichtet seit 1995 verschiedene Bewegungskünste und hat inzwischen Tausenden von Menschen auf der ganzen Welt Qigong und TCM nähergebracht und Hunderte aus Österreich, Deutschland, der Schweiz und sogar aus China zu offiziell anerkannten Qigong-Lehrer:innen ausgebildet. Sie ist zertifizierte Qigong-Ausbilderin, TCM-Praktikerin, Diplom-Qigong-Lehrerin, Diplom-Entspannungstrainerin und diplomierte psychologische Beraterin.

Angela@qigong-akademie.at
www.qi.at

## Dr. Sepp Bodo Fegerl

Geboren 1979 in Graz, aufgewachsen und zum Mediziner ausgebildet in Österreich, durfte er in den vergangenen Jahren das VIVAMAYR Altaussee mitentwickeln und leiten. Seit Oktober 2021 lebt und arbeitet er in Salzburg. Diagnostische und therapeutische Werkzeuge, die er nicht missen möchte, kommen aus der integrativen Kurmedizin, Modernen Mayr Medizin, Notfallmedizin, Homotoxikologie, Homöopathie, Neuraltherapie, Funktionellen Myodiagnostik, Orthomolekularen Medizin, Mikroimmuntherapie und anderen komplementärmedizinischen Diagnose- und Therapieverfahren. Neben der Arbeit als Wahlarzt für Allgemeinmedizin bildet er Kolleg:innen in Diagnostik und Therapie nach F.X. Mayr aus, wirkt im Vorstand der *Internationalen Gesellschaft der Mayr-Ärzte* und hält zu ganzheitlichen Medizinkonzepten im In- und Ausland Vorträge.

www.fegerl-med.at

## Dr. Jutta Flatscher

Geboren 1961 in Linz, Medizinstudium und Promotion zum Dr. med. 1987 in Graz, Ausbildung zum Arzt für Allgemeinmedizin am Krankenhaus der Elisabethinen in Linz und zum Facharzt für Anästhesie und Intensivmedizin am AKH (heute KUK) Linz, langjährige Tätigkeit im Notarztdienst im Großraum Linz und im Flugrettungsdienst, weiters Ausbildung in Palliativmedizin. Frühzeitig erwachte in ihr der Wunsch nach umfassender und ganzheitlicher Sichtweise in der Medizin – daher Ausbildung in Akupunktur, Traditioneller Chinesischer Medizin, chinesischer und westlicher Kräuterheilkunde. Seit 2000 eigene komplementärmedizinische Praxis in Sierning bei Steyr, seit 2012 auch im Elisana Linz. Ergänzend 3-jährige Ausbildung für Astrologie und Astromedizin bei Riki Allgeier in München und Ausbildung für Aromatherapie bei Ingrid Karner in Graz. Langjährige Vortrags- und Seminartätigkeit sowie ausgeprägte Leidenschaft für Buchstaben in Schrift und Wort, Philosophie, Theater und Geschichte.

juttaflatscher@aon.at

www.tcmmedizin.at

## Dr. Georg Fraberger

Georg Fraberger wurde 1973 ohne Arme und ohne Beine geboren. 2000 absolvierte er das Psychologie-Studium in Wien. Danach lebte er ein Jahr in England und arbeitete in einer neurologischen Abteilung. Nach seiner Rückkehr nahm er für die darauffolgenden 20 Jahre im AKH Wien seine Tätigkeit als klinischer Psychologe auf. 2007 erfolgte die Promotion im Fach Psychologie. Seither ist er immer wieder als Seminarleiter und Lehrbeauftragter an verschiedenen Universitäten sowie in eigener Praxis tätig. 2013 begann er seine Erfahrungen aufzuschreiben und ist nun erfolgreicher Buchautor mit zwei Bestsellern. Inhaltlich beschäftigt sich der Psychologe mit Motivation, Kommunikation, Stress, Resilienz, Inklusion, Liebe sowie mit dem Sinn des Lebens und der Frage, weshalb mit jedem Körper trotz Krankheit und Leid ein lebenswerter Alltag gestaltet werden soll und kann. Privat versucht der zweifach geschiedene Mann seinen fünf Kindern ein guter Vater zu sein, reist gerne und liebt die Oper.

www.fraberger.eu

## Karin Fürhapper

Geboren 1960 in Wien. Studierte einige Semester Publizistik und Theaterwissenschaft. Seit 1982 durchgehend mit den Schwerpunkten Medizin und Gesundheit tätig als Redakteurin und Gestalterin im ORF, seit 2016 freiberufliche Tätigkeit im TV-Dokumentarbereich.

karin.fuerhapper@gmx.at

## Dr. Richard Geier

Geboren 1961 in Bayern. Studium der katholischen Theologie in Passau, Innsbruck und München. 1987 Priesterweihe in Passau, Pfarrer, Klinikseelsorger, Rundfunkprediger. Von 2003 bis 2013 war Richard Geier Mönch des Zisterzienserordens und setzte sich intensiv mit der Theologie der Mystik auseinander. Ab 2013 wirkte er als Krankenhausseelsorger in Graz und Eisenstadt und seit 2016 als Pfarrer von St. Margarethen im Burgenland und Spielleiter der dortigen Passionsspiele im Steinbruch. 2017-2022 Leiter des Pastoralamtes der Diözese Eisenstadt.

richard.geier@martinus.at

## Miguel Herz-Kestranek

Geboren 1948. Von ihm stammen 15 Bücher als Autor und Herausgeber und zahllose Kommentare in Printmedien, Beiträge in Anthologien u.v.m. Tätigkeit als Moderator, Redner, Diskussionsleiter. Miguel Herz-Kestranek war 2000 bis 2010 Vizepräsident des *Österreichischen PEN-Clubs* und 2008 bis 2018 Vizepräsident der *Österreichischen Gesellschaft für Exilforschung.* Darüber hinaus ist er Beiratsmitglied der Österreichischen Gesellschaft für Europapolitik, Mitbegründer *BürgerInnenforum Europa* 2020 und Kuratoriumsmitglied des *Dokumentationsarchivs des Österreichischen Widerstandes.* 1993 Gründer und heute Ehrenpräsident des VÖFS *(Verband Österreichischer FilmschauspielerInnen).* Als Schauspieler seit 1971 Theater- und Musicaldarsteller. Ungefähr 180, zum Teil internationale, TV- und Filmrollen sowie zahlreiche Rezitations-, Chansons- und kabarettistische Soloprogramme. Lebt in Wien und St. Gilgen.

www.herz-kestranek.com

## Dr. Ute Karin Höllrigl

Geboren 1939 in Stuttgart, aufgewachsen in Österreich und in der Schweiz, Mutter von zwei Kindern und Großmutter von zwei Enkeln. 1962 Doktorat der Rechtswissenschaften an der Karl-Franzens-Universität, Graz. Es folgten Tätigkeiten an den Gerichten Graz und Innsbruck mit den Schwerpunkten Straf- und Familienrecht. Praktikum in einer Rechtsanwaltskanzlei in Wien, anschließend Leitung der Rechtsabteilung einer Bank. 1968 Wohnsitzwechsel in die Schweiz nach Schaffhausen. Gerichtsschreiberin am Kantonsgericht Schaffhausen. Ab 1970 Tätigkeit als Juristin mit Schwerpunkt Strafrecht und Strafvollzug. Mitglied und Mitarbeit in der *Internationalen Gesellschaft für Kriminologie.* 1976 Wahl zur Jugendanwältin des Kantons Schaffhausen.
1976-1983 Studium am C.G. Jung-Institut in Zürich, begleitende Lehranalyse bei Arnold Mindell. Seit 1983 Psychotherapeutische Praxis für analytische Psychologie in Schaffhausen. Unentgeltliche Betreuung jugendlicher Rechtsbrecher in Regensdorf. Seit 1993 Praxis als analytische Psychologin in Wien. Mitarbeit in der öffentlichen Beratungsstelle des Österreichischen Therapieverbandes. 2007 Ernennung zur Ausbildungsanalytikerin am C.G. Jung-Institut Zürich. 2009 Praxisbewilligung und -eröffnung in Zürich und Ernennung zur Lehranalytikerin am C.G. Jung-Institut.

office@ute-karin-hoellrigl.at
www.ute-karin-hoellrigl.at

## Michael Hudecek

Geboren 1961 in Wien. Wirkt als Filmemacher, Editor, Musiker und Produzent. 1981 Start in einer Filmproduktion als Ton- und Bildtechniker. Bald darauf legte er den Fokus auf Filmschnitt. 1985 bis 1992 Mitaufbau des Post-Hauses Listo Video. 1992 erfolgte die Gründung des Schnittstudios Offline-Filmediting und 2001 gemeinsam mit Christina Zurbrügg die Gründung der Produktionsfirma GAMSfilm&music. Seither werden vorwiegend eigene Projekte realisiert. Seit 2009 ist er Professor für Montage an der Filmakademie Wien. Seit über 20 Jahren Qigong- und Meditationspraxis.

www.gams.cc

## Mike Mandl

Lebt und arbeitet als Shiatsu- und TCM-Praktiker in Wien. Er ist Leiter der *International Academy for Hara Shiatsu*, Geschäftsführer der Online-Plattform Das Zentrum, Vater von drei Kindern und begeisterter Snowboarder.

www.mikemandl.eu
www.hara-shiatsu.com
www.das-zentrum.com

## Ingrid Marth B.A.

Dipl. Gesundheits- und Krankenpflegerin mit Zusatzausbildung in Palliative Care und pflegerische Leiterin des Mobilen Palliativteams der Caritas Socialis in Wien. Ausbildungen unter anderem als Dipl. Erwachsenenbildnerin (Fachbereich Gesundheitsförderung) und Dipl. Ernährungsberaterin TCM. Ingrid Marth besitzt einen B.A. in Buddhistischer Philosophie.

ingrid.marth@cs.at oder ingrid.marth@gmx.at

## Dr. Arnold Mettnitzer

Geboren 1952 in Gmünd/Kärnten, Studium der Theologie in Wien und Rom. Seit 1996 ist er als Psychotherapeut in freier Praxis in Wien tätig. Darüber hinaus Buch- und Hörbuchautor zu Fragen von Gesundheit und gelungenem Leben sowie freier Mitarbeiter des ORF. Arnold Mettnitzer ist Vizepräsident der *Internationalen Christine Lavant Gesellschaft* mit Sitz in Wien und Präsident des 2020 in Moosburg gegründeten Vereins ZUMGLUECK.JETZT – INITIATIVEN ZUR VEREDELUNG DER ZEIT.

praxis@mettnitzer.at
www.mettnitzer.at

## Dr. rer. medic. Sarah Moritz, Dipl.-Ing. (Univ.)

Medizinwissenschaftlerin, Heilpraktikerin. 2005/06 schrieb Sarah Moritz eine ethnomedizinische Diplomarbeit, promovierte 2012 im Fach Medizinwissenschaft über ein alternativmedizinisches Thema (Alchemie und Spagyrik) und leitete einige Jahre ein Gemeinschaftsgartenprojekt. 2010 gründete Sarah Moritz zusammen mit ihrem Mann auf einen Impuls von Dr. Wolf-Dieter Storl das Ethnobotanische Institut in Freisen, Deutschland, wo sie mit ihrer Familie lebt, gärtnert und arbeitet. In den am Ethnobotanischen Institut angebotenen Aus- und Weiterbildungen geht es vorwiegend darum, immer mehr bei sich selbst anzukommen und sich im persönlichen Alltag tief eingebettet in die heimische Natur zu fühlen. Seminar- und Referententätigkeit, Autorentätigkeit Heilpflanzen-Fachartikel, Leitung einer Online-Jahresgruppe, Heilpraktikertätigkeit.

info@ethnobotanisches-institut.de
www.ethnobotanisches-institut.de

## Univ.-Lektor Dr. med. Florian Ploberger B. Ac., MA

TCM-Arzt, Tibetologe. Internationale universitäre und interdisziplinäre Lehrtätigkeit und zahlreiche Publikationen. Er ist Präsident der ÖAGTCM (Österreichische Ausbildungsgesellschaft für Traditionelle Chinesische Medizin) und wurde von der Direktion des Men-Tsee-Khang (Institut für Tibetische Medizin und Astrologie in Dharamsala, Nordindien) mit der Übersetzung des bedeutendsten Werkes der Tibetischen Medizin (*rgyud bzhi*) beauftragt. Florian Ploberger ist Direktor der *Alliance of Research and Development of Traditional Medicine, Complementary Medicine and Integrative Medicine der Fudan University* in Shanghai und wurde 2019 zum Mitglied der Redaktion des *American Journal of Chinese Medicine* ernannt.

www.florianploberger.com

## ao. Univ.-Prof. Dr. Mag. Renée Schroeder

Renée Schroeder ist in Brasilien geboren und aufgewachsen. Im Alter von 14 Jahren übersiedelte die Familie nach Bruck an der Mur, wo sie das Gymnasium absolvierte. Sie studierte Biochemie an der Universität Wien und nach Forschungsaufenthalten in München, Gif-sur-Yvette (Frankreich) und Albany (USA) kehrte sie an die Universität Wien zurück, wo sie bis zu ihrer Pensionierung am 1. Oktober 2018 das Institut für Biochemie und Zellbiologie leitete. Ihr Forschungsgebiet ist die Ribonukleinsäure (RNA), jenes Molekül, welches höchstwahrscheinlich die Entstehung des Lebens möglich gemacht hat. Sie schreibt populärwissenschaftliche Bücher und war Editorin des Journals *RNA Biologie*. Trägerin zahlreicher Preise wie des Wittgenstein- und Eduard Buchner Preises, Wissenschaftlerin des Jahren 2002, Großes Ehrenzeichnen für Verdienste um die Republik Österreich, Wissenschaftsbuch des Jahres 2012 und 2017. Seit ihrer Pensionierung lebt sie in Abtenau, Salzburg, und hat gemeinsam mit ihren Söhnen einen

Bergkräuterhof (Leierhof) gegründet, wo sie sich der evidenzbasierten Wirkung von alpinen Kräutern widmet.

www.leierhof.at

## Dr. Herbert Schwabl

Geboren 1961 in Wien. Studium der technischen Physik an der TU Wien. Herbert Schwabl ist Geschäftsführer der PADMA AG in Wetzikon, Schweiz, der einzigen Firma, die in Europa seit 1969 tibetische Kräuterrezepturen herstellt. Seine wissenschaftlichen Schwerpunkte liegen auf dem Gebiet der Selbstorganisation, Quantenphysik und Komplementärmedizin, insbesondere der Tibetischen Medizin. Er ist Vorstandsmitglied im Schweizer *Dachverband für Komplementärmedizin.* Darüber hinaus ist er Präsident des *Schweizerischen Verbands für Komplementärmedizinische Heilmittel,* welcher die Interessen von Herstellern natürlicher, komplementärmedizinischer Arzneimittel in der Schweiz vertritt.

h.schwabl@padma.ch

www.padma.ch

## PD Dr. habil. Lic. Karl-Heinz Steinmetz

Direktor des Instituts für Traditionelle Europäische Medizin in Wien (InstiTEM). Er erforscht und unterrichtet TEM. Karl-Heinz Steinmetz arbeitete viele Jahre in der Pflege, hat (Medizin)-Geschichte, Theologie, Philosophie und Erwachsenenbildung studiert, in München und Oxford promoviert, in Wien habilitiert und sich auf Klostermedizin, TEM und Spiritualitätsforschung spezialisiert.

karl.steinmetz@institem.at

www.institem.at

## Mag. Dr. phil. Wolf-Dieter Storl

Geboren 1942, Kulturanthropologe und Ethnobotaniker. Der ehemalige Fulbright Scholar (Universität Bern) lehrte als Dozent (Adjunct-Professor) an der Kent State University (Ohio), am Institute for International Studies (Wien), am Rogue College (Oregon), am Séminaire pour la Formation de Socio-Therapeutes (Genf), als Gast-Professor an der Universität Bern, als Visiting Scholar an der Benares Hindu University und als Lehrbeauftragter am Sheridan College (Wyoming). Verschiedene Studienreisen, ethnographische und ethnobotanische Feldforschungen (in einer traditionellen Spiritisten-Siedlung in Ohio, bei alteingesessenen Bauern im Emmental, bei Medizinmännern der Northern Cheyenne, bei Shivaiten in Indien und Nepal) finden ihren Nachschlag in zahlreichen Artikeln und Büchern. Seit 1988 lebt er mit seiner Familie auf einem Einödhof im Allgäu, wo er gärtnert und den Geheimnissen der Heilkräuter und Wildpflanzen nachgeht. Autor zahlreicher Publikationen im In- und Ausland.

www.storl.de

## Dr. med. Jens Tönnemann

Österreichischer Psychiater, der mit Methoden der Tibetischen Medizin in der Verbundenheit einer interdisziplinären Praxiskooperative in Innsbruck arbeitet. Seit 2011 koordiniert er den *International Congress on Sowa Rigpa*, der mit einer 3-jährigen pandemiebedingten Unterbrechung von Jahr zu Jahr in einem anderen Land stattfand (bisher in Österreich, Nepal, Italien, Estland, Singapur und Bali).

www.praxiskoop13.at

## Prof. (FH) Priv.-Doz. Dr. phil. Mag. phil. Gerhard Tucek

Kultur- und Sozialanthropologe, Kulturwissenschaftler, Musiktherapeut, Professor an der IMC Fachhochschule Krems. Gerhard Tucek war Teil des Beratungsteams zur gesetzlichen Verankerung des Berufsbildes der Musiktherapie des Bundesministeriums für Gesundheit und Frauen im Jahr 2009. Danach fokussierte er sich auf die Etablierung einer wissenschaftlich fundierten Ausbildung (BSc, MSc) und die Entwicklung eines praxisnahen Forschungspfades für die klinische Musiktherapie an der IMC Fachhochschule Krems. In der klinischen Praxis als Musiktherapeut konzentrierte sich Tucek auf die Bereiche Neurorehabilitation, pädiatrische Onkologie und Intensivmedizin. In Vertiefung mehrerer Forschungsprojekte gelang die Etablierung des *Josef Ressel Zentrums für die Grundlegung einer personalisierten Musiktherapie* (2016-2022). Gegenwärtig arbeitet er an der Etablierung eines Burn-Out-Vorsorgeprogramms für Pflegepersonal mittels musiktherapeutischer Ansätze und leitet seit 2016 das *Institut für Therapie- und Hebammenwissenschaften* an der IMC FH Krems

gerhard.tucek@fh-krems.ac.at
www.fh-krems.ac.at

## Mag. Roland Urban

Geboren 1973 in Linz. Das Studium der Psychologie sowie der Grundlagen-, Sozial- und Gesundheitswissenschaften in Wien und Dublin bilden die Basis für sein berufliches Spektrum. Seit 15 Jahren ist er in einer großen privaten sozialpädagogischen Organisation der Kinder- und Jugendhilfe in der Führungsebene tätig. Zudem als selbstständiger Gesundheits-, Klinischer und Notfallpsychologe, Forscher, Prozessgestalter und Autor aktiv. Die Beschäftigung mit Schamanismus erfolgte seit ca. 1995, praktisch seit 2000. Dazu Studienreisen innerhalb Europas, nach Vorderasien und Nordamerika. Seit 2013 Geschäftsführer der *Foundation for Shamanic Studies Europe*. Roland Urban hat zahlreiche Ausbildungsformate entwickelt; er unterrichtet, forscht und publiziert international. Seine Interessensschwerpunkte betreffen „Schamanismus und Wissenschaft", „Schamanismus im 21. Jahrhundert" sowie „Wandel und Transformation". Er versteht sich als Gesundheits-, Gemeinschafts- und Landschaftsarbeiter. Er unterhält eine schamanische Praxis, lebt mit seiner Familie in Wartberg ob der Aist, Oberösterreich, und kümmert sich dort um Bienen und ein kleines Stück Land.

office@shamanicstudies.net
www.shamanism.eu

## Ing. Mag. (FH) Sabine Weber-Treiber PLY

Geboren 1979 in Wien, verheiratet, Mutter von zwei Kindern, leidenschaftliche Paraschwimmerin, beruflich als Beraterin und Trainerin beim Diversity Think Tank tätig, im Rollstuhl unterwegs, jonglierend zwischen verschiedenen Generationen und verschiedenen Welten in Beruf, Familie und Leidenschaft. Schon in frühen Jugendjahren hat sie die Leidenschaft für den Sport entdeckt und auch nach gesundheitlichen Rückschlägen daran festgehalten, stehts positiv nach vorne blickend durch das Leben gehend.

swimsab@gmail.com

## Sylvia Wetzel

Geboren 1949, Lehramtsstudium (Russisch und Politik). Sie befasst sich seit 1968 mit Wegen zur psychologischen und politischen Befreiung und seit 1977 mit dem Buddhismus, v.a. der tibetischen Tradition (Thubten Yeshe u.a.). Sylvia Wetzel war zwei Jahre Nonne, hat Erfahrung mit Rinzai-Zen, Theravada und dem Tara-Rokpa-Prozess. Mit ihrem kritischen Blick auf Kultur und Geschlechterrollen ist sie eine Pionierin des Buddhismus in Europa und macht in ihren Büchern, Vorträgen und Kursen komplexe Themen einem breiten Publikum zugänglich.

www.sylvia-wetzel.de

# Bücher von Florian Ploberger im BACOPA Verlag

Ploberger, F., *Westliche Kräuter aus Sicht der Traditionellen Chinesischen Medizin*, 9. überarbeitete Auflage, Schiedlberg: Bacopa.

Ploberger, F., *Diagnostik und Therapie, Fallbeispiele aus der Praxis der TCM*, 2. Auflage, Schiedlberg: Bacopa.

Ploberger, F., *Tibetische Medizin, Mit einem Vorwort des XIV. Dalai Lama*, Schiedlberg: Bacopa.

Ploberger, F., *Psychologische Aspekte in der Traditionellen Chinesischen Medizin*, Schiedlberg: Bacopa.

Ploberger, F., *Pulsdiagnose in der Chinesischen und Ayurvedischen Medizin*, Ploberger, Florian, (Hrsg.), Vinod Verma, Schiedlberg: Bacopa.

Ploberger, F., *Die Grundlagen der Tibetischen Medizin*, eine Übersetzung des Werkes „Fundamentals of Tibetan Medicine" der Men-Tsee-Khang Publications, 2. Auflage, Schiedlberg: Bacopa.

Ploberger, F., *Wurzeltantra und Tantra der Erklärungen der Tibetischen Medizin*, 2. Auflage, Schiedlberg: Bacopa.

Ploberger, F., *Krankheitsbilder in der Traditionellen Chinesischen Medizin*; Ursachen, Symptome und Therapiemöglichkeiten, 3. Auflage, Schiedlberg: Bacopa.

Ploberger, F., *Chinesische Phytotherapie. Anleitung zur Erstellung einer TCM-Rezeptur*, Schiedlberg, Bacopa.

Ploberger, F., *Das letzte Tantra aus Die vier Tantra der Tibetischen Medizin*, Schiedlberg: Bacopa.

Ploberger, F., *Die Grundlagen der Traditionellen Chinesischen Medizin*, 2. Auflage, Schiedlberg: Bacopa.

Ploberger, F., *Westliche und traditionell chinesische Heilkräuter*, Schiedlberg: Bacopa.

Ploberger, F., *Rezepturen aus westlichen Kräutern für Syndrome der Traditionellen Chinesischen Medizin*, 6. Auflage, Schiedlberg: Bacopa.

Ploberger, F., *Das große Buch der westlichen Kräuter aus Sicht der Traditionellen Chinesischen Medizin*, 5. Auflage, Schiedlberg: Bacopa.

Ploberger, F., *Chinesische Astrologie - Die Jahre 2021 bis 2030*, Schiedlberg: Bacopa.

Ploberger, F., *Das Tantra der mündlichen Überlieferung der vier Tantras der Tibetischen Medizin*, 1. Teil, Schiedlberg: Bacopa.

Ploberger, F., *Eine Horde Affen und ein halber Schafskopf*, Schiedlberg: Bacopa.